护理学专业器官系统教学系列教材

传染病护理

主　　编　周　影　梁春光
副 主 编　张慧影
编　　者（以姓氏笔画为序）
王　健（辽宁医学院附属第一医院）
安　辉（辽宁医学院附属第一医院）
任恒杰（辽宁医学院附属第一医院）
张慧影（辽宁医学院附属第一医院）
周　影（辽宁医学院附属第一医院）
梁春光（辽宁医学院护理学院）

科学出版社
北　京

内 容 简 介

本书是普通高等教育“器官系统”临床护理整合教材之一，是将《内科护理学》传染病学部分与《儿科护理学》传染病学部分进行了整合。全书共有七章内容，包括传染病护理学总论部分和病毒感染、恙虫病、细菌感染、螺旋体病、原虫感染、蠕虫感染等常见传染病。附录部分包括传染病的消毒和隔离、预防接种和中华人民共和国传染病防治法三部分内容。每种疾病具体内容包括病原学、流行病学、发病机制与病理特征、临床表现、辅助检查、诊断要点、治疗要点，护理部分按照整体护理程序进行编写。

图书在版编目(CIP)数据

传染病护理／周影，梁春光主编．—北京：科学出版社，2015.8

ISBN 978-7-03-044378-6

Ⅰ.①传… Ⅱ.①周… ②梁… Ⅲ.①传染病-护理-高等学校-教材 Ⅳ.①R473.5

中国版本图书馆 CIP 数据核字(2015)第 109316 号

责任编辑：李　植／责任校对：鲁　素
责任印制：李　彤／封面设计：范璧合

科学出版社 出版
北京东黄城根北街 16 号
邮政编码：100717
http://www.sciencep.com
北京凌奇印刷有限责任公司 印刷
科学出版社发行　各地新华书店经销
*
2015 年 8 月第 一 版　开本：787×1092　1/16
2022 年 7 月第六次印刷　印张：14 1/2
字数：342 000

定价：59.80 元

(如有印装质量问题，我社负责调换)

前　言

我校护理专业自1999年起实施“以器官系统为中心”的医学基础课程模式改革，并编写了《现代医学基础》，共6册教材，并正式出版发行。该套教材打破了原有的学科界限，开创了具有中国特色的医学教育课程新模式。该项改革项目曾获得国家级教学成果二等奖。

经过15年的教学实践，在充分论证的基础上，我们总结了《现代医学基础》教材在编写和应用过程中的经验与不足，在原有机能与形态、微观与宏观、生理与病理融合的基础上，实现基础与临床的对接。按照护理专业培养目标的要求，结合现代医学新进展，增加学生必须掌握的知识点，重新组合成新的基础医学教材共8个分册，即《人体基本形态与结构》、《细胞与分子生物学》、《免疫与病原生物学》、《病理学与药理学基础》、《血液、循环和呼吸系统》、《消化和内分泌系统》、《泌尿和生殖系统》、《皮肤、感觉器官和神经系统》。同时对护理专业课程的基础护理学、内科护理学、外科护理学、妇产科护理学、儿科护理学、急救护理学、五官科护理学、精神护理学8门课程按人体器官系统进行整合，将不宜纳入器官系统的内容独立成册，重新组合成新的护理学教材共7个分册，即《护理基本技术》、《急危重症护理》、《血液、循环和呼吸系统疾病护理》、《消化、代谢和内分泌系统及风湿免疫性疾病护理》、《泌尿和生殖系统疾病护理》、《皮肤、感觉器官、神经精神和运动系统疾病护理》和《传染病护理》。本套教材是供护理专业“以器官系统为中心”课程模式使用的全新教材。

教材编写中各位专家教授不辞辛苦，夜以继日，查阅了大量文献资料，并结合多年教学和临床实践，梳理教材内容，完善编写思路，反复讨论修改，高质量地完成了编写任务。

在本套教材出版之际，我们特别感谢国家教育部、卫生和计划生育委员会、科学出版社等单位领导的关心和支持。感谢学校各级领导和老师的大力支持与帮助。感谢各位编委的辛勤工作。

限于编者水平，教材中难免有不足之处，恳请同行和专家批评指正。

刘学政

2015年1月12日

目　录

第一章 总 论

学习目标

识记：传染病的概念、感染的概念及表现、传染病的基本特征及临床特点、传染病患者常见症状体征的护理。

理解：传染病流行过程的基本条件、传染病的预防。

运用：传染病的隔离和消毒、传染病患者的护理评估。

传染病(communicable diseases)是由病原微生物，如朊粒、病毒、衣原体、立克次体、支原体、细菌、真菌、螺旋体和寄生虫，如原虫、蠕虫感染人体后引起的具有传染性、在一定条件下可造成流行的疾病。其中，由原虫和蠕虫感染人体后引起的疾病又称寄生虫病。感染性疾病是指由病原体感染所致的疾病，包括传染病和非传染性感染性疾病，新中国成立后，在"预防为主、防治结合"的卫生方针指引下，许多传染病被消灭或得到控制。在我国，虽然传染病已不再是引起死亡的首要原因，但是有些传染病，如病毒性肝炎、肾综合征出血热、结核病和感染性腹泻等仍然广泛存在，对人民健康危害很大；一些已被消灭的传染病有死灰复燃的可能，如血吸虫病等地方性传染病的防治面临新的挑战；新发传染病包括变异病原体感染多次出现流行，其危害已为世人共知。如传染性非典型肺炎和甲型 H_1N_1 流感的肆虐，国外流行的传染病亦有可能传入我国。因此，传染病的防治研究仍需加强。传染病研究一直是国家科研基金和药物开发的重点领域。

传染病护理是传染病防治工作的重要组成部分。由于多数传染病具有起病急、病情危重、变化快、并发症多等特点，同时具有传染性，这就要求护理人员不但要掌握常见传染病护理的理论知识和技术操作方法，工作中具有高度责任感和同情心，做到严密、细致地观察病情，及时发现病情变化，迅速、准确配合抢救工作；还要实施严格消毒隔离制度和管理方法，履行疫情报告职责。传染病护理还包括积极开展社区宣传教育，使群众掌握传染病的防治知识，最终达到控制传染病的目的。

第一节 感染与免疫

一、感染的概念及表现

感染(infection)是病原体和人体之间相互作用、相互斗争的过程。在一定的环境条件影响下，根据人体防御功能的强弱和病原体数量及毒力的强弱，感染过程可以出现五种不同的结局。这些表现可以移行或转化，呈现动态变化。感染过程的表现包括：

1. 清除病原体(elimination of pathogen) 病原体进入人体后，人体通过非特异性免疫或特异性免疫将病原体消灭或清除，不产生病理变化，也不引起任何临床症状。

2. 隐性感染(covert infection) 又称亚临床感染(sub-clinical infection)。是指病原体进入人体后，仅引起机体发生特异性免疫应答，而不引起或只引起轻微的组织损伤，因而临床上不显出任何症状、体征甚至生化改变，只有通过免疫学检查才能发现。大多数传染病以隐性感染最常见,如流行性乙型脑炎。隐性感染后大多数人获得不同程度的特异性免疫,病原体被清除。少数人可转变为病原携带状态,成为无症状携带者,如乙型肝炎病毒、伤寒沙门菌、志贺菌感染等。

3. 显性感染(overt infection) 又称临床感染(clinical infection),是指病原体进入人体后,不仅引起机体发生免疫应答,而且通过病原体本身的作用或机体的变态反应,导致组织损伤,引起病理改变和临床表现。大多数传染病,显性感染只占全部受感染者的小部分,但在少数传染病中,如麻疹、水痘等,大多数感染者表现为显性感染。有些传染病在显性感染过程结束后,病原体可被清除,感染者可获得较为稳固的免疫力,如麻疹、甲型肝炎和伤寒等,不易再受感染。但另有一些传染病病后的免疫力并不牢固,可以再受感染而发病,如细菌性痢疾、阿米巴痢疾等。小部分显性感染者亦可成为慢性病原携带者。

4. 病原携带状态(carrier state) 是指病原体侵入人体后,可以停留在入侵部位或侵入较远的脏器继续生长、繁殖,而人体不出现任何的疾病状态,但能携带并排出病原体,成为传染病流行的传染源。按病原体的种类不同,病原携带者可分为带病毒者、带菌者或带虫者等。按其发生和持续时间的长短可分为潜伏期携带者、恢复期携带者或慢性携带者。一般而言,若其携带病原体的持续时间小于3个月者称急性病原携带者,若超过3个月者则称慢性病原携带者。对乙型肝炎病毒感染,超过6个月才算慢性病原携带者。所有病原携带者都有一个共同的特点,即无明显临床症状而携带并排出病原体,因而,在许多传染病中,如伤寒、细菌性痢疾、流行性脑脊髓膜炎和乙型肝炎等,成为重要的传染源。但并非所有传染病都有慢性病原携带者,如恙虫病、甲型病毒性肝炎、登革热和流行性感冒等,慢性病原携带者极为罕见。

5. 潜伏性感染(latent infection) 病原体感染人体后,寄生在机体某个部位,机体的免疫功能足以将病原体局限化而不引起显性感染,但又不足以将病原体清除时,病原体便可长期潜伏于机体内。当机体免疫功能下降时,则可引起显性感染。常见的潜伏性感染有水痘病毒、疟原虫和结核杆菌等感染。潜伏性感染期间,病原体一般不排出体外,这是与病原携带状态不同之处。

除清除病原体外,上述感染的四种表现形式在不同的传染病中各有侧重,一般情况,隐性感染最常见,病原携带状态次之,显性感染比例最小。一旦出现,容易识别。上述五种感染的表现形式可在一定条件下相互转化。

二、感染过程中病原体的致病作用

1. 侵袭力(invasiveness) 指病原体侵入机体并在机体内生长、繁殖的能力。有些病原体可直接侵入机体或借其分泌的酶类破坏组织。有些病原体则需经消化道或呼吸道进入人体,先黏附于肠或支气管黏膜表面,再进一步侵入组织细胞,产生毒素,引起病变。病毒性病原体常通过与细胞表面的受体结合再进入细胞内。有些细菌的表面成分有抑制吞噬作用的能力而促进病原体的扩散。

2. 毒力(virulence) 包括毒素和其他毒力因子。毒素包括外毒素(exotoxin)与内毒素(endotoxin)。外毒素通过与靶细胞的受体结合,进入细胞内而起作用。内毒素则通过激活单核-吞噬细胞、释放细胞因子而起作用。其他毒力因子有:穿透能力(钩虫丝状蚴)、侵袭能力(志贺菌)、溶组织能力(溶组织内阿米巴)等。许多细菌都能分泌抑制其他细菌生长的细菌素(bacteriocin)以利于本身生长、繁殖。

3. 数量　在同一种传染病中,入侵的病原体数量常与其致病能力成正比。但在不同传染病中,能引起疾病的最低病原体的数量差别较大,如伤寒为10万个菌体,而细菌性痢疾仅10个菌体就能致病。

4. 变异性(variability)　病原体可因环境、药物或遗传等因素而发生变异。病原体通过抗原变异而逃避机体的特异性免疫而继续引起疾病发生或使疾病慢性化。

三、感染过程中机体免疫应答的作用

免疫应答包括非特异性免疫应答和特异性免疫应答。免疫应答可以是有利于机体抵抗病原体的保护性免疫应答,也可以是促进病理改变的变态反应。病原体入侵机体后是否发病,取决于病原体的致病能力和机体免疫功能这两方面因素。

1. 非特异性免疫(non-specific immunity)　是机体对侵入病原体的一种清除机制,它不牵涉对抗原的识别和二次免疫应答的增强。

(1) 天然屏障:包括外部屏障,如皮肤、黏膜及其分泌物以及内部屏障,如血脑屏障、胎盘屏障等。

(2) 吞噬作用:单核-吞噬细胞系统具有非特异性吞噬功能,可清除机体内病原体。

(3) 体液因子:包括补体、溶菌酶和各种细胞因子、如白细胞介素、肿瘤坏死因子、γ-干扰素等。这些体液因子可直接或通过免疫调节作用清除病原体。

2. 特异性免疫(specific immunity)　是指由于对抗原特异性识别而产生的免疫。由于不同病原体所具有的抗原绝大多数是不相同的,故特异性免疫通常只针对一种病原体。感染后免疫都是特异性免疫,而且是主动免疫,通过由B淋巴细胞介导的体液免疫和由T淋巴细胞介导的细胞免疫的相互作用而产生免疫应答。

第二节　传染病的特征

一、基 本 特 征

传染病区别于其他疾病的四个基本特征为:

1. 病原体(pathogen)　每种传染病都是由特异性病原体所引起的,病原体可以是微生物或寄生虫,以病毒和细菌最常见。近年还证实一种缺乏核酸结构的具有感染性的变异蛋白质,称为朊粒(prion),是人类几种中枢神经系统退行性疾病的病原。由于新技术的应用,有可能发现新的传染病病原体。特定病原体的检出在确定传染病诊断和流行中有着重大意义。

2. 传染性(infectivity)　这是传染病与其他感染性疾病的主要区别。传染性意味着病原体能通过某种途径感染他人。不同传染病的传染性强弱不等,同一种传染病不同病期,其传染性亦各不相同。传染病患者具有传染性的时期称为传染期,是决定患者隔离期限的重要依据。

3. 流行病学特征(epidemiologic feature)　传染病的流行过程在自然因素和社会因素的影响下,表现出各种流行病学特征:

(1) 流行性(epidemicity):在一定条件下,传染病能在人群中广泛传播蔓延的特性称为流行性。分为散发、暴发、流行和大流行。散发(sporadic occurence)是指某传染病在某地的

常年发病情况或常年一般发病率水平。暴发(outbread)是指在某一局部地区或集体单位中,短期内突然出现许多同一疾病的患者,大多是同一传染源或同一传播途径,如食物中毒、流行性感冒等。流行(epidemic)指某种传染病的发病率显著高于当地常年发病率水平或为散发发病率的数倍。大流行(pandemic)或称世界性流行指某传染病在一定时间内迅速蔓延,波及全国各地,甚至超出国界或洲界时。如2003年的传染性非典型肺炎大流行、2009年的甲型H_1N_1流感大流行。

(2) 季节性(seasonal):某些传染病的发生和流行受季节的影响,在每年一定季节出现发病率升高的现象称为季节性。如呼吸道传染病常发生在寒冷的冬、春季节,肠道传染病及虫媒传染病好发于炎热的夏、秋季节。

(3) 地方性(localization):由于受地理气候等自然因素或人们生活习惯等社会因素的影响,某些传染病仅局限在一定地区内发生,这种传染病称地方性传染病,如恙虫病、疟疾、血吸虫病和丝虫病等。以野生动物为主要传染源的疾病,称为自然疫源性传染病。自然疫源性传染病也属于地方性传染病。

(4) 外来性:指在国内或地区内原来不存在,而从国外或外地通过外来人口或物品传入的传染病,如霍乱。

4. 感染后免疫(postinfection immunity) 免疫功能正常的人体经显性或隐性感染某种病原体后,均能产生针对该病原体及其产物(如毒素)的特异性免疫。通过血清中特异性抗体的检测可知其是否具有免疫力。感染后获得的免疫力和疫苗接种一样都属于主动免疫。通过注射或从母体获得抗体的免疫力都属于被动免疫。感染后免疫力的持续时间在不同传染病中有很大差异。有些传染病,如麻疹、脊髓灰质炎和乙型脑炎等,感染后免疫力持续时间较长,甚至保持终生;但有些传染病则感染后免疫力持续时间较短,如流行性感冒、细菌性痢疾和阿米巴病等。蠕虫感染后一般不产生保护性免疫,因而往往发生重复感染。

二、临床特点

1. 病程发展的阶段性 急性传染病的发生、发展和转归,通常分为以下四个阶段:

(1) 潜伏期(incubation period):从病原体侵入人体到出现临床症状为止的一段时间称为潜伏期。各种传染病的潜伏期长短不一,每一种传染病的潜伏期都有一个范围(最短、最长),并呈常态分布,是检疫工作观察、留验接触者的重要依据。潜伏期相当于病原体在体内定位、繁殖和转移、引起组织损伤和功能改变,导致临床症状出现之前的整个过程。

常见传染病的潜伏期、隔离期与观察期参见附录一附表2。

(2) 前驱期(prodromal period):从起病到该病出现明显症状为止的一段时间称为前驱期。该期症状属于非特异性的全身反应,为许多传染病所共有,多表现为头痛、发热、乏力、肌肉酸痛、食欲不振等,持续1~3天。起病急骤者可无此期表现。多数传染病在本期已有较强传染性。

(3) 症状明显期(period of apparent manifestation):急性传染病患者经过前驱期后,某些传染病转入症状明显期。出现某种传染病所特有的症状、体征,如典型的热型、特征性皮疹、肝脾大和脑膜刺激征等。然而,在某些传染病,大部分患者可随即进入恢复期,临床上称为顿挫型(abortive type),仅少部分患者进入症状明显期。

(4) 恢复期(convalescent period):人体免疫力增加到一定程度,体内病理生理过程基本终止,患者的症状、体征基本消失,临床上称为恢复期。此期患者体内可能还有残余病理或生化改变,病原体还未完全清除,但食欲和体力逐渐恢复,血清中抗体效价亦逐渐上升到最高水平。

有些传染病在恢复期结束后,某些器官功能仍长期未能恢复正常,留下后遗症(sequela),多见于中枢神经系统传染病,如流行性乙型脑炎、流行性脑脊髓膜炎等。

有些传染病患者在病程中可出现再燃(recrudescence)或复发(relapse)。再燃是指当传染病患者临床症状和体征逐渐减轻,但体温尚未完全恢复至正常,由于潜伏于血液或组织中的病原体再度繁殖,使体温再次升高,初发病的症状与体征再度出现的情形。复发是指当患者进入恢复期后,已稳定退热一段时间,由于体内残存的病原体再度繁殖而使临床表现再度出现的情形。

2. 临床类型 根据传染病临床过程的长短可分为急性、亚急性、慢性;根据病情轻重可分为轻型、中型、重型和暴发型。

3. 毒血症状 病原体及其各种代谢产物包括细菌毒素可以引起除发热以外的多种症状,如皮疹、全身不适、头痛、关节疼痛等。严重者可有意识障碍、呼吸循环衰竭等表现。单核-吞噬细胞系统可出现充血、增生等反应,临床表现为肝、脾、淋巴结肿大。

第三节 传染病的流行过程和影响因素

传染病的流行过程是指传染病在人群中发生、发展和转归的过程。构成流行过程的三个基本条件是传染源、传播途径和易感人群。这三个条件必须同时存在,若切断任何一个环节,流行即告终止。流行过程本身又受社会因素和自然因素的影响。

一、流行过程的基本条件

1. 传染源(source of infection) 是指体内有病原体生存、繁殖并将其排出体外的人或动物。传染源包括下列四个方面:

(1) 患者:是大多数传染病重要的传染源。不同病期的患者其传染强度可有不同,一般情况下发病早期的传染性最大。慢性感染者可长期排出病原体,可成为长期传染源。

(2) 隐性感染者:在某些传染病中,隐性感染者在病原体被清除前是重要的传染源,如脊髓灰质炎、流行性脑脊髓膜炎等。

(3) 病原携带者:病原携带者(尤其慢性病原携带者)能排出病原体成为传染源,由于无明显的临床症状而不易被识别,对某些传染病(如伤寒、细菌性痢疾)的流行病学有重要意义。

(4) 受感染的动物:以啮齿动物为最常见,其次是家禽、家畜。这些以动物为传染源传播的疾病,称为动物源性传染病。有些动物本身发病,如鼠疫、狂犬病、布鲁菌病等。有些动物不发病,表现为病原携带状态,如地方性斑疹伤寒、恙虫病、流行性乙型脑炎等。以野生动物为传染源传播的疾病,称为自然疫源性传染病,如鼠疫、钩端螺旋体病、肾综合征出血热、森林脑炎等。由于动物传染源受地理、气候等自然因素的影响较大,动物源性传染病常存在于一些特定的地区,并具有严格的季节性。

2. 传播途径(route of transmission) 是指病原体离开传染源后,到达另一个易感染者所经过的途径。同一种传染病可以有多种传播途径。

(1) 呼吸道传播:病原体存在于空气中的飞沫或气溶胶(aerosol state)中,易感者吸入时获得感染,如麻疹、白喉、结核病、禽流感和传染性非典型肺炎等。

(2) 消化道传播:病原体污染的水源、食物或食具,易感者于进食时获得感染,如伤寒、细菌性痢疾和霍乱等。

(3) 接触传播:易感者与被病原体污染的水或土壤接触时获得感染,如钩端螺旋体病、血吸虫病和钩虫病等。伤口被污染,有可能患破伤风。日常生活的密切接触也有可能获得感染,如麻疹、白喉、流行性感冒等。不洁性接触(包括同性恋、多个性伴侣的异性恋及商业性行为)可传播 HIV、HBV、HCV、梅毒螺旋体、淋病奈瑟菌等。

(4) 虫媒传播:被病原体感染的吸血节肢动物,如按蚊、人虱、鼠蚤、白蛉、硬蜱和恙螨等,于叮咬时把病原体传给易感者,可分别引起疟疾、流行性斑疹伤寒、地方性斑疹伤寒、黑热病、莱姆病和恙虫病等。根据节肢动物的生活习性,往往有严格的季节性,有些病例还与感染者的职业及地区相关。

(5) 血液、体液传播:病原体存在于携带者或患者的血液或体液中,通过应用血制品、分娩或性交等传播,如疟疾、乙型病毒性肝炎、丙型病毒性肝炎和艾滋病等。

根据 2009 年 4 月 1 日国家卫生部发布的《医院隔离技术规范》,将临床常见传染病的传播途径主要归纳为:①接触传播(contact transmission):病原体通过手、媒介物直接或间接接触导致的传播。②飞沫传播(droplet transmission):带有病原微生物的微粒子(直径>5 μm),在空气中短距离(1 m)内移动到易感人群的口、鼻黏膜或眼结膜等导致的传播。③空气传播(airborne transmission):带有病原微生物的微粒子(直径≤5 μm)通过空气流动导致的疾病传播。④共同媒介传播:病原微生物污染水、食物、医药等传播。⑤生物媒介传播:某些动物和媒介昆虫携带病原微生物的传播。

3. 人群易感性(susceptibility of the crowd)　对某种传染病缺乏特异性免疫力的人称为易感者(susceptible person),他们都对该病原体具有易感性。当易感者在某一特定人群中的比例达到一定的水平,若又有传染源和合适的传播途径时,则很容易发生该传染病的流行。某些病后免疫力很巩固的传染病(如麻疹、水痘、乙型脑炎)经过一次流行后,需待几年当易感者比例再次上升至一定水平时,才会发生另一次流行。这种现象称为传染病流行的周期性(periodicity)。在普遍推行人工主动免疫的情况下,可把某种传染病的易感者水平始终保持很低,从而阻止其流行周期性的发生。有些传染病还有可能通过全民长期坚持接种疫苗而被消灭,如天花、脊髓灰质炎、乙型脑炎和麻疹等。

二、影响流行过程的因素

1. 自然因素　自然环境中的各种因素包括地理、气候和生态环境等对传染病流行过程的发生和发展都有重要影响。寄生虫病和由虫媒传播的传染病受自然因素影响尤其明显。传染病的地区性和季节性与自然因素关系密切,如我国北方有黑热病地方性流行区,南方有血吸虫病地方性流行区,疟疾的夏秋季发病率较高等都与自然因素有关。自然因素可直接影响病原体在外环境中的生存能力,如钩虫病少见于干旱地区。自然因素也可通过降低机体的非特异性免疫力而促进流行过程的发展,如寒冷可减弱呼吸道抵抗力,炎热可减少胃酸分泌。某些自然生态环境为传染病在野生动物之间的传播创造了良好条件,如鼠疫、恙虫病和钩端螺旋体病等,人类进入这些地区亦可受感染。

2. 社会因素(social factors)　包括社会制度、经济状况、文化水平和生活条件等,对传染病的流行过程有决定性的影响。新中国成立后,社会制度使人民生活、文化水平不断提高，施行计划免疫，已使许多传染病的发病率明显下降或接近被消灭。由于改革开放、市场化经济政策的实施，在国民经济日益提高的同时，因人口流动、生活方式、饮食习惯的改变和环境污染等，有可能使某些传染病的发病率升高，如结核病、艾滋病和疟疾等。

第四节 传染病的预防

传染病的预防(prevention)也是传染病工作者的一项重要任务。做好传染病的预防工作，对减少传染病的发生及流行，最终达到控制和消灭传染病有重要意义。应针对传染病流行过程的三个环节采取综合性措施，并且根据各种传染病的特点，针对传播的主导环节，采取适当的措施，防止传染病继续传播。

一、管理传染源

1. 对患者的管理 早期发现传染源才能及时进行管理，这对感染者个体及未感染的群体均很重要。根据《中华人民共和国传染病防治法》以及《突发公共卫生应急事件与传染病监测信息报告》，将法定传染病分为甲、乙、丙类。传染病的报告制度是早期发现、控制传染病的重要措施，可使防疫部门及时掌握疫情，采取必要的流行病学调查和防疫措施。

甲类包括鼠疫、霍乱。为强制管理的烈性传染病。城镇要求发现后2小时内通过传染病疫情监测信息系统上报，农村不超过6小时。

乙类包括传染性非典型肺炎、艾滋病、病毒性肝炎、脊髓灰质炎、人感染高致病性禽流感、麻疹、流行性出血热(肾综合征出血热)、狂犬病、流行性乙型脑炎、登革热、炭疽、细菌性和阿米巴性痢疾、肺结核、伤寒和副伤寒、流行性脑脊髓膜炎、百日咳、白喉、新生儿破伤风、猩红热、布鲁菌病、淋病、梅毒、钩端螺旋体病、血吸虫病、疟疾、甲型 H_1N_1 流感(2009年新加)。为严格管理传染病。城镇要求发现后6小时内网络直报，农村不超过12小时。

丙类包括流行性感冒、流行性腮腺炎、风疹、急性出血性结膜炎、麻风病、流行性和地方性斑疹伤寒、黑热病、包虫病、丝虫病、感染性腹泻病(霍乱、细菌性和阿米巴性痢疾、伤寒和副伤寒除外)、手足口病(2008年新加)。为监测管理传染病，要求发现后24小时内上报。

值得注意的是在乙类传染病中的肺炭疽、传染性非典型肺炎、脊髓灰质炎、人感染高致病性禽流感必须采取甲类传染病的报告、控制措施。

2. 对接触者的管理 接触者是指曾经和传染源发生过接触的人，可能受到感染而处于疾病的潜伏期，有可能是传染源。对接触者采取的措施称为检疫。检疫期限由最后接触之日算起，至该病最长潜伏期。可对接触者分别采取医学观察、留验或卫生处理，也可根据具体情况进行紧急免疫接种或药物预防。

医学观察是指对接触者的日常活动不加限制，但每天进行必要的诊查，以了解有无早期发病的征象。主要用于乙类传染病。

留验又称隔离观察，是对接触者的日常活动加以限制，并在指定场所进行医学观察，确诊后立即隔离治疗。对集体单位的留验又称集体检疫。留验主要用于甲类传染病。

3. 对病原携带者的管理 应做到早期发现。凡是传染病接触者，有传染病史者，流行区居民和服务性行业、托幼机构、供水行业的工作人员，应定期普查，检出病原携带者。对病原携带者须做好登记，加强管理，指导督促其养成良好卫生、生活习惯，并随访观察，必要时应调整工作岗位、隔离治疗等。

4. 对动物传染源的管理 应根据动物的病种和经济价值,予以隔离、治疗或杀灭。如属有经济价值而又非烈性传染病的动物,应分群放牧或分开饲养,并予治疗。无经济价值或危害性大的动物,如鼠类、狂犬应予杀灭、焚毁。在流行地区对动物如家畜、家禽进行预防接种,可降低发病率。

二、切断传播途径

根据各种传染病的传播途径采取措施,对传染性强、病死率高的传染病,如霍乱、鼠疫等,应住单人房间,严密隔离。对消化道传染病,如伤寒、菌痢、甲型肝炎等,应着重加强饮食卫生、个人卫生及粪便管理,保护水源,消灭苍蝇、蟑螂、老鼠等。最好能在一个病房中收治一个病种,否则应特别注意加强床边隔离。对呼吸道传染病,如流感、麻疹、肺结核等,应着重进行空气消毒,提倡外出时戴口罩,流行期间少到公共场所。教育群众不随地吐痰,咳嗽和打喷嚏时要用手帕捂住口鼻。对虫媒传染病,如乙脑、疟疾、斑疹伤寒等,应大力开展爱国卫生运动,采用药物等措施进行防虫、驱虫、杀虫。加强血源和血制品的管理、防止医源性传播是预防血源性传染病的有效手段。

消毒是切断传播途径的重要措施(具体方法参阅本章第六节“传染病的隔离和消毒”)。

三、保护易感人群

保护易感人群的措施包括特异性和非特异性两个方面:

(一) 非特异性保护易感人群

措施包括改善营养、锻炼身体和提高生活水平等,可提高机体的非特异性免疫力。在传染病流行期间,应保护好易感人群,避免与患者接触。对有职业性感染可能的高危人群,及时给予预防性措施,一旦发生职业性接触,立即进行有效的预防接种或服药。

(二) 特异性保护易感人群

措施是指采取有重点有计划的预防接种(vaccination),提高人群的特异性免疫水平。预防接种对传染病的控制和消灭起着关键性作用。分为人工自动免疫和人工被动免疫两种。

1. 人工自动免疫 减毒或灭活的病原体,纯化的抗原和类毒素制成菌(疫)苗接种到人体内,人体于接种后1~4周产生抗体。免疫力可保持数月至数年。

(1) 计划免疫和儿童基础免疫方案:计划免疫是根据规定的免疫程序,对易感人群有计划地进行有关生物制品的预防接种,以提高人群的免疫水平。目前,我国已经纳入儿童计划免疫的疫苗有卡介苗、脊髓灰质炎疫苗、百白破联合疫苗(百日咳、白喉、破伤风)、麻疹疫苗和乙肝疫苗,使儿童获得恒定的免疫,实现基本消灭脊髓灰质炎、白喉、百日咳,把结核病、麻疹、破伤风、乙型肝炎的发病率控制在最低水平的目标。有关预防接种方案请参阅附录二。

此外,某些重点人群,如免疫水平低、人口稠密、流动性大和发病率高的地区,以及由于职业关系受感染威胁大的人群,均可按需作为预防接种的重点。

(2) 预防接种的实施:①准备工作:接种前须制订计划,确定接种对象、人数和时间,准备好必要的物资器械,做好宣传工作,以取得群众的密切配合。生物制品应仔细检查,注意有无破损、变质、过期以及摇不散的凝块或异物等情况,并登记批号。②接种对象:根据各类生物制品所确定的接种对象进行接种。在接种前应对接种对象作详细体检,严格掌握禁忌证。凡发热和急性传染病、肝肾疾病、糖尿病、原发性高血压、妊娠期以及月经期暂缓接种。③接种方法:接种时应严格遵照说明书的规定,掌握好接种方法、剂量、次数和间隔时间,注意无菌操作。

(3) 预防接种的反应和处理:绝大多数人接种后不引起反应或反应轻微。个别人可出现严重反应。

1) 局部反应:接种后局部出现红、肿、热、痛。红肿直径在2.5 cm内称弱反应,2.5~5.0 cm为中反应,大于5.0 cm为强反应。强反应常伴局部淋巴结肿痛。

2) 全身反应:主要表现为发热、头痛、全身不适、食欲不振、恶心、呕吐等。局部反应和全身反应轻微者,经适当休息后可恢复,无须特殊处理;反应严重,体温高达39℃以上时,应予对症处理。

3) 异常反应:主要为晕厥和过敏性休克,一般少见。晕厥多在空腹、疲劳及精神紧张状态下发生,故注射前应认真评估患者,做好解释工作,减少紧张心理。一旦出现心慌、虚弱感、胃部不适或恶心、手心发麻等表现,立即让患者平卧,保持安静,口服糖水或温开水,针刺人中、十宣等穴位,一般不需服药。若有面色苍白、手足冰凉、出冷汗、恶心呕吐、血压下降等过敏性休克表现时,应迅速报告医生,同时可静注高渗葡萄糖或皮下注射1∶1000肾上腺素0.5~1.0 ml(儿童0.01~0.03 ml/kg)。

各种生物制品均可引起其特有的异常反应,如麻疹疫苗可引起发热和皮疹;白百破混合制剂可引起过敏性休克、皮疹和神经系统并发症;脊髓灰质炎减毒活疫苗有引起麻痹的潜在危险,虽然罕见,但在大规模接种时仍需警惕。

2. 人工被动免疫 特异性抗体的免疫血清注入易感者体内,使机体迅速获得免疫力,但免疫持续时间仅2~3周。常用于治疗某些外毒素引起的疾病,或与某些传染病患者接触后的应急措施。常用制剂有抗毒血清、人血丙种球蛋白和特异性高价免疫球蛋白等。

(三) 药物预防

对某些尚无特异性免疫方法或免疫效果尚不理想的传染病,在流行期间可给易感者口服预防药物,对于降低发病率和控制流行有一定作用。如口服磺胺药预防流行性脑脊髓膜炎,口服乙胺嘧啶预防疟疾等。

第五节 标 准 预 防

标准预防(staodard precaotion)是针对医院所有患者和医务人员采取的一组预防感染措施。包括手卫生,根据预期可能的暴露选用手套、隔离衣、口罩、护目镜或防护面屏,安全注射,穿戴合适的防护用品处理患者污染的物品与医疗器械。标准预防是基于患者血液、体液、分泌物(不包括汗液)、非完整皮肤和黏膜均有可能含有感染性因子的原则,接触上述物质者,必须采取防护措施。

一、基本特点

（1）既要防止血源性疾病的传播，也要防止非血源性疾病的传播。

（2）强调双向防护，既要防止疾病从患者传至医护人员，又要防止疾病从医护人员传至患者。

（3）根据疾病的主要传播途径，采取相应的隔离措施。

二、措　　施

1. 洗手　洗手是预防感染传播最经济、最有效的措施。医疗护理活动前后，应按照正确的洗手法认真洗净双手。

2. 手套　当接触血液、体液、排泄物、分泌物及破损的皮肤黏膜时，应戴手套。戴手套不能代替洗手。

3. 面罩、护目镜和口罩　可以减少患者的体液、血液、分泌物等液体的传染性物质飞溅到医护人员眼睛、口腔及鼻腔黏膜。

4. 隔离衣　隔离衣是为了防止被传染性的血液、分泌物、渗出物等污染时使用。

5. 隔离室　对可能污染环境的患者应放置在专用的病房，有助于维持适当的卫生或环境的控制。负压隔离室能够最大限度地控制污染的范围，尤其适用于严重的呼吸道传染病。空气在排出室外或流向其他领域之前，应经高效过滤处理，有患者在房间时房门应保持关闭。

6. 其他的预防措施　可重复使用设备的清洁消毒；医院日常设施、环境的清洁标准和卫生处理程序的落实；医护人员的职业健康安全措施，如用后的针头及尖锐物品应弃于锐器盒。

第六节　传染病的隔离和消毒

一、隔　　离

1. 隔离（isolation）的定义　是指把处于传染期的传染病患者、病原携带者安置于指定地点，与健康人和非传染病患者分开，防止病原体扩散和传播。隔离是预防和管理传染病的重要措施。

2. 隔离的原则与方法

（1）在标准预防的基础上，根据疾病的传播途径，采取相应的隔离与预防措施。

（2）传染病患者或可疑传染病患者应安置在单人隔离房间。受条件限制的医院，同种病原体感染的患者可安置于一室。

（3）隔离的传染病患者或疑似传染病患者产生的医疗废物，应严格执行医疗废物管理条例，防止病原体扩散和传播。

（4）建筑布局符合隔离规定，病区宜相对独立，与普通病区和生活区分开。确保清洁区、污染区分开，防止人员和物品交叉污染。通风系统应区域化，防止区域间交叉污染。

（5）解除隔离原则：已满隔离期者、连续多次病原检测阴性者，确定被隔离者不再排出病原体,即可解除隔离。

3. 隔离的种类及措施 根据传染病的不同传播途径,采取不同种类的隔离。

(1) 严密隔离(黄色标志):适用于传染性强或传播途径不明的疾病所采取的隔离措施。如鼠疫、霍乱等烈性传染病。要求患者住单人房间(同病种可住一室),室内物品力求简单并耐消毒,门口挂有醒目标志,禁止探视;进入病室要戴口罩、手套、穿隔离衣、换鞋,不得随意开启门窗;物品一经进入病室即视为污染,均应严格消毒处理;室内空气每日消毒1次,地面及距地面2米以下的墙壁、家具用消毒液每日擦洗1次,患者出院或死亡后病室及其一切用物应严格消毒。

(2) 呼吸道隔离(蓝色标志):适用于病原体经呼吸道传播的疾病所采取的隔离方法。如麻疹、白喉、百日咳、流行性脑脊髓膜炎等。要求同种患者可住一室,但相互间不得借用物品或传阅书籍;接近患者时应戴口罩、帽子、穿隔离衣,并保持干燥;患者到其他科室会诊或治疗时应戴口罩,患者呼吸道分泌物经消毒后方可倒入专用下水道或焚烧,病室内空气每日消毒1次。

(3) 消化道隔离(棕色标志):适用于病原体通过污染食物、食具、手及水源,并经口引起传播的疾病所给予的隔离方法。如病毒性肝炎、伤寒、细菌性痢疾等。要求不同种患者应尽可能分室收住,如同住一室两床相距不少于2米;接触患者时应穿隔离衣,护理不同病种的患者应更换隔离衣,并消毒双手;患者的食具、便器、呕吐物、排泄物须严密消毒;病室地面、家具每日消毒液喷洒或擦拭;患者之间不得接触或交换用物、书报等;病室应有完善的防蝇设施。

(4) 接触隔离(橙色标志):适用于病原体经皮肤或黏膜进入体内的传染病所采取的隔离方法。如破伤风、炭疽、狂犬病等。要求不同种患者分室收住,不得接触他人;接触患者时戴口罩、穿隔离衣、戴手套;接触患者或污染物品后以及护理下一个患者前要洗手;已被污染的用具和敷料应严格消毒或焚烧。

(5) 昆虫隔离:适用于病原体通过蚊、虱、蚤等昆虫传播的疾病所进行隔离的方法。如流行性乙型脑炎、疟疾、斑疹伤寒等。要求病室应有严密的防蚊设备;虱传播的疾病,患者要洗澡、更衣并经灭虱处理后方可进入病室。

(6) 血液、体液隔离(红色标志):适用于病原体通过血液、体液(引流物、分泌物)等传播的疾病的隔离方法。如肝炎、艾滋病等感染性疾病。要求注射器、针头、输液器、侵入性导管等须严格按“一人一针一管一巾”的要求,进行各项检查、治疗及护理;若须回收用具应在病室内进行消毒处理,然后送到供应室交换;标本应醒目注明,以引起重视。

二、消 毒

1. 消毒(disinfection)的定义 消毒是通过物理、化学或生物学方法,消除或杀灭环境中病原微生物的一系列方法,是切断传播途径,阻止病原体传播,控制传染病发生、蔓延的重要措施。

2. 消毒的种类

(1) 疫源地消毒:是指对目前存在或曾经存在传染源的地区进行消毒,目的在于消灭由传染源排到外界环境中的病原体。疫源地消毒包括终末消毒和随时消毒。终末消毒是指当患者痊愈或死亡后对其原居地进行的最后一次彻底消毒,包括对患者所处环境、所接触物品和排泄物的消毒,还包括患者出院前的自身消毒或死亡后对尸体的消毒处理。随时消毒是指对传染源的排泄物、分泌物及其污染物品及时消毒。

(2) 预防性消毒:是指虽未发现传染源,但对可能受到病原体污染的场所、物品和人体进行的消毒。如对饮用水源、餐具、所用食物的消毒,也包括医院中对病房、手术室和医护人员手的消毒。

3. 消毒的方法 各种物理化学消毒方法可分为灭菌、高效、中效、低效消毒法,因而具有不同消毒效果的化学消毒剂也分为高效、中效和低效消毒剂。常用的消毒方法包括物理消毒法和化学消毒法。物理消毒法中热力灭菌法包括煮沸消毒、高压蒸汽灭菌、预真空型压力蒸汽灭菌和脉动真空压力蒸汽灭菌、巴氏消毒法和干热灭菌法,其中高压蒸汽灭菌是医院最常采用的消毒灭菌法。医院也常采用非电离辐射和电离辐射消毒灭菌法,如紫外线、微波、γ射线等。化学消毒法中常用的化学消毒剂包括含氯消毒剂、氧化消毒剂、醛类消毒剂、杂环类气体消毒剂、碘类消毒剂、醇类消毒剂及其他消毒剂。

4. 消毒效果的监测 消毒效果的监测是评价其消毒效果是否可靠的手段,主要方法包括物理测试法、化学指示剂测试法、生物指示剂测试法、自然菌采样测定法和无菌检查法,是消毒工作中的重要环节。

第七节 传染病患者的护理评估

在全面收集患者主、客观资料的基础上,对传染病患者进行护理评估的重点内容归纳如下:

一、健 康 史

1. 患病及治疗经过 要注意结合传染病的基本特征和传染病流行过程中的基本特点进行评估。

(1) 患病经过:了解患者发病的起始时间,发病特点,有无明显的诱因或接触史,主要症状、体征及其特点,症状加重有无诱发因素或缓解因素,有无伴随症状、并发症或后遗症及其特点。

(2) 检查及治疗经过:既往检查、治疗经过及治疗效果。是否遵从医嘱治疗。询问用药史,包括药物的种类、剂量和用法。有无特殊的饮食医嘱及患者是否遵从,例如,伤寒患者应摄入清淡、少渣软食,以防肠出血或穿孔的发生。

2. 目前病情与一般状况 患者目前的主要不适及病情变化。患病后患者饮食、睡眠、休息、大小便、体重等一般状况有无变化。

3. 生活史

(1) 个人史:询问患者的一般情况,包括年龄、职业、居住地环境。注意发病季节,发病前有无类似患者、动物分泌物或疫水接触史,是否家庭或集体生活人群发病,有无疫区旅居史,既往传染病史,预防接种情况等。

(2) 生活方式:了解患者的生活、卫生、饮食习惯,如有无吸毒、性乱交等不良行为。

(3) 饮食方式:平日饮食习惯及食欲,每天餐次、进食时间是否规律,有无摄入生食习惯,食物品种组成以及数量,有无特殊的食物喜好或禁忌。

二、身心状况

1. 身体评估

(1) 生命体征:评估患者的生命体征,观察发热程度和热型、呼吸形态、心率改变、神志变化。

(2) 营养状况:评估患者的营养状况,发病后体重是否减轻。观察皮肤色泽和弹性,有无眼窝凹陷、指纹干瘪、舟状腹等脱水的表现及判断脱水程度。

(3) 皮肤和黏膜:观察皮肤黏膜有无皮疹、黄疸,注意皮疹出现的时间、性质、形态、分布、顺序,是否伴有瘙痒或并发感染。全身浅表淋巴结有无肿大、压痛。特殊体征对协助诊断有重要意义,如恙虫病患者的焦痂、溃疡等。

(4) 各系统检查:应对患者进行全面细致的全身检查。不同疾病检查时应有所侧重。对患有呼吸系统传染病或有呼吸系统并发症的患者应注意呼吸频率、深度、节律,呼吸音是否正常。有败血症和感染性休克的患者应重点评估心率快慢、血压的变化,是否有四肢厥冷、尿量减少等。累及消化系统的传染病重点检查腹部有无压痛、反跳痛、评估疼痛的部位、性质、程度,肝脾大小、软硬度、是否有压痛,有无腹水。中枢神经系统的传染病应重点评估瞳孔的大小及对光反射,有无脑膜刺激征、病理反射征,有无肢体瘫痪等。

2. 心理-社会状况

(1) 疾病知识:评估患者对疾病知识掌握情况。患者是否了解所患传染病的发生、发展、预后及传染性,有无关于所患传染病诊断检查、治疗和预防方法的知识,遵医行为如何。确定患者的学习能力,以及患者和家属对该病知识的需求。

(2) 心理状况:评估发病后患者的心理反应,观察患者有无焦虑、抑郁、沮丧、悲伤、恐惧等不良情绪,是否出现退缩、敌对(如艾滋病患者可能出现敌对行为)、沉默、不合作等表现。出现焦虑、抑郁倾向者,需评估其程度。了解患者对住院及隔离治疗的认识,有无孤立无助、被约束、被抛弃感。评估患者有无因严重不良情绪导致食欲不振、睡眠障碍、过度换气、心动过速、头痛,甚至出现呼吸困难、心悸、窒息等表现。了解患病后患者工作、学习是否中断,日常生活能力是否下降,家庭生活是否受到影响。能否承担医疗费用。

(3) 社会支持系统:评估家庭成员对传染病患者的关怀程度,被隔离患者有无亲属或朋友探视,所在社区是否能提供医疗保健服务、设施是否完善,患者是否享有医疗保障。

三、辅助检查

1. 一般实验室检查

(1) 血液常规检查:其中以白细胞计数和分类的用途最广。细菌感染时白细胞计数增多,化脓性细菌感染时白细胞计数显著增高,如流行性脑脊髓膜炎、败血症等。但伤寒及副伤寒、布鲁菌病往往白细胞计数升高不明显甚至减少。病毒、原虫感染时白细胞计数常减少,如病毒性肝炎、疟疾等,但肾综合征出血热、乙脑例外。嗜酸粒细胞增多往往见于钩虫、血吸虫等蠕虫感染,嗜酸粒细胞减少常见于伤寒、流行性脑脊髓膜炎等。

(2) 尿常规检查:尿中见红细胞、白细胞、蛋白、管型等,有助于钩端螺旋体病和肾综合征出血热的诊断。

(3) 粪便常规检查:粪便中见红细胞、白细胞、虫卵等,有助于细菌性痢疾、感染性腹泻、蠕虫感染等消化道传染病的诊断。

(4) 血液生化检查:血清酶学检测、血清蛋白检测、血肌酐检测等有助于病毒性肝炎、肾综合征出血热等疾病的诊断。

2. 病原学检查

(1) 直接检查病原体:许多传染病通过显微镜或肉眼直接检出病原体而明确诊断,例如从血液、骨髓涂片中可检出疟原虫、微丝蚴,从粪便涂片中检出各种寄生虫卵及阿米巴原虫,还可直接用肉眼检出绦虫节片。

(2) 分离培养病原体:通过人工培养基分离培养检出病原体,如细菌、螺旋体和真菌等。病毒、立克次体可通过动物接种或组织培养分离。为提高检测阳性率,最好在疾病早期及使用抗生素之前采集标本,注意取材新鲜、及时送检、避免污染。

(3) 检测特异性抗原:病原体特异性抗原检测可提供病原体存在的直接证据,其诊断意义比抗体检测更为可靠。且早期即可出现阳性,有助于早期诊断。

(4)检测特异性核酸:通过分子杂交方法或聚合酶链反应(polymerase chain reaction)可检出特异性的病原体核酸,如检测肝炎病毒的DNA和RNA。

3. 特异性抗体检测 传染病发病初期特异性抗体在血清中一般尚未出现或滴度很低,而在恢复期或后期抗体滴度则有显著升高,因此通常在急性期及恢复期采双份血清检测其抗体,抗体由阴性转为阳性或抗体滴度升高4倍以上时有重要意义。特异性IgM型抗体的检出有助于诊断现症或近期感染。凝集反应用于检测伤寒、副伤寒抗体(肥达反应),补体结合反应常用于检测病毒感染,中和反应常用于流行病学调查,免疫荧光检查具有快速诊断的作用。

4. 其他检查 内镜检查中结肠镜检查可用于慢性细菌性痢疾、血吸虫病、阿米巴痢疾等诊断,纤维支气管镜常用于诊断艾滋病并发肺孢子菌病和支气管淋巴结核病。影像学检查包括X线检查、超声检查、CT和MRI,用于检查肺结核、病毒性肝炎、肝硬化、脑脓肿和脑囊虫病等。活组织检查有助于肝炎组织病理诊断及皮肤型囊尾蚴病诊断,有明确诊断的意义。

第八节 传染病患者常见症状体征的护理

一、发 热

感染因素和非感染因素均可引起发热。感染性发热是传染病最常见、最突出的症状,在急性传染病中有特别重要的临床意义。传染病的发热过程可分为3个阶段:①体温上升期(effervescence):是指患者在病程中体温上升的时期。若体温逐渐上升,患者可出现畏寒,见于伤寒、菌痢;若体温骤然上升至39℃以上,患者可有寒战,见于疟疾和登革热等。②极期(fastigium):是指体温上升至一定高度,然后持续一段较长时间的时期,如典型伤寒的极期。③体温下降期(defervescence):是指升高的体温缓慢或骤然下降的时期。有些传染病体温缓慢下降,几天后才降至正常,如伤寒。有些传染病体温可在一天之内降至正常,此时常伴有大量出汗,如疟疾、败血症、恙虫病等。

热型是传染病的重要特征之一,具有鉴别诊断的意义。热型可通过每天定时测量体温、进行记录并绘制体温曲线得到。常见热型有:①稽留热(sustained fever):表现为体温升高达 39℃以上,且 24h 体温变化相差不超过 1℃,见于伤寒、斑疹伤寒等传染病的极期。②弛张热(remittent fever):发热特点为 24h 体温相差超过 1℃,但最低点未达正常水平,常见于败血症、伤寒缓解期、肾综合征出血热等传染病。③间歇热(intermittent fever):发热表现为 24h 内体温波动于高热与正常体温之间,如疟疾、败血症的发热。④回归热(relapsing fever):是指高热持续数日后自行消退,但数日后又再出现高热,如布鲁菌病的发热。若在病程中重复多次出现发热并持续数月之久,称为波状热(undulant fever)。⑤不规则热(irregular fever):是指体温曲线无一定规律的热型,如流感和败血症等。其他热型如马鞍热(saddle type fever)等。

【护理评估】

1. 健康史 注意患者发病的地区、季节、接触史等流行病学特点。重点观察发热时间、起病急缓、热型的特点,持续时间、伴随症状及热退情况。发热是否伴有皮疹、黄疸、腹泻、食欲不振、恶心、呕吐、头痛、肌肉酸痛甚至谵妄、抽搐等,不同的伴随症状有助于诊断和鉴别诊断。

2. 身心评估 进行全面的体格检查,评估患者的生命体征。重点检查患者的面容是否潮红,观察皮肤的颜色、弹性,有无伤口、焦痂、溃疡、皮疹,全身浅表淋巴结及肝脾有无肿大,其他重要脏器如心、肺、肾、中枢神经系统的检查是否异常,有无抽搐和惊厥。

3. 辅助检查 对感染性发热的患者进行血常规检查、粪便常规检查和病原学检查尤为重要。另外,结合病史还可以进行脑脊液检查、血清学检查,必要时进行活体组织病理检查、X 线检查、B 超检查、CT 检查等。

【常见的护理诊断/问题】

体温过高 与病原体感染后释放内、外源性致热原作用于体温中枢,导致体温中枢功能紊乱有关。

【护理目标】

患者体温逐渐恢复正常。

【护理措施】

1. 严密监测病情变化 严密监测患者的生命体征,重点观察体温的变化。注意发热的过程、热型、持续时间、伴随症状。根据病情确定体温测量的间隔时间。实施物理或化学降温后,评价降温的效果,观察降温过程中患者有无虚脱等不适出现。

2. 采取有效降温措施 通常应用物理降温方法,如用冰帽、冰袋冷敷头部或大动脉走行处,可有效降低头部温度,适用于中枢神经系统传染性疾病;对高热、烦躁、四肢肢端灼热的患者可用 25%~50% 的酒精擦浴;对高热伴寒战、四肢肢端厥冷的患者采用 32~35℃的温水擦浴;冷(温)盐水灌肠适用于中毒性痢疾患者;高热惊厥患者可遵医嘱采用冬眠疗法或亚冬眠疗法。降温时应注意:①冷敷时避免持续长时间冰敷在同一部位,以防局部冻伤;②注意周围循环情况,有脉搏细数、面色苍白、四肢厥冷的患者,禁用冷敷和酒精擦浴;③对全身发疹或有出血倾向的患者禁忌温水或酒精擦浴降温;④应用药物降温时,注意不可在短时间内将体温降得过低,以免大汗导致虚脱;⑤应用冬眠疗法降温前,应先补充血容量,用药过程中避免搬动患者,观察生命体征,特别是血压的变化,并保持呼吸道通畅。

3. 加强基础护理 发热患者应注意休息,高热患者应绝对卧床休息,以减少耗氧量。保持病室适宜的温湿度,定期通风换气,保持空气清新和流通。

4. 补充营养和水分 每天应保证足够的热量和液体的摄入。可给予高热量、高蛋白、高维生素、易消化的流质或半流质食物,保证2000 ml/d液体的摄入,以维持水、电解质的平衡,防止脱水。必要时遵医嘱静脉输液,以补充水分。

5. 口腔、皮肤护理 发热患者易并发口腔感染,应指导并协助患者在餐前、餐后、睡前漱口。病情严重或昏迷患者,给予特殊口腔护理。高热患者大量出汗后,应及时用温水擦拭,更换浸湿的床单、被褥和衣裤,以保持皮肤的清洁、干燥,使患者舒适,防止皮肤继发感染。病情严重或昏迷的患者,应协助改变体位,防止压疮的出现。

【护理评价】

患者体温逐渐恢复正常,未发生并发症。

二、发　　疹

许多传染病在发热的同时还伴有发疹(rash)称为发疹性传染病(eruptive infection diseases)。发疹包括皮疹(外疹,exanthem)和黏膜疹(内疹,enanthem)两大类。皮疹出现的时间、分布、出疹的先后顺序、形态等对发疹性传染病的诊断和鉴别诊断起重要作用。如水痘、风疹的皮疹出现于发病后第1天,猩红热出现于第2天,麻疹出现于第3天,斑疹伤寒出现于第5天,伤寒出现于第6天。水痘的皮疹主要集中在躯干,呈向心性分布;麻疹和猩红热的出疹顺序相似,均从颈部、耳后开始,自上而下迅速遍及全身,但麻疹首先出现特征性的黏膜斑(科氏斑,Koplik spot),而猩红热在皮肤皱褶处皮疹密集,因压迫摩擦出血而呈紫红色线状,称为“帕氏线”。皮疹的形态可分为四大类:①斑丘疹(maculopapule):斑疹(macule)是不凸出于皮肤的红色皮疹,多见于斑疹伤寒、猩红热;丘疹(papule)为凸出于皮肤的红色皮疹,见于麻疹,伤寒的玫瑰疹也属于丘疹;斑疹和丘疹均为充血疹,压之褪色,两者同时存在时即为斑丘疹,见于麻疹、风疹、伤寒等疾病。②出血疹:压之不褪色,表现为瘀点(petechia)和瘀斑(ecchymosis),见于败血症、登革热、流行性脑脊髓膜炎、肾综合征出血热等传染病。③疱疹(herpes):突出皮肤表面,皮疹内含有液体,见于水痘、单纯疱疹等病毒性传染病。疱疹液呈脓性称为脓疱(pustule)。④荨麻疹(urticaria):结节状突出于皮肤表面的皮疹,多见于病毒性肝炎、蠕虫蚴移行症等。

【护理评估】

1. 健康史 仔细询问皮疹出现的时间、顺序、部位、形态、持续时间、进展情况,有无伴随发热、乏力、食欲不振、恶心、呕吐等不适症状。出疹后患者的自觉症状变化情况,是否出现并发症。

2. 身体评估 评估患者的生命体征、神志及全身情况。注意全身皮肤黏膜有无红肿,浅表淋巴结有无肿大,心、肺、腹部查体情况有无异常。观察皮疹的形态、大小有无变化,有无融合或出现溃疡、合并感染,出疹的进展及消退情况。观察皮疹消退后有无脱屑、脱皮、结痂、色素沉着等变化。

3. 辅助检查 进行血、尿、粪便常规检查,必要时进行病原学检测,注意血清学检查中抗原、抗体的检测结果。

【常见的护理诊断/问题】

皮肤完整性受损 与病原体和(或)其代谢产物引起皮肤、黏膜损伤、毛细血管炎症有关。

【护理目标】

患者皮疹消退,受损组织恢复正常,未发生继发感染。

【护理措施】

1. 观察出疹情况 注意出疹的进展情况和消退情况,皮疹消退后有无脱屑、脱皮、结痂、色素沉着等变化。

2. 环境和休息 患者应卧床休息,保持环境安静整洁,每天通风,避免强光刺激及对流风直吹。

3. 局部皮肤护理 保持局部皮肤清洁干燥。每天用温水清洗皮肤,禁用肥皂水和酒精擦洗。衣被保持清洁、平整、干燥、柔软,勤换洗。翻身时动作轻柔,避免拖、拉、扯、拽等动作,以免损伤皮肤。患者的指甲剪短,婴幼儿可包裹手部,避免抓破皮肤。脱皮不完全时,可用消毒剪刀修剪,不可用手撕扯,以免加重损伤,导致出血、感染。局部皮肤瘙痒较重者,可用炉甘石洗剂、2%龙胆紫、5%碘苷(疱疹净)涂擦患处。对出现大面积瘀斑、坏死的皮肤,局部用海绵垫、气垫圈加以保护,防止大小便浸渍,避免发生溃疡和继发感染。瘀斑破溃后,用无菌生理盐水清洗局部,辅以红外线灯照射,还可涂抗生素软膏,再覆盖无菌敷料。

4. 口腔黏膜疹的护理 每天常规用温水或朵贝液漱口。进食后用清水漱口,以保持口腔清洁,黏膜湿润。出现溃疡者,用3%过氧化氢溶液清洗口腔后,涂以冰硼散。

5. 眼部护理 观察有无结膜充血、水肿,可用4%硼酸水或生理盐水清洗眼睛,滴0.25%氯霉素眼药水或抗生素眼膏以防继发感染。

【护理评价】

皮疹完全消退,受损组织恢复正常,未发生继发感染。

三、中毒症状

病原体的各种代谢产物、内外毒素等可引起发热,还可引起全身不适,疲乏,厌食,头痛,全身骨骼、关节、肌肉酸痛。重症患者出现意识障碍、谵妄、脑膜刺激征、中毒性脑病、呼吸衰竭和循环衰竭等。

(王 健 周 影)

第二章 病毒感染

学习目标

识记：病毒性肝炎、流行性感冒、人感染高致病性禽流感、麻疹、水痘及带状疱疹、流行性腮腺炎、肾综合征出血热、流行性乙型脑炎、登革出血热、狂犬病、艾滋病、传染性非典型肺炎、传染性单核细胞增多症、手足口病的病原学、流行病学。

理解：病毒性肝炎、流行性感冒、人感染高致病性禽流感、麻疹、水痘及带状疱疹、流行性腮腺炎、肾综合征出血热、流行性乙型脑炎、登革出血热、狂犬病、艾滋病、传染性非典型肺炎、传染性单核细胞增多症、手足口病的病理生理、辅助检查、临床表现、治疗原则。

运用：运用护理措施对病毒性肝炎、流行性感冒、人感染高致病性禽流感、麻疹、水痘及带状疱疹、流行性腮腺炎、肾综合征出血热、流行性乙型脑炎、登革出血热、狂犬病、艾滋病、传染性非典型肺炎、传染性单核细胞增多症、手足口病患者进行整体护理。

第一节 病毒性肝炎

病毒性肝炎(viral hepatitis)，是由多种肝炎病毒引起的一组以肝脏损害为主的传染病，包括甲型肝炎(hepatitis A)、乙型肝炎(hepatitis B)、丙型肝炎(hepatitis C)、丁型肝炎(hepatitis D)及戊型肝炎(hepatitis E)。临床表现主要是疲乏无力、食欲减退、厌油、肝功能损害，部分病例出现黄疸。

甲型及戊型主要表现为急性肝炎，经粪-口途径传播；乙型、丙型、丁型肝炎易发展为慢性，少数患者可发展为肝硬化或肝细胞癌。

【病原学】

1. 甲型肝炎病毒(hepatitis A virus，HAV)　属微小 RNA 病毒科的嗜肝 RNA 病毒属，是直径 27～32nm 的球形颗粒，无包膜，由 32 个壳微粒组成对称 20 面体核衣壳，内含线型单股 RNA。HAV 对外界抵抗力较强，在-20℃条件下保存数年，其传染性不变，能耐受 56℃ 30 分钟的温度及 pH 为 3 的酸度；加热煮沸 100℃ 5 分钟或干热 160℃ 20 分钟，紫外线照射 1 小时，氯 1mg/L 30 分钟或甲醛(1：4000)37℃ 72 小时均可使之灭活。HAV 存在于患者的血液、粪便及肝细胞浆中。

2. 乙型肝炎病毒(hepatitis B virus，HBV)　属嗜肝 DNA 病毒科，正嗜肝 DNA 病毒属。HBV 感染者血清在显微镜的观察下可查见三种颗粒：①大球形颗粒，又名 Dane 颗粒，直径为 42 nm，为完整的 HBV 颗粒，有包膜和核心两部分。包膜内含有乙型肝炎表面抗原(HBsAg)、糖蛋白与细胞脂质。核心部分直径 27 nm，含有环状双股 DNA，DNA 聚合酶(DNAP)，核心抗原(HBcAg)，是病毒复制的主体。②小球形颗粒，直径 22 nm。③管形颗粒，长 100～1000 nm，直径 22 nm。小球形颗粒及管形颗粒由表面抗原组成，为空心包膜，不含核酸，无感染性。HBV 基因组易突变，影响血清学指标的检测，并与肝炎慢性化、肝衰竭、肝细胞癌的发生密切相关。HBV 在体外抵抗力很强，紫外线照射，加热 60℃ 4 小时及一般浓度的化学消毒剂均不能使之灭活，在干燥或冰冻环境下能生存数月到数年。加热 60℃持续 10 小时，煮沸(100℃)20 分钟，高压蒸汽 122℃10 分钟或过氧乙酸(0.5%)7.5 分钟以上则可以灭活。

3. 丙型肝炎病毒(hepatitis C virus，HCV)　属于黄病毒科丙型肝炎病毒属。HCV 为球形病毒颗粒，直径 30~60 nm，外有脂质的外壳、囊膜和棘突结构，内由核心蛋白及核酸组成核衣壳。其基因组为线性单股正链 RNA 分子。HCV 是多变异的病毒，是五种肝炎病毒中最易发生变异的一种。在同一患者血中的 HCV 相隔数月即可出现变异。本病毒经加热 100℃ 10 分钟或 60℃ 10 小时或甲醛 1∶1000 37℃ 6 小时可灭活。

4. 丁型肝炎病毒(hepatitis D virus，HDV)　是一种缺陷的嗜肝单链 RNA 病毒，需要 HBV 或其他嗜肝病毒辅助才能进行复制。HDV 是直径 35~37 nm 的球状颗粒，其外壳为 HBsAg，内部由 HDAg 和一个 RNA 分子组成。

5. 戊型肝炎病毒(hepatitis E virus，HEV)　属萼状病毒科。为球形颗粒，直径 27~34 nm 的小 RNA 病毒，无包膜。基因组为单股正链 RNA。HEV 主要在肝细胞内复制，通过胆道排出。在氯化铯中不稳定，在 4℃或-20℃下易被破坏，在镁或锰离子存在下可保持其完整性，在碱性环境中较稳定。

【流行病学】

我国是病毒性肝炎的高发区。甲型肝炎人群流行率(HAV 阳性)为 80%。我国 HBsAg 携带者为 1 亿左右。人群抗 HCV 阳性者约为 3000 万。丁型肝炎人群流行率约为 1%，戊型肝炎约为 20%。

1. 甲型肝炎

(1) 传染源：主要是急性期患者和隐性感染者，尤其以后者多见，由于其数量多，又不易识别，是重要的传染源。甲型肝炎无病毒携带状态。病毒主要通过粪便排出体外，自发病前 2 周至发病后 1 周内的粪便具有传染性。

(2) 传播途径：HAV 主要经粪-口途径传播。粪便中排出的病毒通过污染的手、水、苍蝇和食物等经口感染，日常生活接触多引起散发性发病，水源或食物污染可致暴发流行。输血后甲型肝炎罕见。

(3) 人群易感性：抗 HAV 阴性者均为易感人群。6 个月以下的婴儿有来自母体的抗 HAV 抗体而不易感染，6 个月龄后，血中抗-HAV 逐渐消失而成为易感者。在我国，大多数在幼儿、儿童、青少年时期获得感染，以隐性感染为主，成人抗 HAV IgG 的检出率达 80%。发病者以儿童居多。感染后可产生持久免疫。甲型肝炎的流行率与居住条件、卫生习惯及教育程度有密切关系，农村高于城市，发展中国家高于发达国家。

2. 乙型肝炎

(1) 传染源：急、慢性乙型肝炎患者和病毒携带者。急性患者自发病前 2~3 个月即开始具有传染性，并持续于整个急性期。慢性患者和无症状携带者是重要的传染源，其传染性与体液中 HBV DNA 含量成正相关。

(2) 传播途径。①血液、体液传播：血液中 HBV 含量很高，微量的污染血液进入人体即可造成感染，如输血及血制品、使用污染的注射器或针刺、共用剃刀和牙刷、血液透析、器官移植等。目前经血液、注射传播仍将占重要地位。已证实唾液、汗液、精液、阴道分泌物、乳汁等体液含有 HBV，密切的生活接触、性接触等亦是获得 HBV 感染的途径。②母婴传播：

主要包括宫内感染、围生期传播和分娩后传播。其中宫内感染主要经胎盘获得，约占HBsAg阳性母亲的5%，可能与妊娠期胎盘微剥离有关。围生期或分娩过程传播是母婴传播的主要方式，婴儿主要通过破损皮肤或黏膜接触羊水，产道血液或阴道分泌物而传染。③其他途径：有经吸血昆虫（蚊、臭虫、虱等）叮咬传播的可能性，但实际意义未必重要。

（3）人群易感性：抗HBs阴性者均为易感人群。婴幼儿是获得HBV感染的最危险时期。新生儿通常不具有来自母体的先天性抗HBs，因而普遍易感。高危人群包括HBsAg阳性母亲的新生儿、HBsAg阳性者的家属、反复输血及血制品者（如血友病患者）、血液透析患者、多个性伴侣者、静脉药瘾者、接触血液的医务工作者等。感染后或疫苗接种后出现抗HBs者有免疫力。

（4）流行特征

1）有地区差异：按流行的严重程度分低、中、高度三种流行地区。我国为高度流行区，HBsAg阳性携带率8%~20%。

2）有性别差异：男女比率约为1.4∶1。

3）以散发为主。

4）有家庭聚集现象。

5）婴幼儿感染多见。

3. 丙型肝炎

（1）传染源：急、慢性患者和无症状病毒携带者。病毒存在于患者的血液及体液中。

（2）传播途径：类似乙型肝炎，由于体液中HCV含量较少，且为RNA病毒，外界抵抗力较低，其传播较乙型肝炎局限。主要通过肠道外途径传播。①输血和血制品：曾是HCV感染的主要方式，随着筛查方法的改善，此传播方式已得到明显控制。但抗HCV阴性HCV携带供血员尚不能筛查，输血仍有传播丙型肝炎的可能。②注射、针刺、器官及骨髓移植、血液透析：如静脉注射毒品、使用非一次性注射器和针头、使用未经严格消毒的医疗器械、内镜、侵袭性操作和针刺、共用剃须刀、牙刷、纹身等。③生活密切接触传播：散发的HCV感染者中约40%无明确的输血及血制品注射史，称为社区获得性，大部分由生活密切接触传播。④性接触传播。⑤母婴传播：HCV RNA阳性母亲传播给新生儿的概率为4%~7%。

（3）人群易感性：人类对HCV普遍易感，抗HCV并非保护性抗体，感染后对不同株无保护性免疫。

4. 丁型肝炎

（1）传染源：与乙型肝炎相似。

（2）传播途径：与乙型肝炎相似。

（3）人群易感性：人类对HDV普遍易感，感染有混合感染和重叠感染两种形式。前者指HBV和HDV同时感染，感染对象是正常人群或未受HBV感染的人群；后者指在HBV感染基础上感染HDV，感染对象是已经感染HBV的人群，这类人群对HDV的易感性更强。目前仍未发现HDV的保护性抗体。

5. 戊型肝炎

（1）传染源：与甲肝相似。戊肝患者或隐性感染者是主要传染源。

（2）传播途径：与甲肝相似。不洁食物或饮品多引起散发。水源被污染可引起暴发流行。

（3）人群易感性：春冬季高发，隐性感染为主。发病者主要见于成年人，孕妇感染HEV

者病死率高。抗 HEV 多在感染后短期内消失。戊型肝炎主要流行于亚洲和非洲,可呈地方性流行。

【发病机制与病理特征】

病毒性肝炎的发病机制目前未能充分阐明。

1. 甲型肝炎 HAV 侵入体内后引起短暂的病毒血症,1 周后侵入肝细胞内复制,2 周后病毒由胆道进入肠腔,最后由粪便排出。HAV 病毒增殖并不直接引起细胞病变,肝细胞损伤机制可能是通过免疫介导引起,如细胞毒性 T 细胞攻击感染病毒的肝细胞。

2. 乙型肝炎 乙型肝炎的发病机制非常复杂,目前仍有许多问题有待阐明。HBV 侵入机体后,迅速通过血液到达肝脏和其他器官,包括胰腺、胆管、脾、肾小球基底膜、淋巴结、骨髓等肝外组织,引起肝脏及肝外相应组织的病理改变和免疫功能改变,多数以肝脏病变最为突出。

目前认为,HBV 病毒感染肝细胞并在其中复制,一般并不直接引起肝细胞病变,肝细胞损伤主要是通过机体一系列免疫应答所造成,其中以细胞免疫为主。乙型肝炎的肝外损伤主要由免疫复合物引起。乙型肝炎的慢性化则可能与免疫耐受有关,还可能与感染者年龄、遗传因素有关。感染 HBV 的年龄越小,慢性携带率越高。

3. 丙型肝炎 HCV 致肝细胞损伤与 HCV 直接杀伤作用、宿主免疫因素、自身免疫及细胞凋亡等因素有关。丙型肝炎慢性化的可能机制:①HCV 的高度变异性,逃避机体免疫监视,导致慢性化;②HCV 在血中的水平很低,容易产生免疫耐受;③ HCV 具有肝外细胞的泛嗜性,不易清除。

4. 丁型肝炎 HDV 的复制效率高,外壳是 HBsAg 成分。其发病机制还未完全阐明,但一般认为 HDV 对肝细胞有直接致病性,另外,宿主免疫反应参与了肝细胞的损伤。

5. 戊型肝炎 发病机制尚未阐明,可能与甲型肝炎相似。细胞免疫是引起肝细胞损伤的主要原因。

各型肝炎的病理改变基本相同。以肝损害为主,肝外器官可有一定损害。其基本病变为肝细胞变性、坏死,伴有不同程度的炎症细胞浸润、间质细胞增生和肝细胞再生。肝细胞变性通常表现为气球样变和嗜酸性变。早期为气球样变,表现为肝细胞肿胀,胞质颜色变浅、透亮,状如气球。肝细胞体积缩小,胞核固缩消失,胞质嗜酸性染色增强,为嗜酸性变。肝细胞坏死根据坏死的形态、范围可有点灶状或融合性坏死。炎症细胞浸润及间质细胞增生。慢性病例可见肝纤维增生形成纤维间隔。

【病理生理】

1. 黄疸 以肝细胞性黄疸为主,肝细胞膜通透性增加及胆红素的摄取、结合、排泄等功能障碍可以引起黄疸,大多数病例有不同程度的肝内梗阻性黄疸。

2. 肝性脑病 多见于肝衰竭和晚期肝硬化。发生肝性脑病的有关学说及诱因参见消化、内分泌、风湿免疫系统分册第一篇消化系统疾病第十四章“肝性脑病”。

3. 出血 ①肝功能衰竭时,导致凝血因子缺乏。②并发血小板减少性紫癜或再生障碍性贫血。③肝硬化伴脾功能亢进导致血小板减少。④DIC 导致凝血因子减少和血小板消耗。

4. 腹水 主要见于肝衰竭和失代偿期肝硬化。由于醛固酮分泌过多和利钠激素的减少导致钠潴留。钠潴留是早期腹水产生的主要原因。门脉高压、低蛋白血症及淋巴回流障碍是后期腹水的主要原因。

5. 肝肾综合征 主要见于肝衰竭和晚期肝硬化。由于肝脏解毒功能下降、内毒素血症、肾血管收缩、肾缺血、前列腺素E2减少、有效血容量下降等导致肾小球滤过率下降和肾血浆流量降低,引起急性肾功能不全。

6. 肝肺综合征 主要见于重型肝炎和肝硬化患者。患者出现肺水肿、间质性肺炎、盘状肺不张、胸腔积液和低氧血症等,称为肝肺综合征,主要表现为低氧血症和高动力循环症,可出现胸闷、气促、呼吸困难、胸痛、发绀、头晕等症状,严重可致晕厥与昏迷。原因是肺内毛细血管扩张,出现动-静脉分流,严重影响气体交换功能所致。肝功能衰竭导致门脉循环受阻、门-腔静脉分流,肠道细菌进入肺循环释放内毒素也可能是原因之一。

【临床表现】

各型肝炎的潜伏期长短不一。甲型肝炎为2~6周(平均4周);乙型肝炎为1~6个月(一般约3个月);丙型肝炎为2周~6个月(平均40天);丁型肝炎4~20周;戊型肝炎2~9周(平均6周)。

1. 急性肝炎 急性肝炎分为急性黄疸型肝炎和急性无黄疸型肝炎。各型病毒均可引起甲、戊型不转为慢性,成年急性乙型肝炎10%可转化为慢性,丙型超过50%,丁型约70%转化为慢性。

(1) 急性黄疸型肝炎:临床经过的阶段性较为明显,可分为以下三期。

1) 黄疸前期:甲型及戊型肝炎起病较急,约80%患者有发热伴畏寒。乙、丙、丁型肝炎起病较缓慢,仅少数有发热。此期主要症状有全身乏力、食欲减退、厌油、恶心、呕吐、腹胀、肝区痛、尿色加深等。部分乙型肝炎病例可出现荨麻疹、斑丘疹、血管神经性水肿和关节痛等。肝功能改变主要为丙氨酸氨基转移酶(ALT)、天冬氨酸氨基转移酶(AST)升高。本期持续5~7天。

2) 黄疸期:尿色加深,巩膜及皮肤出现黄染,且逐日加深,多于数日至3周内达高峰。部分患者可有短暂粪便颜色变浅、皮肤瘙痒、心动过缓等肝内阻塞性黄疸的表现。肝大、质软,有轻压痛及叩击痛。部分患者有轻度脾大。肝功能检查血清胆红素和ALT升高、尿胆红素阳性。本期可持续2~6周。

3) 恢复期:黄疸消退,精神及食欲好转。肿大的肝、脾逐渐回缩,肝功能恢复正常。本期持续1~2个月。

(2) 急性无黄疸型肝炎:较黄疸型肝炎多见,除无黄疸外,其他临床表现与黄疸型相似。起病较缓慢,症状较轻,主要表现为全身乏力、食欲下降、恶心、腹胀、肝区痛、肝大、有轻压痛及叩痛等。多于3个月内逐渐恢复。

2. 慢性肝炎 急性肝炎病程超过半年,或原有乙、丙、丁型肝炎急性发作再次出现肝炎症状、体征及肝功能异常者。发病日期不明确或无肝炎病史,但根据肝组织病理学或根据症状、体征、化验及B超检查综合分析符合慢性肝炎表现者。依据病情轻重可分为轻、中、重三度,依据HBeAg阳性与否可分为HBeAg阳性或HBeAg阴性慢性乙型肝炎,有助于判断预后及指导抗病毒治疗。

(1) 轻度:反复出现乏力、食欲有所减退、厌油、尿黄、肝区不适、睡眠欠佳、肝大伴轻压痛,也可有轻度脾大。部分患者无症状体征。肝功能指标仅1项或2项异常。

(2) 中度:症状、体征和辅助检查介于轻度和重度之间。

(3) 重度:有明显或持续的肝炎症状、体征,包括乏力、食欲缺乏、厌油、腹胀、尿黄、腹泻、面色灰暗、蜘蛛痣、肝掌、脾大。ALT 和(或)AST 反复或持续升高,白蛋白降低、丙种球蛋白明显升高。

3. 重型肝炎(肝衰竭) 是一种最严重的临床类型,病因及诱因复杂,病死率高达50%~80%。表现为一系列肝衰竭综合征:极度乏力、严重的消化道症状、精神-神经系统症状(嗜睡、性格改变、烦躁不安、昏迷等),有明显的出血倾向,凝血酶原时间显著延长及凝血酶原活动度(PTA)低于40%。黄疸进行性加深,血清总胆红素每天升高大于17.1 μmol/L。可出现腹水、中毒性鼓肠、肝臭、肝肾综合征等。可见扑翼样震颤及病理反射,肝脏浊音界进行性缩小,胆酶分离,血氨升高等。

(1)分类:根据病理组织学特征和病情发展速度,重型肝炎(肝衰竭)可分为以下四类:

1)急性重型肝炎(急性肝衰竭 acute liver failure,ALF):又称暴发型肝炎,起病急,发病后2周内出现Ⅱ度以上肝性脑病为特征的肝衰竭症候群。发病多有诱因。病死率高,病程不超过三周。

2)亚急性重型肝炎(亚急性肝衰竭,subacute liver failure,SALF):又称亚急性肝坏死。起病较急,发病15天至26周内出现上述肝衰竭症候群。首先出现Ⅱ度以上肝性脑病者,称脑病型;首先出现腹水及相关症候(包括胸水等)者,称腹水型。晚期可有难治性并发症,如脑水肿、消化道大出血、严重感染等。一旦出现肝肾综合征,预后极差。此型病程可长达数月,易发展成为慢性肝炎或肝硬化。

3)慢加急性(亚急性)重型肝炎[慢加急性(亚急性)肝衰竭,acute-on-chronic liver failure,ACLF]:在慢性肝病基础上出现的急性或亚急性肝功能失代偿。

4)慢性重型肝炎(慢性肝衰竭,chronic liver failure,CLF):在肝硬化基础上发生的肝衰竭。此型主要以同时具有慢性肝病的症状、体征和辅助检查的改变及肝衰竭的临床表现为特点。

(2)分期:根据临床表现的严重程度,亚急性重型肝炎和慢加急性(亚急性)重型肝炎可分为早期、中期和晚期。

1)早期:①极度乏力、严重的消化道症状;②黄疸进行性加深,血清总胆红素≥171 μmol/L或每天升高大于17.1 μmol/L;③有出血倾向,凝血酶原活动度(PTA)≤40%;④未出现肝性脑病或腹水。

2)中期:肝衰竭早期表现基础上,出现下列二条之一,①出现Ⅱ度以下肝性脑病和(或)腹水;②出血倾向明显(出血点或瘀斑),20%<PTA≤30%。

3)晚期:肝衰竭中期表现基础上,出现下列三条之一,①有难治性并发症,如肝肾综合征、上消化道大出血、严重感染等;②出现Ⅲ度以上肝性脑病;③有严重出血倾向(注射部位瘀斑),PTA≤20%。

4. 淤胆型肝炎 以肝内胆汁淤积为主要表现的一种特殊临床类型,又称毛细胆管炎型肝炎。起病类似急性黄疸型肝炎,大多数患者可恢复。在慢性肝炎或肝硬化基础上发生上述表现者,为慢性淤胆型肝炎。有梗阻性黄疸的临床表现:皮肤瘙痒,粪便颜色变浅或灰白色,肝功能检查血清总胆红素明显升高,以直接胆红素为主,血清碱性磷酸酶(ALP)、γ-谷氨酰转肽酶(γ-GT)和胆固醇等升高。黄疸深,但消化道症状轻,ALT、AST 升高不明显,PT 无明显的延长,PTA>60%。

5. 肝炎肝硬化 在肝炎基础上发展为肝硬化,表现为肝功能异常及门静脉高压。根据肝脏炎症情况分为活动性与静止性两型。参见消化、内分泌、风湿免疫系统分册第一篇消化系统疾病第十四章“肝硬化”的临床表现。

【辅助检查】

1. 血常规 急性肝炎初期白细胞总数正常或略高，黄疸期白细胞正常或稍低，淋巴细胞相对增多，偶见异型淋巴细胞。重型肝炎时白细胞可升高，红细胞及血红蛋白可下降。

2. 尿常规 尿胆红素和尿胆原的检测有助于黄疸的鉴别诊断。肝细胞性黄疸时两者均阳性，溶血性黄疸以尿胆原为主，梗阻性黄疸以尿胆红素为主。

3. 肝功能检测

（1）血清酶检测：ALT 在肝功能检测中最为常用，是判定肝细胞损害的重要指标。急性肝炎常明显升高；慢性肝炎可持续或反复升高；重型肝炎患者因大量肝细胞坏死，ALT 随黄疸迅速加深反而下降，称为胆-酶分离。ALT 升高时，天冬氨酸氨基转移酶（AST）也升高。其他血清酶类，如 ALP、γ-GT 在肝炎时亦可升高。胆碱酯酶（CHE）由肝细胞合成，其活性降低提示肝细胞有明显损伤，其值越低、病情越重。

（2）血清蛋白检测：白蛋白由肝脏合成，γ 球蛋白则由浆细胞和单核-吞噬细胞系统合成。当肝功能损害并持续时间较长，因肝脏合成功能不足，可致白蛋白合成减少；而肝解毒功能下降使较多抗原性物质进入血流，刺激免疫系统，产生大量的免疫球蛋白。因此，慢性肝病中度以上、肝硬化、重型肝炎可出现白蛋白下降、γ 球蛋白升高和白/球（A/G）比值下降。

（3）胆红素检测：胆红素含量是反映肝细胞损伤严重程度的重要指标。黄疸型肝炎时，直接和间接胆红素均升高。淤胆型肝炎则以直接胆红素升高为主。

（4）凝血酶原活动度（PTA）检测：PTA 与肝脏损害程度成反比，可用于肝衰竭临床诊断及预后判断。PTA≤40%是诊断重型肝炎或肝衰竭的重要依据。PTA 越低，预后越差。

（5）血氨检测：肝衰竭时清除氨的能力减退或丧失，导致血氨升高，见于重型肝炎、肝性脑病患者。血氨升高常见于重型肝炎，提示并发肝性脑病。

4. 病原学检测

（1）甲型肝炎

1）血清抗 HAV IgM：是 HAV 近期感染的证据，是确诊甲型肝炎最简便而可靠的血清学标志。

2）血清抗 HAV IgG：为保护性抗体，具有免疫力的标志。单份血清抗 HAV IgG 阳性表示受过 HAV 感染或疫苗接种后反应。如果急性期及恢复期双份血清抗 HAV IgG 滴度有 4 倍以上增长，亦是诊断甲型肝炎的依据。

3）HAV RNA：RT-PCR 检测血或粪中 HAV RNA 阳性率低，临床少用。

（2）乙型肝炎

1）表面抗原（HBsAg）与表面抗体（抗 HBs）：HBsAg 阳性见于 HBV 感染者。HBsAg 阳性反映现症 HBV 感染，阴性不能排除 HBV 感染。除血液外，HBsAg 还存在于唾液、尿液、精液等各种体液和分泌物中。抗 HBs 为保护性抗体，阳性表示预防接种乙型肝炎疫苗后或过去感染 HBV 并产生免疫力的恢复者。两者同时阳性可出现在 HBV 感染恢复期，或是 S 基因发生变异。

2）e 抗原（HBeAg）与 e 抗体（抗 HBe）：急性 HBV 感染时 HBeAg 的出现时间略晚于 HBsAg。HBeAg 是在 HBV 复制过程中产生的一种可溶性蛋白抗原，因此 HBeAg 阳性提示 HBV 复制活跃，传染性较强。HBeAg 消失而抗 HBe 产生称为血清转换。抗 HBe 阳性临床上有两种可能性：一是 HBV 复制的减少或停止，此时患者的病情趋于稳定，ALT 多正常且传染性较弱；二是 HBV 前 C 区基因发生变异，此时 HBV 仍然复制活跃，有较强的传染性，甚至病情加重。

3）核心抗原（HBcAg）与核心抗体（抗 HBc）：HBcAg 主要存在于受感染的肝细胞核内，也存在于血液中 Dane 颗粒的核心部分。HBcAg 阳性，表明 HBV 处于复制状态，有传染性。因游离的极少，检测难度较大，故较少用于临床常规检测。抗 HBc IgM 是 HBV 感染后较早出现的抗体，高滴度的抗 HBc IgM 存在于急性期或慢性乙型肝炎急性发作期；抗 HBc IgG 在血清中可长期存在，高滴度的抗 HBc IgG 表示现症感染，常与 HBsAg 并存；低滴度的抗 HBc IgG 表示过去感染，常与抗 HBs 并存。

4）乙型肝炎病毒脱氧核糖核酸（HBV DNA）：位于 HBV 的核心部分，是反映 HBV 感染最直接、最特异和最灵敏的指标。HBV DNA 定量检测有助于判断 HBV 复制的程度，传染性大小，抗病毒药物疗效等。

（3）丙型肝炎

1）丙型肝炎病毒抗体（抗 HCV）：是 HCV 感染的标志物而不是保护性抗体。抗 HCV IgM 在发病后即可检测到，一般持续 1～3 个月，因此抗 HCV IgM 阳性提示 HCV 的现症感染。但抗 HCV IgM 检测受较多因素影响，稳定性不如抗 HCV IgG。抗 HCV IgG 阳性提示 HCV 现症感染或既往感染。

2）丙型肝炎病毒核糖核酸（HCV RNA）：HCV RNA 阳性是病毒感染和复制的直接标志。定量测定有助于了解病毒复制程度、抗病毒治疗的选择及疗效评估等。

（4）丁型肝炎：血清或肝组织中的 HDV Ag 和（或）HDV RNA 阳性是诊断 HDV 感染的直接证据。急性 HDV 感染时，HDV Ag 仅在血中出现数天，继之出现抗 HDV IgM，持续时间也较短。抗 HDV IgG 不是保护性抗体，高滴度抗 HDV IgG 提示感染的持续存在，低滴度提示感染静止或终止。

（5）戊型肝炎：常检测抗 HEV IgM 及抗 HEV IgG。抗 HEV IgM 发病初期产生，3 个月内阴转，是近期感染的标志。抗 HEV IgG 急性期滴度较高，恢复期明显下降。如果抗 HEV IgG 滴度较高，或由阴性转为阳性，或由低滴度转为高滴度，或由高滴度降至低滴度甚至转阴，均可诊断为 HEV 感染。抗 HEV IgG 持续时间报道不一，多认为发病后 6～12 个月阴转，亦有报道持续几年甚至十多年。发病早期采用 RT-PCR 可在粪便和血中检测 HEV RNA，但 HEV 存在时间短，临床少用。

5. 影像学检查 B 型超声有助于鉴别阻塞性黄疸、脂肪肝及肝内占位性病变，对肝硬化有较高的诊断价值。彩色超声可观察到血流变化。CT、MRI 的应用价值基本同 B 超。

6. 肝组织病理检查 对明确诊断、衡量炎症活动度、纤维化程度及评估疗效具有重要价值。

【诊断要点】

根据流行病学资料，有进食未煮熟的海产品，尤其贝壳类食物等，或饮用受污染的水和食用其他不洁食物史，有助于甲、戊型肝炎的诊断。有不洁注射史、手术史及输血和血制品史、肝炎密切接触史等，有助于乙、丙、丁型肝炎的诊断。结合临床表现如食欲减退、恶心、呕吐等消化道症状，黄疸、肝脾大、肝功能异常者应考虑本病。确诊依赖于肝炎病原学的检查。

【治疗原则】

病毒性肝炎的治疗应根据不同病原,不同临床类型及组织学损害区别对待。各型肝炎的治疗原则均为适当休息、合理营养,根据不同病情给予适当的药物辅助治疗,避免饮酒、使用肝毒性药物。

(一) 急性肝炎

多为自限性疾病。若能在早期得到及时休息,合理营养及一般支持疗法,大多数病例能在3~6个月内临床治愈。

1. 一般及支持疗法 参阅本节相关护理措施。

2. 护肝药物 病情轻者口服维生素类、葡醛内酯(肝泰乐)等。进食少或胃肠症状明显者,如出现呕吐、腹泻,可静脉补充葡萄糖及维生素C等。

3. 抗病毒治疗 急性甲、戊型肝炎为自限性疾病,不需要抗病毒治疗。成人急性乙型肝炎多数可以恢复,故不需抗病毒治疗。急性丙型肝炎容易转为慢性,早期应用抗病毒治疗可降低转慢率。可选用干扰素或长效干扰素,加用利巴韦林治疗。

(二) 慢性肝炎

根据患者具体情况采用综合性治疗方案。包括合理休息和营养,改善和恢复肝功能,调节机体免疫,抗病毒、抗纤维化治疗。

1. 一般疗法 适当休息,合理饮食,保持患者正确的疾病观。

2. 药物治疗

(1) 改善和恢复肝功能:①非特异性护肝药:维生素类、还原型谷胱甘肽、葡醛内酯(肝泰乐)等。②降酶药物,如五味子类物(联苯双酯等)、山豆根类(苦参碱等)、甘草提取物(甘草酸、甘草苷等)、垂盆草冲剂等有降转氨酶作用。③退黄药:如山莨菪碱、低分子右旋糖酐、丹参、门冬氨酸钾镁、前列腺素E1、腺苷蛋氨酸、苯巴比妥、皮质激素等。应用皮质激素须慎重,症状较轻、肝内淤胆严重,其他退黄药物无效,无禁忌证时可选用。

(2) 免疫调控药物:如胸腺肽或胸腺素、转移因子、特异性免疫核糖核酸等。某些中草药提取物如猪苓多糖、香菇多糖、云芝多糖等。

(3) 抗肝纤维化药物:丹参、冬虫夏草、核仁提取物、γ-干扰素等。

(4) 抗病毒药物:目的是抑制病毒复制,减少传染性;改善肝功能;减轻肝组织病变;提高生活质量;减少或延缓肝硬化、肝衰竭的发生,延长存活时间。

1) 干扰素-α(IFN-α):可用于慢性乙、丙型肝炎抗病毒治疗。IFN-α治疗慢性乙型肝炎治疗方案,普通干扰素每次3~5 MU,推荐剂量为每次5 MU,每周3次,皮下注射或肌内注射,疗程半年,根据病情可以延长至1年。长效干扰素(聚乙二醇化干扰素)每周1次,疗程1年。IFN-α治疗慢性丙型肝炎,只要血清HCV RNA阳性伴无论ALT升高与否均应进行抗病毒治疗,联合使用利巴韦林可提高疗效。治疗方案:普通IFN-α每次3~5 MU或复合干扰素每次9~15 μg,3次/周。PEG-IFN-α-2a每次135~180 μg;或PEG-IFN-α-2b每次1.0~1.5 μg/kg,1次/周。疗程6~12个月,利巴韦林用量为每天10~15 mg。

2) 核苷类似物:目前该类药物仅用于乙型肝炎抗病毒治疗。这些药物可分为两类:核苷类似物和核苷酸类似物,前者包括拉米夫定、恩替卡韦、恩曲他滨、替比夫定等,后者包括阿德福韦酯、特诺福韦等。拉米夫定,用法为每天100 mg,顿服。阿德福韦酯,剂量为每天

10 mg，顿服，对应用阿德福韦酯治疗者，应定期监测血清肌酐和血磷。其他核苷类药物如替比夫定、恩替卡韦亦已用于慢性乙型肝炎抗病毒治疗。

3）其他抗病毒药：苦参素（氧化苦参碱）已制成静脉和肌内注射及口服制剂。

（三）重型肝炎（肝衰竭）

1. 一般治疗及支持疗法 强调卧床休息；减少饮食中的蛋白，以减少肠道内氨的来源；静脉输注白蛋白、血浆；保持水和电解质平衡，防止和纠正低血钾。静脉滴注葡萄糖，补充维生素 B、C、K。

2. 促进肝细胞再生 可选用肝细胞生长因子、前列腺素 E1 或胰高血糖素-胰岛素（G-I）疗法等。

3. 抗病毒治疗 乙型重型肝炎患者 HBV 复制活跃（HBV DNA≥10^4拷贝/毫升）应尽早抗病毒治疗，药物选择以核苷类药物为主，一般不主张使用干扰素。

4. 并发症的防治

（1）上消化道出血：①使用止血药物，如凝血酶、去甲肾上腺素、垂体后叶素、生长抑素、卡巴克洛等；②给予新鲜血浆、浓缩血小板、纤维蛋白原、凝血因子复合物补充凝血因子；③H_2受体拮抗剂，如雷尼替丁、法莫替丁等防治消化道出血；④必要时内镜下直接止血；⑤肝硬化门脉高压引起出血还可用手术治疗；⑥出血抢救时应消除患者紧张情绪，并给予氧气吸入。

（2）肝性脑病：①氨中毒的防治：低蛋白饮食，口服乳果糖、诺氟沙星等抑制肠道细菌减少氨的产生和吸收；也可采用乳果糖或弱酸溶液保留灌肠，及时清除肠内含氨物质，使肠内 pH 保持在 5~6 的偏酸环境，减少氨的形成和吸收，达到降低血氨的目的；静脉使用乙酰谷酰胺或门冬氨酸钾镁降低血氨。②恢复正常神经递质：左旋多巴静滴或保留灌肠，可进入大脑转化为多巴胺，取代假性神经递质如羟苯乙醇胺等。③维持氨基酸比例平衡可用氨基酸制剂。④防治脑水肿：用甘露醇快速静滴，必要时加用呋塞米，以提高脱水效果。

（3）继发感染：重症肝炎患者极易合并感染，以肝胆系感染、原发性腹膜炎、革兰阴性菌感染为多。感染多发生于胆道、腹腔、呼吸道、泌尿道等。一旦出现，应及早应用抗菌药物。当使用杀菌力强的广谱抗生素时间过长时，易出现二重感染，以真菌感染最为常见。治疗可选用半合成青霉素如哌拉西林、二或三代头孢霉素如头孢西丁、头孢噻肟。有厌氧菌感染时可用甲硝唑。并发真菌感染，应加用氟康唑等抗真菌药物。有条件者可加用丙种球蛋白或胸腺素提高机体免疫力。

（4）肝肾综合征：避免引起血容量降低的各种因素。避免使用损害肾脏的药物。少尿时应扩张血容量，可选用血浆或白蛋白。使用扩张肾血管药物，如小剂量多巴胺，以增加肾血流量。应用利尿剂如呋塞米等。

5. 人工肝支持系统和肝移植 目前国内外已应用人工肝支持系统治疗肝衰竭的患者，目的是替代已丧失的肝功能，清除患者血中的毒性物质及补充生物活性物质，延长患者生存时间，为肝移植赢得时机。肝移植已取得了一定的进展，是晚期丙型肝炎患者的主要治疗手段，术后 5 年生存率可达 30%~40%。

【护理评估】

1. 健康史 询问患者的一般情况如年龄、性别、婚姻、生育、文化程度和职业等；女性患者有无停经、月经周期不正常史等。了解当地有无肝炎流行，有无与肝炎患者密切接触史，个人饮食及饮水卫生情况，有无注射、输血及使用血制品的经历，是否进行过肝炎疫苗接种等流行病学资料。询问患者有无发热，发热程度及体温变化规律；有无食欲不振、体重减轻、恶心、呕吐；皮肤黄疸持续的时间、是否进行性加重、有无皮肤瘙痒、瘙痒部位及程度；有无出血的表现；患者神志及精神状态的变化等情况。

2. 身心状况 进行生命体征、体重、神志状态、营养状态、皮肤和黏膜有无黄疸、肝脏和脾脏大小、肝脏有无压痛及叩击痛等身体评估。了解患者的心理社会状况。

3. 辅助检查 询问肝功能、肝炎病毒标记物检测等。

【常见的护理诊断/问题】

1. 活动无耐力 与肝功能受损、能量代谢障碍有关。

2. 营养失调：低于机体需要量 与食欲下降、呕吐、腹泻、消化和吸收功能障碍有关。

3. 有皮肤完整性受损的危险 与胆盐沉着刺激皮肤神经末梢引起瘙痒；肝衰竭大量腹水形成、长期卧床有关。

4. 有感染的危险 与免疫功能低下有关。

5. 潜在并发症：出血、窒息、肺部或胸腔感染、干扰素治疗的不良反应、肝性脑病、肾衰竭。

6. 焦虑 与病情反复、担心疾病的预后有关。

【护理目标】

1. 患者体力逐渐恢复、疲乏无力状态逐渐恢复。
2. 患者食欲好转，恶心、呕吐减轻，营养状态好转。
3. 患者皮肤瘙痒减轻，无皮肤破损情况发生。
4. 患者未发生感染。
5. 患者无出血、窒息、肺部感染、肝性脑病等并发症的出现；无药物的不良反应发生。
6. 患者焦虑减轻或不出现焦虑。

【护理措施】

1. 一般护理

(1) 休息与活动：休息是治疗急性肝炎的主要措施。急性肝炎、慢性肝炎活动期、肝衰竭均要卧床休息，以降低机体代谢率，增加肝脏的血流量，有利于肝细胞修复。待症状好转、黄疸减轻、肝功能改善后，逐渐增加活动量，以不感疲劳为宜。肝功能正常 1~3 个月后可恢复日常活动及工作，但仍应避免过度劳累和重体力劳动。

(2) 生活护理：病情严重者需协助患者做好进餐、沐浴、如厕等生活护理。定时擦洗身体、更换衣服，勤翻身、拍背、皮肤按摩，防止压疮的形成。及时清理大小便。嘱患者穿棉质柔软、宽松内衣裤，保持床单位清洁、干燥；不用有刺激性的肥皂和化妆品；皮肤瘙痒严重者可以局部涂擦止痒剂；及时修剪指甲，避免抓伤皮肤，如有破损应注意保持局部清洁、干燥，预防感染。

2. 饮食护理

(1) 介绍合理饮食的重要性：向患者及家属解释肝脏是营养代谢的重要器官。肝功能受损时，糖原合成减少，蛋白质、脂肪代谢障碍。合理的饮食可以改善患者的营养状况，促进肝细胞再生和修复，有利于肝功能恢复。

(2) 饮食原则

1) 肝炎急性期：患者常有食欲不振、厌油、恶心、呕吐等症状，此时不宜“强调”高营养或强迫进食,宜进食清淡、易消化、富含维生素的流质。如进食量太少,不能满足生理需要,可遵医嘱静脉补充葡萄糖、脂肪乳和维生素。

2) 黄疸消退期:食欲好转后,可逐渐增加饮食,少食多餐,应避免暴饮暴食。注意调节饮食的色、香、味,保证营养摄入。

3) 慢性期:卧床或休息者能量摄入以 84~105 kJ/(kg·d)为宜,恢复期以 126~147 kJ/(kg·d)为宜。蛋白质 1.5~2.0 g/(kg·d),以优质蛋白为主,如牛奶、瘦猪肉、鱼等;碳水化合物 300~400 g/d,以保证足够热量;脂肪为 50~60 g/d,多选用植物油;多食水果、蔬菜等含维生素丰富的食物。

4) 肝炎后肝硬化、肝衰竭:血氨偏高时的饮食要求参见消化、内分泌、风湿免疫系统分册第一篇消化系统疾病第十四章"肝性脑病"的护理。

5) 各型肝炎患者的饮食禁忌:不宜长期摄入高糖高热量饮食,尤其有糖尿病倾向和肥胖者,以防诱发糖尿病和脂肪肝。腹胀者可减少产气食品(牛奶、豆制品)的摄入。各型肝炎患者均应禁饮酒。

(3) 观察胃肠道症状:观察患者的食欲,有无恶心、呕吐、反酸等症状,观察消化道症状与饮食关系,及时对饮食进行调整。如果患者消化道症状较重,特别是伴有中毒性肠麻痹所致的进行性腹胀,则提示病情重。

(4) 评估患者营养情况:每周测量体重,最好维持体重在病前水平或略有增加。评估每天进食量,监测有关指标如红细胞计数、血红蛋白水平等。随着病情好转,休息好,食欲改善,食量增加,应防止肥胖和脂肪肝。

3. 并发症护理

(1) 出血的护理:预防出血、出血的观察与护理措施参见血液、循环、呼吸系统分册第一篇血液系统疾病患者的护理第二章第一节"出血或出血倾向"的护理。

(2) 干扰素治疗不良反应的护理

1) 用药前宣教:使用干扰素进行抗病毒治疗时,应该在用药前向患者说明干扰素治疗的目的、意义和可能出现的不良反应,以及反应可能持续的时间,使患者做好心理准备,便于坚持治疗。

2) 用药期间护理:干扰素的不良反应与干扰素剂量有密切的关系。嘱患者一定要在医生的指导下用药,不要自行决定停药或加量,用药不当易引起病毒变异或药物不良反应增加。治疗过程中应监测:①开始治疗后的第 1 个月,应每 1~2 周检查 1 次血常规,以后每月检查 1 次,直至治疗结束。②生化学指标,包括 ALT、AST 等,治疗开始后每月 1 次,连续 3 次,以后随病情改善可每 3 个月 1 次。③病毒学标志,治疗开始每个月检测 1 次 HBsAg、HBeAg、抗 HBe 和 HBV DNA。④其他,每 3 个月检测 1 次甲状腺功能、血糖和尿常规等指标。⑤应定期评估精神状态。

不良反应及处理措施有,①发热反应:一般在注射干扰素的最初 3~5 次发生,以第 1 次注射后的 2~3 小时发热最明显,低热至高热不等,可伴有头痛、肌肉、骨骼酸痛、疲倦无力等。反应随治疗次数增加逐渐减轻。应嘱患者多饮水,卧床休息,可在睡前注射,或在注射干扰素同时服用解热镇痛药。②胃肠道反应:部分患者可出现恶心、呕吐、食欲减退、腹泻等胃肠道症状,一般对症处理,严重者应停药。③脱发:有 1/3~1/2 的患者在疗程的中、后期出现脱发,但停药后可恢复。④肝功能损害:极少数患者发生肝功能损害,出现黄疸、ALT 增高等,酌情继续治疗或停药。⑤神经精神症状:极少数患者在疗程的后期可出现忧郁、焦虑等神经精神症状,严重者应减药量或者停药。⑥骨髓抑制:表现为粒细胞及血小板计数减少,一般停药后可自行恢复。白细胞计数降低较常见,若白细胞在 3.0×10^9/L 以上应坚持治疗,可遵医嘱给予升白细胞药物。当白细胞显著减少,低于 3.0×10^9/L 或中性粒细胞 $\leqslant0.5\times10^9$/L,或血小板 $\leqslant30\times10^9$/L 时,可减少干扰素的剂量,或者停药。干扰素对红细胞计数的影响一般不明显。

3) 定期复查:嘱患者定期复查肝功能、血常规及测量病毒的血清学指标,以指导调整治疗方案。

4. 心理护理 急性肝炎患者由于起病急,病情重,慢性肝炎患者因久病不愈,均容易产生紧张、焦虑、悲观等不良情绪,使大脑皮层高度紧张,进一步加重乏力等不适,对肝脏恢复极为不利,故应多与患者沟通,告知患者所患肝炎的类型、传播途径、隔离期、隔离措施、消毒方法及其亲属如何进行预防等,指导患者保持豁达、乐观心情,增强战胜疾病的信心。

【护理评价】

1. 患者自述疲乏无力状态逐渐恢复。
2. 患者掌握饮食注意事项,自述食欲逐渐好转,恶心、呕吐减轻,营养状态好转。
3. 患者掌握皮肤护理要点,自述皮肤瘙痒减轻,无皮肤破损情况发生。
4. 患者掌握预防感染要点,未发生感染。
5. 患者无出血、窒息、肺部感染、肝性脑病等并发症的出现;无药物的不良反应发生。
6. 患者自述焦虑减轻。

【健康指导】

1. 保护易感人群 甲型肝炎流行期间,易感者可接种甲型肝炎减毒活疫苗,对接触者可接种人血清免疫球蛋白以防止发病。乙型肝炎疫苗全程需接种 3 针,按照 0、1、6 个月程序,即接种第 1 针疫苗后,间隔 1 个月及 6 个月注射第 2 及第 3 针疫苗。新生儿接种乙型肝炎疫苗要求在出生后 24 小时内接种,越早越好。母亲 HBsAg 阳性者,新生儿应在出生后立即注射高效价抗 HBV-IgG(HBIG),剂量应≥100 IU,同时在不同部位注射乙型肝炎疫苗,在 1 个月和 6 个月时分别接种第 2 和第 3 针乙型肝炎疫苗,可显著提高阻断母婴传播的效果。HBIG 对暴露于 HBV 的易感者也适用。医务人员、保育员以及与 HBsAg 阳性者密切接触者,亦应考虑给予乙型肝炎疫苗接种。完成疫苗接种程序后 1~3 个月,如抗 HBs 抗体>10 IU/L,显示已有保护作用。新生儿在出生 12 小时内注射 HBIG 和乙型肝炎疫苗后,可接受 HBsAg 阳性母亲的哺乳。

2. 疾病预防指导 甲型和戊型肝炎应预防消化道传播,重点在于加强粪便管理,保护水源,严格饮用水的消毒,加强食品卫生和食具消毒。乙、丙、丁型肝炎预防重点则在于防止通过血液和体液传播。对供血者进行严格筛查,做好血源监测。推广一次性注射用具,重复使用的医疗器械要严格消毒灭菌。大力推广安全注射(包括针灸的针具),并严格遵循医院感染管理中的标准预防原则。服务行业所用的理发、刮脸、修脚、穿刺和纹身等器具也应严格消毒。注意个人卫生,不和任何人共用剃须刀和牙具等用品。若性伴侣为 HBsAg 阳性者,应接种乙型肝炎疫苗或采用安全套;在性伴侣健康状况不明的情况下,一定要使用安全套以预防乙型肝炎及其他血源性或性传播疾病。HBsAg、HBeAg、HBV DNA 和 HCV RNA 阳性者应禁止献血和从事托幼、餐饮业工作。

3. 意外暴露后乙型肝炎预防 在意外接触 HBV 感染者的血液和体液后,应立即检测

HBV DNA、HBsAg、抗 HBs、HBeAg、抗 HBc、ALT 和 AST,并在 3 个月和 6 个月后复查。如已接种过乙型肝炎疫苗,且已知抗 HBs≥10 IU/L 者,可不进行特殊处理。如未接种过乙型肝炎疫苗,或虽接种过乙型肝炎疫苗,但抗 HBs<10 IU/L 或抗 HBs 水平不详,应立即注射 HBIG 200~400 IU,并同时在不同部位接种一针乙型肝炎疫苗(20 μg),于 1 个月和 6 个月后分别接种第 2 和第 3 针乙型肝炎疫苗(各 20 μg)。

4. 疾病知识指导 慢性乙型和丙型肝炎可反复发作,诱因常为过度劳累、暴饮暴食、酗酒、不合理用药、感染、不良情绪等。应向患者及家属宣传病毒性肝炎的家庭护理和自我保健知识。慢性患者和无症状病毒携带者应做到:①正确对待疾病,保持乐观情绪。②恢复期患者应生活规律,劳逸结合。③加强营养,适当增加蛋白质摄入,但要避免长期高热量、高脂肪饮食。戒烟酒。④不滥用药物,如吗啡、苯巴比妥类、磺胺类及氯丙嗪等药物,以免加重肝损害。⑤患者的食具、用具和洗漱用品应专用,家中密切接触者可行预防接种。

5. 用药指导与病情监测 指导患者遵医嘱抗病毒治疗、明确用药剂量、使用方法、漏用药物或自行停药可能导致的风险。急性肝炎患者出院后第 1 个月复查 1 次,以后 1~2 个月复查 1 次,半年后每 3 个月复查 1 次,定期复查 1~2 年。慢性肝炎患者定期复查肝功能、病毒的血清学指标、肝脏 B 超和与肝纤维化有关的指标,以指导调整治疗方案。

(梁春光 周 影)

第二节 流行性感冒病毒感染

一、流行性感冒

流行性感冒(influenza)简称流感,是由流感病毒引起的急性呼吸道传染病,其潜伏期短、传染性强、传播速度快。临床主要表现为高热、乏力、头痛、全身肌肉酸痛等中毒症状,而呼吸道症状轻微。

【病原学】

流感病毒属于正黏病毒科,是一种 RNA 病毒,呈球形或丝状,直径 80~120 nm。病毒由包膜、基质蛋白及核心组成,核心包含病毒单股负链 RNA,具有特异性。基质蛋白构成病毒的外壳骨架,起到保护病毒核心和维系病毒空间结构的作用。病毒包囊中有两种重要的糖蛋白,即血凝素(hemagglutinin,HA)和神经氨酸酶(neuraminidase,NA)。HA 在病毒进入宿主细胞的过程中起着重要的作用。NA 主要协助释放病毒颗粒,促其黏附于呼吸道上皮细胞,此外还能促进病毒颗粒的播散。

根据流感病毒感染的对象分为人、猪、马以及禽流感病毒等,其中人类流感病毒根据其核蛋白和基质蛋白 M_1 的抗原性分为甲、乙、丙三型(即 A、B、C 三型)。感染鸟类、猪等动物的流感病毒,其核蛋白抗原性与人甲型流感病毒相同。甲型根据 H 和 N 的抗原性不同分为若干亚型,H 分为 16 个亚型($H_1 \sim H_{16}$),N 有 9 个亚型($N_1 \sim N_9$)。

流感病毒易发生抗原变异,抗原漂移与抗原转变是主要的抗原变异形式。由于不断发生抗原变异导致流感反复流行。甲型流感病毒抗原变异频繁、传染性强,常引起流感大流行。乙型,丙型流感病毒的抗原性非常稳定。

【流行病学】

1. 传染源 患者和隐性感染者从潜伏期即有传染性,发病3天内传染性最强,病毒从鼻涕、唾液、痰液中大量排出,是主要传染源。轻型患者和隐性感染者在疾病传播上有重要意义,健康带病毒者排病毒数量少且时间短,传播意义不大。

2. 传播途径 主要通过飞沫经呼吸道传播。也可通过接触被污染的手、日常用具等间接传播。传播速度和广度与人口密度有关。

3. 人群易感性 人群普遍易感,感染后获得对同型病毒免疫力,但持续时间短,各型及亚型之间无交叉免疫,可反复发病。

4. 流行特征

(1) 流行特点:突然发生、迅速蔓延,甲型流感病毒一般每隔10~15年就会发生一次抗原性转变(antigenic shift),一般表现为HA和(或)NA的抗原性发生突然而完全的质变,产生一个新的亚型,因人类对其缺乏免疫能力,可引发世界性大流行。此外,甲型流感亚型内部还会发生抗原漂移(antigenic drift),主要是HA和(或)NA内氨基酸序列的点突变,这种变化是逐渐累积产生的,一般2~3年发生一次。乙型流感病毒只有抗原漂移,无抗原转变,因新旧毒株仍有抗原联系,无法划分为亚型。乙型流感以局部流行为主,相隔5~6年发生一次,丙型流感则为散发。

(2) 流行季节:四季均可发生,以冬、春季为主。南方在夏、秋季也可见到流感流行。

【发病机制与病理特征】

流感病毒通常依靠HA与呼吸道表面纤毛柱状上皮细胞的特殊受体结合而进入细胞,在细胞内进行复制。在HA的协助下新的病毒颗粒被不断释放并播散继续感染其他细胞,被感染的细胞则发生变性、坏死、溶解或脱落,产生炎症反应,从而出现发热、头痛、肌痛等全身症状。单纯流感病变主要损害呼吸道上部和中部黏膜,一般不破坏呼吸道基底膜,不引起病毒血症。

流感病毒性肺炎的病理特征为肺充血,黏膜下层局部炎性反应,细胞间质水肿,周围巨噬细胞浸润,肺泡细胞出血、脱落,重者可见支气管黏膜坏死、肺水肿以及毛细血管血栓形成。

【临床表现】

潜伏期通常为1~3天(数小时~4天),可分为不同临床类型。

1. 典型流感 典型流感起病急,前驱期可出现乏力、高热、寒战、头痛、全身酸痛等全身中毒症状,但体征较轻,可伴或不伴流涕咽痛、干咳等局部症状。中毒症状与发热程度有关。查体可见急性面容,结膜及咽部充血,可有口腔黏膜疱疹。肺部可闻及干啰音。病程4~7天,咳嗽和乏力可持续数周。

2. 轻型流感 轻型流感急性起病,轻或中度发热,全身及呼吸道症状轻,2~3天内自愈。

3. 肺炎型流感 多见于老年人、婴幼儿、慢性病患者及免疫力低下者。患病初类似典型流感症状,1天后病情迅速加重,出现高热、咳嗽,呼吸困难及发绀,可伴有心、肝、肾衰竭。体检双肺遍及干、湿啰音或哮鸣音,呼吸音粗,但无肺实变体征。痰细菌培养阴性,抗生素治疗无效。多于5~10天内发生呼吸循环衰竭,预后较差。

4. 其他类型 流感流行期间,患者除流感的症状体征,还伴其他肺外表现,特殊类型主要有以下几种:胃肠型伴呕吐,腹泻等消化道症状;脑膜脑炎型表现为意识障碍、脑膜刺激征等神经系统症状;若病变累及心肌、心包,分别为心肌炎型和心包炎型。此外,还有以横纹肌溶解为主要表现的肌炎型,仅见于儿童。

5. 并发症

(1) 呼吸系统并发症:呼吸系统并发症主要为继发性细菌感染,包括细菌性肺炎、急性鼻窦炎、急性化脓性扁桃体炎、细菌性气管炎等。

(2) 肺外并发症:肺外并发症有中毒性心肌炎、瑞氏综合征(Reye's syndrome)和中毒性休克等。

【辅助检查】

1. 血象 发病初数天即可见白细胞总数减少,中性粒细胞减少显著,淋巴细胞相对增加,大单核细胞也可增加,此血象往往持续10~15天。合并细菌性感染时,白细胞和中性粒细胞增多。

2. 病毒分离 将起病3天内患者的含漱液或上呼吸道分泌物接种于鸡胚或组织培养进行病毒分离,是确诊的重要依据。

3. 血清学检查 分别对急性期及两周后血清进行补体结合试验或血凝抑制试验,前后抗体滴度上升≥4倍,则为阳性。

4. 免疫荧光法检测抗原 起病3天内鼻黏膜压片染色找包涵体,荧光抗体检测抗原可呈阳性,有助于早期诊断。

【诊断要点】

冬、春季节在同一地区,1~2天内有大量上呼吸道感染患者发生,应考虑流感。流行期间,可根据临床表现诊断,但在流感的非流行期间或流行初期的散发病例,临床上难以诊断,需结合流行病学、临床表现、辅助检查病毒分离和血清学抗体检测综合判断。

【治疗原则】

1. 一般治疗 卧床休息,多饮水,注意加强营养,密切观察和监测并发症。高热者予解热镇痛药,必要时使用止咳祛痰药物。儿童忌服含阿司匹林成分的药物,以避免产生瑞氏综合征。

2. 抗流感病毒治疗 可减少病毒的排毒量,抑制病毒复制,减轻临床症状。

(1) 离子通道阻滞剂:金刚烷胺可阻断病毒吸附于宿主细胞,抑制病毒复制。早期应用可减少病毒的排毒量和排毒期,缩短病程,但只对甲型流感病毒有效。该药易产生耐药性,不良反应主要有头晕、失眠、共济失调等神经精神症状。推荐用量为成人200 mg/d,老年人160 mg/d,小儿每天4~5 mg/kg,分两次口服,疗程3~4天。

(2) 神经氨酸酶抑制剂:奥司他韦(达菲)能特异性抑制甲、乙型流感病毒的NA,从而抑制病毒的释放,减少病毒传播。应及早服用,推荐口服剂量为成人每天2次,每次75 mg,连服5天。儿童体重15 kg者推荐剂量30 mg,15~23 kg者为45 mg,24~40 kg者为60 mg,大于40 kg者可用75 mg,1岁以下儿童不推荐使用。

【护理评估】

1. 健康史 询问患者当地是否有流感流行,是否去过流行区,近期是否接触过流感患者等流行病学资料。询问患者有无畏寒发热,全身酸痛、乏力;有无鼻塞、流涕、喷嚏、咳嗽、咳痰等症状。

2. 身心状况 评估注意有无眼结膜、鼻咽部黏膜充血水肿,有无异常分泌物,呼吸是否急促,呼吸音是否增粗,有无啰音。了解患者的心理社会状况。

3. 辅助检查 了解患者血常规等辅助检查结果。

【常见的护理诊断/问题】

1. 体温过高 与病毒感染有关。

2. 气体交换受损 与病毒性肺炎或合并细菌性肺炎有关。

3. 活动无耐力 与发热、毒血症有关。

4. 疼痛(头痛) 与病毒感染导致的毒血症、发热等有关。

【护理目标】

1. 患者体温逐渐恢复正常。
2. 患者呼吸困难状态好转。
3. 患者能够得到适宜的休息且活动耐力逐渐提高。
4. 患者头痛减轻或恢复。

【护理措施】

1. 一般护理

(1) 病情观察:观察患者的生命体征,有无高热不退、呼吸急促、发绀、血氧饱和度下降;观察有无咳嗽、咳痰,咳嗽的性质、时间、诱因、节律、音色;痰液的性质、量等。协助采集血液、痰液或呼吸道分泌物标本,以明确诊断或发现继发性细菌感染。

(2) 休息和活动:急性期应卧床休息,协助患者做好生活护理。

(3) 营养与饮食:发热期应多饮水,给予易消化、营养丰富的富含维生素的流质或半流质饮食。伴呕吐或腹泻严重者,应适当增加静脉营养的供给。

(4) 对症护理:患者有咳嗽、咳痰、胸闷、气急、发绀等肺炎症状时,应协助其取半卧位,予以吸氧,必要时吸痰,并报告医生及时处理。必要时,予以呼吸机辅助呼吸。

2. 高热护理 护理措施参见第一章第八节"发热"的护理。

3. 用药护理 儿童应避免应用阿司匹林,以免诱发严重的瑞氏综合征。瑞氏综合征又称脑病-肝脂肪变综合征,是甲型或乙型流感病毒感染肝脏、神经系统并发症,病因不明,近年认为可能与服用阿司匹林有关。临床表现为急性呼吸道感染热退后数日出现恶心、呕吐、嗜睡、昏迷和惊厥等神经系统症状,伴有肝肿大,肝功能轻度损害。金刚烷胺有一定的中枢神经系统不良反应,如头晕、嗜睡、失眠和共济失调等,老年及有血管硬化者慎用,孕妇及有癫痫史者禁用。应密切观察用药后的疗效和不良反应。

4. 心理护理 针对患者的心理变化采用交谈、倾听、支持等方法,及时解除患者的心理负担。

【护理评价】

1. 患者自述掌握高热护理的注意事项,体温逐渐下降。
2. 患者能正确进行有效咳嗽,呼吸困难状态好转。
3. 患者日常活动逐渐增加且不感到疲乏。
4. 患者自述头痛减轻或症状消失。

【健康指导】

1. 疾病预防指导 注意锻炼身体,增强机体的抵抗力。根据天气变化及时增减衣服。

流感流行时应尽可能减少公众集会和集体娱乐活动,尤其是室内活动,以防止疫情扩散。房间要经常通风换气,保持清洁。

2. 保护易感人群　接种疫苗是预防流感的基本措施,可获得 60% ~90% 的保护效果。接种应在每年流感流行前的秋季进行,应使用与现行流行株一致的灭活流感疫苗。其中,老人、儿童、免疫抑制的患者以及易出现并发症者,是流感疫苗最合适的接种对象。发热或急性感染期最好推迟接种。对疫苗中成分或鸡蛋过敏者、吉兰-巴雷综合征患者、妊娠 3 个月以内的孕妇、严重过敏体质者禁忌接种。12 岁以下儿童不能使用全病毒灭活疫苗。

3. 疾病知识指导　指导患者减少病毒传播,室内每天进行空气消毒或开窗通风换气,患者使用过的食具应煮沸,衣物、手帕等可用含氯消毒液消毒或阳光下暴晒 2 小时。

二、人感染高致病性禽流感

人禽流感(human avian influenza)是由甲型流感病毒某些感染禽类亚型中的一些毒株引起的急性呼吸道传染病。其中 H_5N_1 亚型引起的高致病性禽流感,病情严重,可出现毒血症、感染性休克、多脏器功能衰竭以及瑞氏综合征等并发症而致人死亡。人禽流感主要表现为高热、咳嗽、呼吸急促。

【病原学】

禽流感病毒属正黏病毒科甲型流感病毒属,其中的 H_5 和 H_7 亚型毒株(以 H_5N_1 和 H_7N_7 为代表)能引起严重的禽类疾病,称为高致病性禽流感。目前感染人类的禽流感病毒亚型主要为 H_5N_1、H_9N_2、H_7N_7,其中感染 H_5N_1 亚型的患者病情重,病死率高。

【流行病学】

1. 传染源　传染源主要为患禽流感或携带禽流感病毒的鸡、鸭、鹅等家禽。其他禽类,野禽或猪也能成为传染源。患者是否为人禽流感的传染源尚待进一步确定。

2. 传播途径　主要通过呼吸道传播,也可通过密切接触感染的禽类及其分泌物、排泄物、病毒污染的水等被感染。目前尚缺乏人与人之间传播的确切证据。

3. 人群易感性　人群普遍易感。12 岁以下儿童发病率较高,病情较重。与不明原因病死家禽或感染、疑似感染禽流感家禽密切接触人员为高危人群。

【发病机制与病理特征】

人禽流感的发病机制与流行性感冒的发病机制基本一致。病理解剖显示,支气管黏膜严重坏死;肺泡内大量淋巴细胞浸润,可见散在的出血灶和肺不张;肺透明膜形成。

【临床表现】

潜伏期一般在 7 天以内,通常为 2~4 天。

感染 H_9N_2 亚型的患者通常仅有轻微的上呼吸道感染症状。感染 H_7N_7 亚型的患者常表现为结膜炎。重症患者一般均为 H_5N_1 亚型病毒感染。患者呈急性起病,早期酷似普通型流感,主要为发热,体温大多持续在 39℃以上,热程 1~7 天,多为 3~4 天。可伴有流涕、鼻塞、咳嗽、咽痛、头痛、肌肉酸痛和全身不适。在发病 1~5 天后出现呼吸急促及明显的肺炎表现。重症患者病情进展迅速,发病 1 周内出现呼吸窘迫,肺实变体征,随即发展为呼吸衰竭,大多数病例即使接受辅助通气治疗,仍然死亡。还可出现肺炎、肺出血、胸腔积液、全血细胞减少、肾衰竭、败血症、感染性休克及瑞氏综合征等并发症。

【辅助检查】

1. 血常规检查 外周血白细胞总数一般正常或降低。重症患者多有白细胞总数及淋巴细胞下降。

2. 病毒抗原及基因检测 取患者呼吸道标本，采用免疫荧光法(IFA)或酶联免疫法(ELASA)，检测甲型流感病毒核蛋白(nucleoprotein，NP)抗原及禽流感病毒 H 亚型抗原。采用 RT-PCR 法，检测相应核酸。

3. 病毒分离 从患者呼吸道标本(如鼻咽分泌物、口腔含漱液、气管吸出物或呼吸道上皮细胞)中分离禽流感病毒。

4. 血清学检查 采集发病初期和恢复期双份血清，采用血凝抑制试验、补体结合试验或酶联免疫吸附试验，检测禽流感病毒抗体，前后滴度上升≥4 倍，可作为回顾性诊断的参考指标。

5. 影像学检查 X 线胸片可见肺内斑片状、弥漫性或多灶性浸润，但缺乏特异性。重症患者肺内病变进展迅速，呈大片毛玻璃状或肺实变影像，少数可伴有胸腔积液。

【诊断要点】

在禽流感流行时，发病前一周内曾到过疫点，有明确的病、死禽及其分泌物、排泄物接触史，或与人禽流感患者有密切接触者，结合临床表现、辅助检查、病毒分离和血清学抗体检测易于诊断。应注意从患者呼吸道分泌物中分离出特定病毒或采用 RT-PCR 检测到禽流感 H 亚型病毒基因，且双份血清抗禽流感病毒抗体滴度恢复期较发病初期有 4 倍或以上升高是本病确诊的重要依据。

【治疗原则】

1. 隔离 对疑似病例、临床诊断病例和确诊病例均应进行隔离治疗。

2. 一般治疗 同流行性感冒治疗。

3. 抗病毒治疗 应在发病 48 小时内试用抗流感病毒药物。用药方法见“流行性感冒”。

4. 重症患者的治疗 处理要点：①营养支持；②加强血氧监测和呼吸支持；③防治继发细菌感染；④防治其他并发症，如短期给予肾上腺皮质激素改善毒血症状及呼吸窘迫。

【隔离措施】

人禽流感属法定乙类传染病范畴，按甲类传染病进行隔离治疗和管理。确诊病例可置同一房间隔离，疑似病例应置单间隔离。限制患者只在病室内活动，原则上禁止探视、不设陪护，与患者相关的诊疗活动尽量在病区内进行。对禽流感密切接触者，包括与禽流感病禽或死禽密切接触者及人禽流感疑似病例或确诊病例的密切接触者处理原则如下：

(1) 医学观察期限暂定为 7 天(自最后接触病禽、死禽或确诊病例、疑似病例之日算起)，观察期间不限制医学观察对象的活动，但观察对象活动范围需在动物禽流感疫区范围内(疫点周围半径 3 km)。

(2) 告知人禽流感的临床特点、传播途径及相关防治知识。

(3) 观察期间，由当地卫生行政部门指定的医疗卫生人员每天对密切接触者测量 1 次体温，了解其身体健康状况。

(4) 对出现临床表现(体温≥38℃伴咳嗽或咽痛等症状)者，应进行流行病学调查，并进行诊断治疗。

(5) 当出现禽流感疫情在人与人之间传播时,对密切接触者应隔离,进行医学观察。

【禽流感职业暴露人员分级防护原则】

各级医务人员、疾病预防控制机构及其他有关人员在医院或疫点、疫区进行流感防治工作时,应遵循以下防护原则:

(1) 一级防护适用范围包括:①对禽流感疑似或确诊病例的密切接触者及病死禽的密切接触者进行医学观察和流行病学调查的人员。②对疫点周围 3 km 范围内(疫点除外)的家禽进行捕杀和无害化处理,以及对禽舍和其他场所进行预防性消毒的人员。防护要求:①戴 16 层棉纱口罩(使用 4 小时后,消毒更换),穿工作服,戴工作帽和乳胶手套。②对疫点周围 3 km 范围内的家禽宰杀和无害化处理,进行预防性消毒的人员还应戴防护眼镜、穿长筒胶鞋、带橡胶手套。③每次实施防治处理后,应立即洗手和消毒。

(2) 二级防护适用范围包括:①进入医院污染区的人员;采集疑似病例、确诊病例咽拭子、处理其分泌物、排泄物的人员;处理患者使用过的物品和死亡患者尸体的人员以及转运患者的医务人员和司机。②对禽流感疑似或确诊病例进行流行病学调查的人员。③在疫点内对禽流感染疫动物进行标本采集、捕杀和无害化处理以及进行终末消毒的人员。防护要求:①穿普通工作服、戴工作帽、外罩一层防护服、戴防护眼镜和防护口罩(离开污染区后更换),戴乳胶手套、穿鞋套。进行家禽的宰杀和处理时,应戴橡胶手套,穿长筒胶鞋。②每次实施防治处理后,应立即洗手和消毒。

(3) 三级防护适用范围是确定禽流感可由人传染人时,对患者实施近距离治疗操作,例如气管插管、气管切开的医务人员。防护要求:除按二级防护要求外,将口罩、防护眼镜换为全面型呼吸防护器。

【常见的护理诊断/问题】

参见本节“流行性感冒”。

【护理目标】

参见本节“流行性感冒”。

【护理措施】

参见本节“流行性感冒”。

【护理评价】

参见本节“流行性感冒”。

【健康指导】

1. 疾病预防指导 根据禽流感职业暴露人员防护指导原则规定做好职业安全防护。加强检测标本和实验室禽流感病毒毒株的管理,严格执行操作规范,防止实验室的感染及传播。对病、死禽密切接触者及现场处理疫情的工作人员,可预防性投服神经胺酸酶抑制剂类药物。公众应避免与禽、鸟类及其排泄物接触,尤其是与病、死禽类的接触。不吃未经煮熟的禽肉及蛋类食品。勤洗手,养成良好的个人卫生习惯。

2. 疾病知识指导 参见本节“流行性感冒”。

(梁春光)

第三节 麻 疹

麻疹(measles)是由麻疹病毒(measles virus)引起的病毒感染性传染病,在我国法定的传染病中属于乙类传染病。其主要的临床表现有发热、咳嗽、流涕等卡他症状及眼结膜炎,特征性表现为口腔麻疹黏膜斑(Koplik′s spots)及皮肤斑丘疹。本病传染性强,几乎所有未接受免疫的儿童接触麻疹后都会发病,病后大多可获得终身免疫。在我国自从婴幼儿广泛接种麻疹疫苗以来,该病的发展已经基本得到了控制。

【病原学】

麻疹病毒属于副黏液病毒科、麻疹病毒属,只有一个血清型。电镜下病毒呈球状或丝状,直径150~200 nm,中心为单链RNA,外有脂蛋白包膜,包膜有三种结构蛋白,是主要的致病物质。其中血凝素(hemagglutinin,H)是表面主要蛋白,能够识别靶细胞受体,促进病毒黏附于宿主细胞;融合蛋白(fusion protein,F)在病毒扩散时使病毒细胞与宿主细胞融合;基质蛋白(matrix protein,M)与组合病毒成分及病毒繁殖有关。这3种结构蛋白可以刺激机体产生相应的抗体,用于临床诊断。麻疹病毒在体外抵抗力较弱,对热、紫外线及一般消毒剂敏感,56℃ 30分钟即可灭活。但对寒冷及干燥环境有较强的抵抗力,室温下可存活数天,-70℃可存活数年。

【流行病学】

1. 传染源 麻疹患者为唯一传染源。一般认为发病前2天到出疹后5天均有传染性,前驱期传染性最强,出疹后逐渐减低,疹退时已无传染性。传染期患者口、鼻、咽、眼结膜分泌物均含有病毒,恢复期不带病毒。此外,无症状病毒携带者和隐性感染者较少,传染性也较低,作为传染源的意义不大。

2. 传播途径 经呼吸道飞沫传播是主要的传播途径。患者咳嗽、喷嚏时,病毒随飞沫排出,直接到达易感者的呼吸道或眼结膜而致感染。密切接触者亦可经污染病毒的手传播,通过第三者或衣物间接传播很少见。

3. 人群易感性 未患过麻疹,也未接种麻疹疫苗者均为易感者。人类对麻疹病毒普遍易感,易感者接触患者后90%以上均可发病,病后有较持久的免疫力。通常6个月至5岁小儿发病率最高,6个月以内婴儿因可从母体获得抗体很少患病。麻疹活疫苗预防接种后可获有效免疫力,但抗体水平可逐年下降,因此,如再接触传染源还可发病。

4. 流行特征 本病是一种传染性很强的传染病,发病季节以冬、春季为多见,但全年均可发生。20世纪60年代麻疹疫苗问世以来,普种疫苗的国家发病率大大下降。卫生部在《2006~2012年全国消除麻疹行动计划》提出"到2012年,全国麻疹发病率控制在1/100万以下(不包括麻疹输入病例),无本土麻疹病毒传播。"因此,为了尽快达到2012年在我国彻底消除麻疹的目标,除继续婴幼儿全程接种麻疹疫苗外,还在全国开展麻疹疫苗强化免疫活动。

【发病机制及病理特征】

麻疹病毒经空气飞沫到达上呼吸道或眼结膜,在局部上皮细胞内复制,并侵入局部淋巴组织,病毒迅速大量复制后入血,于感染后第2~3天引起第一次病毒血症。随后病毒进入全身单核-吞噬细胞系统并进行大量增殖。感染后第5~7天,大量复制后的病毒再次入血,形成第二次病毒血症。病毒随血播散至全身各组织器官,主要部位有呼吸道、眼结膜、口咽部、皮肤、胃肠道等,引起一系列临床表现。在病程第 15 天以后,由于机体特异性免疫应答清除病毒,临床进入恢复期。感染麻疹病毒后,人体可产生补体结合抗体、血凝抑制抗体及中和抗体,前者为 IgM,表示新近感染,后两者为 IgG,表示对麻疹病毒具有免疫力。

麻疹的病理特征是感染部位数个细胞融合形成多核巨细胞,可见于皮肤、眼结膜、呼吸道和胃肠道黏膜、全身淋巴组织、肝、脾等处。皮疹为病毒或免疫损伤致皮肤浅表血管内皮细胞肿胀、增生、渗出,真皮淋巴细胞浸润、充血肿胀所致。由于崩解的红细胞和血浆渗出,使皮疹消退后遗留色素沉着,表皮细胞坏死及退行性变形成脱屑。口腔麻疹黏膜斑的病理改变与皮疹相似,是口腔黏膜内血管内皮肿胀、坏死及淋巴细胞浸润的结果。麻疹的病理改变以呼吸道病变最显著,肠道黏膜病变相对较轻。并发脑炎时脑组织可出现充血、水肿、点状出血或脱髓鞘病变。

【临床表现】

潜伏期为 6~21 天,平均为 10 天左右。接种疫苗者可长达 3~4 周。

1. 典型麻疹 典型麻疹临床过程可分为以下三期:

(1) 前驱期:从发热到出疹为前驱期,一般持续 3~4 天。此期主要为上呼吸道及眼结膜炎症所致的卡他症状,急性起病,发热、咳嗽、流涕、流泪,眼结膜充血、畏光,咽痛、全身乏力等。部分年长儿童可诉头痛,婴幼儿可出现胃肠道症状如呕吐、腹泻等。在病程 2~3 天,约 90% 以上患者口腔可出现麻疹黏膜斑(Koplik's spots),它是麻疹前驱期的特征性体征,具有诊断价值。黏膜斑位于双侧第二磨牙对面的颊黏膜上,为 0.5~1 mm 针尖大小的小白点,周围有红晕,初起时仅数个,1~2 天内迅速增多融合,扩散至整个颊黏膜,形成表浅的糜烂,似鹅口疮,2~3 天后很快消失。前驱期一些患者可见颈、胸、腹部一过性风疹样皮疹,数小时即退去,称麻疹前驱疹。

(2) 出疹期:从病程的第 3~4 天开始,持续 1 周左右。此时患者体温持续升高,同时呼吸道等感染中毒症状明显加重,特征性表现是开始出现皮疹。皮疹首先见于耳后、发际,渐及前额、面、颈部,自上而下至胸、腹、背及四肢,2~3 天遍及全身,最后达手掌与足底。皮疹初为淡红色斑丘疹,大小不等,直径 2~5 mm,压之褪色,疹间皮肤正常。出疹高峰时皮疹可融合,颜色转暗,部分病例可有出血性皮疹,压之不褪色。随出疹达高峰,全身毒血症状加重,体温可达 40℃,患者可有嗜睡或烦躁不安,甚至谵妄、抽搐。咳嗽加重,咽红、舌干,结膜红肿、畏光。浅表淋巴结及肝、脾肿大,肺部可闻及干、湿啰音,可出现心功能衰竭。成人麻疹中毒症状常比小儿重,但并发症较少。

(3) 恢复期:皮疹达高峰后,持续 1~2 天后迅速好转,体温开始下降,全身症状明显减轻,皮疹随之按出疹顺序依次消退,可留有浅色色素沉着斑,1~2 周后消失。疹退时有糠麸样细小脱屑。

无并发症者整个病程为 10~14 天。麻疹过程中,呼吸道病变最显著,可表现为鼻炎、咽炎、支气管炎及肺炎,还可并发脑炎。此外,麻疹病毒感染过程中机体免疫反应明显降低,可使原有的变态反应性疾病如湿疹、哮喘、肾病综合征得到暂时缓解,但患者易继发细菌感染,结核病灶可复发或恶化。

2. 非典型麻疹 由于感染者的年龄不同、机体的免疫状态不同、病毒毒力的强弱不一、侵入人体数量及是否接种过麻疹疫苗及疫苗种类不同等因素,临床上可出现非典型麻疹,包括:

(1) 轻型麻疹:多见于对麻疹具有部分免疫力者,如 6 个月前婴儿,近期接受过被动免疫,或曾接种过麻疹疫苗。表现为低热且持续时间短,皮疹稀疏色淡,无麻疹黏膜斑或不典型,呼吸道症状轻等。一般无并发症,病程在 1 周左右。病后所获免疫力与典型麻疹患者相同。

（2）重型麻疹:多见于全身情况差、免疫力低下或继发严重感染者,病死率高。

1）中毒性麻疹:表现为全身感染中毒症状重,起病即高热,达 40℃以上,伴有气促、发绀、心率快,甚至谵妄、抽搐、昏迷,同时皮疹也较严重。

2）休克性麻疹:除具有中毒症状外,出现循环衰竭或心功能衰竭,表现为面色苍白、发绀、四肢厥冷、心音弱、心率快、血压下降等。皮疹暗淡稀少或皮疹出现后又突然隐退。

3）出血性麻疹:皮疹为出血性,形成紫斑,压之不褪色,同时可有内脏出血。

4）疱疹性麻疹:皮疹呈疱疹样,融合成大疱。发热高、中毒症状重。

（3）异型麻疹:主要发生在接种麻疹灭活疫苗后 4~6 年,再接触麻疹患者时出现,表现为突起高热,头痛、肌痛、腹痛,无麻疹黏膜斑,病后 7 天出现皮疹,从四肢远端开始,逐渐扩散到躯干。皮疹为多形性,常伴四肢水肿,上呼吸道卡他症状不明显,但肺部可闻及啰音。肝、脾均可增大。异型麻疹病情较重,但多为自限性。其最重要的诊断依据是恢复期检测麻疹血凝抑制抗体呈现高滴度,但病毒分离阴性。一般认为异型麻疹无传染性。

3. 并发症

（1）喉炎:以 2~3 岁以下小儿多见,继发于细菌感染导致喉部组织水肿,分泌物增多,极易引起喉梗阻。表现为声音嘶哑、犬吠样咳嗽、呼吸困难、发绀等,严重时须及早做气管切开。

（2）肺炎:为麻疹最常见的并发症,多见于 5 岁以下患儿,占麻疹患儿死亡的 90%以上。麻疹病毒本身引起的肺炎多不严重,而继发的肺部感染较为严重,病原体可为细菌或病毒,也可是多种细菌混合感染。表现为病情突然加重,咳嗽、咳脓痰,患儿可出现鼻翼扇动、口唇发绀,肺部有明显的啰音。

（3）心肌炎:2 岁以下婴幼儿易致心肌病变,表现为气促、烦躁、面色苍白、发绀,听诊心音低钝、心率快。皮疹不能出全或突然隐退。心电图示 T 波和 ST 段改变。

（4）脑炎:发病率为 0.01%~0.5%,即使无神经系统症状,麻疹患者中 50%可有脑电图异常。脑炎可发生于出疹后 2~6 天,亦可发生于出疹后 3 周左右。主要为麻疹病毒直接侵犯脑组织所致。临床表现与其他病毒性脑炎类似,病死率约 15%,多数可恢复正常,部分患者留有智力低下、癫痫、瘫痪等后遗症。

（5）亚急性硬化性全脑炎(subacute sclerosing panencephalitis,SSPE):是麻疹的一种远期并发症,属慢性或亚急性进行性脑炎,罕见,发病率为(1~4)/100 万。其机制主要与病毒基因变异有关,病毒变异后机体不能产生对基质蛋白的抗体,导致病毒在脑细胞中长期潜伏而引起。病理变化为脑组织退行性变。本病常在原发麻疹后 2~17 年(平均 7 年)发病,患者逐渐出现智力障碍、性格改变、运动不协调、语言和视听障碍、癫痫发作等症状,最后因昏迷强直性瘫痪而死亡。

【辅助检查】

1. 血常规 白细胞总数减少,淋巴细胞比例相对增多。如果白细胞数增加,尤其是中性粒细胞增加,提示继发细菌感染;若淋巴细胞严重减少,常提示预后不好。

2. 血清学检查 酶联免疫吸附试验(ELISA)测定血清特异性 IgM 和 IgG 抗体,敏感性和特异性好。其中 IgM 抗体病后 5~20 天最高,阳性是诊断麻疹的标准方法,IgG 抗体恢复期较早期增高4倍以上即为阳性,也可以诊断麻疹。抗体包括血凝抑制抗体、中和抗体或补体结合抗体。

3. 病原学检查

(1) 病毒分离:取早期患者眼、鼻、咽分泌物或血、尿标本接种于原代人胚肾细胞,分离麻疹病毒,但不作为常规检查。

(2) 病毒抗原检测:取早期患者鼻咽分泌物、血细胞及尿沉渣细胞,用免疫荧光或免疫酶法查麻疹病毒抗原,如阳性,可早期诊断。上述标本涂片后还可见多核巨细胞。

(3) 核酸检测:采用反转录聚合酶链反应(RT-PCR)从临床标本中扩增麻疹病毒RNA,是一种非常敏感和特异的诊断方法,对免疫力低下而不能产生特异抗体的麻疹患者,尤为有价值。

【诊断要点】

典型麻疹诊断不难,根据当地有麻疹流行,没有接种过麻疹疫苗且有麻疹患者的接触史,同时出现典型麻疹的临床表现。如急起发热、上呼吸道卡他症状、结膜充血、畏光、口腔麻疹黏膜斑及典型的皮疹等即可诊断。非典型患者难以确诊者,依赖于辅助检查。

【治疗原则】

对麻疹病毒尚无特效抗病毒药物,主要为对症治疗,加强护理,预防和治疗并发症。

1. 一般治疗 患者应单病室呼吸道隔离至体温正常或至少出疹后5天;卧床休息,保持室内空气新鲜,温度适宜;眼、鼻、口腔保持清洁,多饮水。对住院麻疹患儿应补充维生素A,降低并发症和病死率。

2. 对症治疗 高热可酌情使用小剂量解热药物或物理降温;咳嗽可用祛痰镇咳药;剧咳和烦躁不安可用少量镇静药;体弱病重患儿可早期注射丙种球蛋白;必要时给氧,保证水、电解质及酸碱平衡等。

3. 并发症治疗

(1) 喉炎:蒸汽雾化吸入稀释痰液,使用抗菌药物,对喉部水肿者可试用肾上腺皮质激素。喉梗阻严重时及早行气管切开。

(2) 肺炎:治疗同一般肺炎,合并细菌感染较为常见,主要为抗菌治疗。

(3) 心肌炎:出现心力衰竭者应及早静脉注射强心药物如毛花苷C或毒毛花K,同时应用利尿药,重症者可用肾上腺皮质激素保护心肌。

(4) 脑炎:处理基本同乙型脑炎。SSPE目前无特殊治疗。

【护理评估】

1. 健康史 询问近期小儿所在幼儿园有无麻疹流行,家人、邻居等密切接触者中有无麻疹患者,是否进行过麻疹疫苗接种,以往是否患过麻疹等流行病学资料。了解是否有上呼吸道感染症状,尤其注意有无高热,眼结膜有无充血、畏光、流泪。有无脓性痰、气促、烦躁、声音嘶哑、犬吠样咳嗽等症状。

2. 身心状况 检查有无麻疹黏膜斑;皮疹的形态、出疹时间、出疹顺序及分布特点,有无结膜充血;有无鼻翼扇动,口唇发绀,肺部有无啰音及心率、心音情况等。了解患儿家长的心理社会状态。

3. 辅助检查 了解麻疹病毒抗原及血清特异性抗体等辅助检查情况。

【常见的护理诊断/问题】

1. 体温过高 与病毒血症和肺部感染有关。

2. 皮肤完整性受损 与皮肤血管受损有关。

3. 气体交换受损 与并发支气管肺炎有关。

4. 清理呼吸道无效 与麻疹肺炎所致痰液增加、黏稠不易咳出有关。

5. 潜在并发症:支气管肺炎、喉炎等。

【护理目标】

1. 患者体温逐渐恢复正常。
2. 患者皮疹逐渐消退,皮肤无破溃、感染等情况发生。
3. 患者自述呼吸困难程度减轻。
4. 患者痰液变稀,容易咳出。
5. 患者未发生支气管肺炎、喉炎等并发症。

【护理措施】

1. 一般护理

(1) 隔离:在标准预防的基础上,还应采用接触传播、空气传播及飞沫传播的隔离与预防。对在家中治疗的患者,必须将其安置在单人房间(婴幼儿可由家长陪伴),室内应开窗通风,限制外人、尤其易感儿童进屋探视。患者用物如毛巾、衣被等应勤洗、勤晒。

(2) 休息:绝对卧床休息至皮疹消退,体温正常;病室通风每天 3 次,每次 30 分钟或采用持续空气过滤器消毒;室内光线要柔和,可遮以有色窗帘,以防止强光对患者眼睛的刺激,引起不适。

(3) 饮食:给予清淡易消化、富含维生素的流质和半流质饮食,特别要补充维生素 A,有研究表明维生素 A 可显著降低并发症及死亡率。出疹前期及出疹期鼓励多饮水,禁食刺激性食物及鱼虾等海产品。脱水、摄入过少者给予静脉输液,注意维持水、电解质平衡。恢复期应逐渐增加饮食质和量。

(4) 病情观察

1) 观察体温、脉搏:麻疹的发热与出疹有一定关系。出疹高峰时体温骤降,或发热不出疹等,若脉搏超过 160 次/分,提示可能有并发症的发生。

2) 皮疹:观察出疹是否顺利;皮疹分布及色泽。发热 3~5 天或以后,仍不出疹;或出疹先后无序,分布不均匀;疹色紫暗等提示病情危重,需报告医生及时处理。

3) 观察咳嗽、呼吸情况:若咳嗽频繁、呼吸急促,或伴有鼻翼扇动、口唇发绀等缺氧现象,应给予持续低流量吸氧。

2. 对症护理

(1) 降温:定时监测体温,体温不超过 39℃不需要处理,以免影响出疹。①如果体温过高>39.5℃ ,给予温水擦浴,缓慢降温,体温不能骤降;②不能用乙醇擦浴、冷敷;③避免凉风直吹患者。

(2) 保持皮肤清洁:待皮疹出齐后每日用温水轻擦皮肤,勤换内衣,剪短指甲,患儿可戴手套,以免抓破皮肤继发感染。恢复期皮肤干燥伴糠麸样脱屑者可涂搽润肤液。

(3) 保持眼、鼻、口腔清洁:及时清除眼、鼻部分泌物;每天用温生理盐水清洗双眼 2~3 次,再滴入眼药水;每日早晚刷牙或口腔护理清洁口腔,每次进食后用温生理盐水或碳酸氢钠漱口液进行含漱。

(4) 保持呼吸道通畅:指导患者经常深呼吸并进行有效咳嗽,先进行5~6次深呼吸,在吸气后张口,然后咳嗽一下将痰咳至咽部,再迅速将痰咳出;定时翻身叩背协助排痰,若痰液黏稠,可给予雾化吸入每天4次,有利于痰液稀释和排出。

(5) 保暖:给予热敷改善末梢循环,保证四肢温暖,有利于麻疹的透疹。

3. 心理护理 态度和蔼、语言温柔、娴熟的护理操作,可以使患者及家属配合,从而顺利完成各种治疗。此外,也可以使患者摆脱紧张、恐惧心理,为患者创造一个最佳的治疗环境,患者良好心理状态可以促进早日康复。

【护理评价】

1. 患者自述掌握高热注意事项,体温逐渐恢复正常。
2. 患者自述皮疹消退,皮肤无破溃、感染等情况发生。
3. 患者无发绀,呼吸频率、深度恢复正常或呼吸平稳。
4. 患者自述痰液容易咳出,痰量减少。
5. 患者没有支气管肺炎、喉炎等并发症的表现。

【健康指导】

1. 做好麻疹的预防宣传,特别要让孩子的家长知道麻疹是严重威胁儿童健康的一种传染病,要大力宣传接种麻疹减毒活疫苗对预防本病的重要作用。对麻疹的密切接触者应医学观察3~4周,以便早期进行隔离和治疗。流行期间易感儿不要去公共场所。未患过麻疹的小儿均应接种麻疹减毒活疫苗。年幼体弱者接触麻疹患者后,应争取在5天内注射人血丙种球蛋白做被动免疫,可防止发病或减轻症状。若5天后注射,则只能减轻症状,免疫有效期3~8周。

2. 讲述麻疹是传染性强、传播快、对儿童健康有严重威胁的一种传染病。单纯麻疹可在家中隔离、治疗、护理,以减少继发感染及并发症。对麻疹患者的家庭护理给予具体指导,以促进患者顺利恢复。

(梁春光)

第四节 水痘及带状疱疹

水痘(varicella,chickenpox)和带状疱疹(herps zoster)是由同一病毒即水痘-带状疱疹病毒所引起的两种不同表现的疾病。水痘是原发性感染,多见于儿童,初次感染表现为水痘,临床上以全身分批出现的皮疹为特点,以斑疹-丘疹-疱疹-结痂为其演变过程,一般预后良好。水痘愈合后,病毒能在宿主的脊髓感觉神经节潜伏,经再次激活后则表现为带状疱疹,其特征为沿身体单侧感觉神经相应皮肤节段出现成簇的疱疹,常伴局部神经痛,多见于成年人。

【病原学】

水痘-带状疱疹病毒属疱疹病毒科,仅有一个血清型。病毒呈球形,直径150~200 nm。病毒衣壳是由162个壳粒排成的对称20面体,外层为脂蛋白包膜,核心为双链DNA。病毒含有DNA聚合酶和胸腺嘧啶激酶,前者为合成DNA所必需的酶,系疱疹病毒属共有,后者仅存在于单纯疱疹病毒和水痘-带状疱疹病毒。一般认为,不能产生胸腺嘧啶激酶的病毒不能造成潜伏感染而引起带状疱疹。受病毒感染的细胞可形成多核巨细胞,核内出现嗜酸性包涵体。人是已知的自然界中的唯一宿主。病毒对外界抵抗力弱,不耐热和酸,不能在痂皮中存活,能被乙醚等消毒剂灭活。但能在疱疹液中-65℃下存活8年。

一、水　痘

【流行病学】

1. 传染源　水痘患者为主要传染源,自水痘出疹前1~2天至皮疹干燥结痂时,均有传染性。易感儿童接触带状疱疹患者,也可发生水痘。

2. 传播途径　主要通过呼吸道飞沫和直接接触传播。亦可通过接触被污染的用具传播。

3. 人群易感性　普遍易感。但学龄前儿童发病最多。6个月以内的婴儿由于获得母体抗体,发病较少,妊娠期间患水痘可感染胎儿。病后获得持久免疫,二次感染发病者极少见,但可发生带状疱疹。

4. 流行特征　全年均可发生,冬春季多见。本病传染性很强,易感者接触患者后约90%发病,故幼儿园、小学等幼儿集体机构易引起流行。

【发病机制及病理特征】

病毒由呼吸道侵入,在黏膜上生长繁殖后入血,形成病毒血症,并在单核-巨噬细胞系统内增殖后再次入血引起第二次病毒血症和全身病变,主要损害部位在皮肤。随后出现特异性免疫反应,病毒血症消失,症状缓解。当免疫功能低下时易发生严重的全身播散性水痘。有的病例病变可累及内脏。皮疹分批出现与病毒间歇性入血有关,其出现的时间与间隙性病毒血症的发生相一致。皮疹出现1~4天后,出现特异性细胞免疫并产生特异性抗体,病毒血症消失,症状随之缓解。

水痘病变主要在表皮棘细胞层。细胞呈气球样变、肿胀、组织液渗入形成水痘疱疹,内含大量病毒。水痘疱疹以单房为主,其周围及基底部可见胞核分裂的多核巨细胞,内有嗜酸性包涵体。水疱开始时透明,后因上皮细胞脱落及白细胞侵入而变浊,继发感染后可变为脓疱,最后下层的上皮细胞再生,结痂脱落,脱痂后不留瘢痕。黏膜疱疹易形成溃疡,亦易愈合。小儿初次感染水痘-带状疱疹病毒时,临床表现为水痘,愈后可获免疫力。但部分病毒经感觉神经纤维传入,潜伏于脊髓背侧神经根和三叉神经节的神经细胞内,形成慢性潜在性感染。水痘个别病例病变可累及肺、食管、胃、小肠、肝、肾上腺、胰等处,引起局部充血、出血、炎性细胞浸润及局灶性坏死。

【临床表现】

潜伏期为10~24天,以14~16天为多见。典型水痘可分为两期:

1. 前驱期　婴幼儿常无症状或症状轻微,在出现低热、全身不适的同时已有皮疹出现。年长儿童和成人可有畏寒、低热、头痛、乏力、咽痛、咳嗽、恶心、食欲减退等症状,持续1~2天后才出现皮疹。

2. 出疹期　前驱期1~2天后出现皮疹,亦有部分患者发热、皮疹同时出现。皮疹呈向心性分布,躯干部位多,四肢少,鼻、口腔、咽、外阴等处黏膜亦可见皮疹,破裂后形成溃疡。皮疹首先见于躯干和头部,以后延及面部及四肢。初为红色斑疹,数小时后变为丘疹并发展成疱疹。疱疹为单房性，椭圆形，直径 3~5 mm，周围有红晕，疱疹壁薄易破，疹液透明，后变混浊，疱疹处常伴瘙痒。1~2 天后疱疹从中心开始干枯、结痂，红晕消失。1 周左右痂皮脱落愈合，一般不留瘢痕。如有继发感染，则形成脓疱，结痂、脱痂时间将延长。皮疹分批出现，故病程中在同一部位可见斑丘疹、水疱和结痂，后期出现的斑丘疹可未发展成水疱即隐退。水痘多为自限性疾病，10 天左右自愈。儿童患者症状和皮疹均较轻，成人患者症状较重，易并发水痘肺炎。免疫功能低下者，易出现播散性水痘，皮疹融合形成大疱。妊娠期感染水痘，可致胎儿畸形、早产或死胎。产前数天内患水痘，可发生新生儿水痘，病情常较危重。

除了上述典型水痘外，可有疹内出血的出血型水痘，病情极严重。此型全身症状重，皮肤、黏膜有瘀点、瘀斑和内脏出血等，系因血小板减少或弥散性血管内凝血（DIC）所致。还可有因继发细菌感染所致的坏疽型水痘，皮肤大片坏死，可因脓毒血症而死亡。

3. 并发症

（1）皮疹继发细菌感染：有局部皮疹化脓、淋巴结炎、丹毒、败血症等。

（2）脑炎：发生率低于 1%，多发生于出疹后 1 周左右，临床表现和脑脊液改变与一般病毒性脑炎相似，预后较好，病死率为 5% 左右。重者可遗留神经系统后遗症。

（3）肺炎：原发性水痘肺炎多见于免疫力低下的患者和成年人重症水痘，有干咳、咯血、呼吸困难、发绀等表现。胸 X 线片常表现为双肺点片状浸润，分布于支气管周围，直径一般在 5 mm 以下，病理检查可发现在胸膜表面和支气管黏膜表面出现水疱，肺毛细血管内皮细胞和气管、支气管黏膜上皮细胞内可见包涵体。继发性肺炎为继发细菌感染所致，多见于小儿。

（4）肝炎：多表现为 ALT 升高，少数可出现肝脂肪性变，伴发肝性脑病即瑞氏综合征。

【辅助检查】

1. 血常规 血白细胞总数正常或稍增高，淋巴细胞比例升高。

2. 疱疹刮片 刮取新鲜疱疹基底组织涂片，用瑞特或吉姆萨染色可见多核巨细胞，用苏木素-伊红染色可查见核内包涵体。

3. 血清学检查 常用酶联免疫吸附法或补体结合试验检测特异性抗体。补体结合抗体于出疹后 1~4 天出现，2~6 周达高峰，6~12 个月后逐渐下降。血清抗体检查有可能发生与单纯疱疹病毒抗体的交叉反应。

4. 病原学检查

（1）病毒分离：取病程 3~4 天疱疹液种于人胚成纤维细胞，分离出病毒后可作进一步鉴定。

（2）抗原检查：对病变皮肤刮取物，用免疫荧光法检查病毒抗原。其方法敏感、快速，并容易与单纯疱疹病毒感染相鉴别。

（3）核酸检测：用聚合酶链反应（PCR）检测患者呼吸道上皮细胞和外周血白细胞中的病毒 DNA，系敏感、快速的早期诊断方法。

【诊断要点】

典型水痘根据临床皮疹特点诊断多无困难，非典型患者须依赖于辅助检查确定。

【治疗原则】

1. 一般疗法 患者应隔离至全部疱疹变成干结痂为止。发热期卧床休息，给予易消化食物和注意补充水分。加强护理,保持皮肤清洁,避免搔抓疱疹处以免导致继发感染。皮肤瘙痒者可用炉甘石洗剂涂擦,疱疹破裂后可涂抗生素软膏。

2. 抗病毒治疗 早期应用阿昔洛韦已证明有一定疗效,是治疗水痘-带状疱疹病毒感染的首选抗病毒药物。每天 600~800 mg,分次口服,疗程 10 天。如皮疹出现 24 小时内进行治疗,则能控制皮疹发展,加速病情恢复。此外,阿糖腺苷和干扰素也可试用。

3. 防止并发症 继发细菌感染时应及早选用抗菌药物,合并脑炎出现脑水肿者应采取脱水治疗。水痘不宜使用糖皮质激素。

【护理评估】

1. 健康史 评估患者是否有集体生活人群发病史,是否有与水痘患者密切接触史、是否注射过疫苗等。评估患者有无畏寒、低热、头痛、乏力、咽痛、咳嗽、恶心、食欲减退等症状。

2. 身心状况 重点观察患者皮疹,皮疹的形态、出疹时间、出疹顺序及分布特点等;有无肺炎、肝炎、脑炎等并发症的表现。了解患儿家长的心理社会状态。

3. 辅助检查 了解水痘病毒血清学及病原学检测等辅助检查情况。

【常见的护理诊断/问题】

1. 皮肤完整性受损(皮疹) 与水痘-带状疱疹病毒对皮肤损害有关。

2. 潜在并发症:皮肤感染、水痘肺炎、脑炎等。

【护理目标】

1. 患者能够保持皮肤干燥,皮疹破损处无感染发生。
2. 患者没有并发肺炎、脑炎等,如果有并发症发生,得到有效控制。

【护理措施】

1. 隔离 水痘具有很强的传染性,应做好患者的隔离工作。在标准预防的基础上,还应采用接触传播和飞沫传播的隔离与预防。患者不要到公共场所去,直至全部疱疹结痂,以免传染。水痘一般 10 天左右痊愈。

2. 休息与营养 发热期应卧床休息,为患者提供良好的休息环境,保持室内空气新鲜及适宜的温度、湿度,使患者有舒适感。给患者高热量、高蛋白、高维生素清淡易消化的软食,忌食辛辣等刺激性食物及鱼虾等海产品,注意补充足够的水分,必要时静脉补液以保证入量。高热期多吃解毒的食物,如冬瓜、苦瓜、绿豆、赤豆、豆芽、竹笋等。

3. 病情观察 监测体温的变化。注意观察患者有无剧烈头痛、呕吐、颈抵抗及脑膜刺激征等脑炎表现;有无干咳、咯血、呼吸困难、发绀等肺炎的表现。

4. 皮肤护理 衣服及被褥应质地柔软,经常更换,保持清洁。每日用温水轻擦皮肤,皮疹严重时禁忌洗澡或擦浴;剪短指甲,以防止抓破皮肤;疱疹处可外涂阿昔洛韦软膏,每天 3~4 次,疱疹有破裂者,也可外涂抗生素软膏。

【护理评价】

1. 患者皮肤清洁干燥,皮疹破损处没有感染发生。
2. 患者没有并发肺炎、脑炎等。

【健康指导】

在水痘流行季节向群众进行预防水痘的知识教育。做好关于水痘护理方面的教育,讲述水痘的发病过程,指导家长做好皮肤护理以预防感染。并说明本病无特效治疗,护理得当预后良好。水痘患者如果没有并发症,可在家休息,一旦出现并发症或症状加重者应住院治疗。做好皮肤护理预防感染。

二、带状疱疹

带状疱疹是潜伏于人体感觉神经节的水痘-带状疱疹病毒经再激活后所引起的皮肤损害。免疫功能低下时易发带状疱疹。临床特征为沿身体单侧体表神经分布的相应皮肤出现呈带状的成簇水疱,常伴有局部神经疼痛。

【流行病学】

1. 传染源 水痘和带状疱疹患者是本病传染源。

2. 传播途径 病毒可通过呼吸道或直接接触传播,但一般认为带状疱疹主要不是通过外源性感染,而系潜伏性感染的病毒再激活所致。

3. 人群易感性 人群普遍易感,带状疱疹痊愈后仍可复发。

【发病机制与病理特征】

初次感染水痘-带状疱疹病毒后,引起原发感染后多表现为水痘,部分患者病毒沿神经纤维进入感觉神经节,呈潜伏性感染。当免疫功能下降时,如恶性肿瘤、使用免疫抑制剂、病毒感染或艾滋病等时,潜伏的病毒被激活而复制,使受侵犯的神经节发生炎症,引起相应节段的皮肤出现疱疹,同时使受累神经分布区域产生疼痛。

主要病变部位在神经和皮肤,病理变化主要是受累神经节炎症。局部可见单个核细胞浸润,神经细胞变性,核内可发现包涵体,皮疹病变与水痘相同。

【临床表现】

出疹前数天可有局部皮肤瘙痒、针刺感、感觉过敏等,部分患者低热、全身不适。1~3天以后在病毒潜伏的神经节支配区域出现成簇皮疹,初为红色斑疹,很快发展为水疱,疱疹从米粒大至绿豆大不等,分批出现,沿神经支配的皮肤呈带状排列,故名“带状疱疹”,伴有显著的神经痛是该病突出特征。带状疱疹 3 天左右转为疱瘢痕,1 周内干涸,10~12 天结痂,2~3 周脱痂,疼痛消失,不留瘢痕。自然病程 2~4 周,老年人病程较中青年、儿童偏长。带状疱疹可发生于任何感觉神经分布区,但以脊神经胸段最常见,因此皮疹部位常见于胸部,约占 50%,其次为腰部、面部等。带状疱疹皮疹多为一侧性,很少超过躯体中线,罕有多神经或双侧受累发生。

三叉神经第一支亦为好发部位,三叉神经受累常见于老年人,疼痛剧烈,常合并角膜炎、结膜炎,甚至引起全眼球炎导致失明。累及前角神经元可引起肌无力或皮肤麻痹,一般需数周到数月才可恢复;累及膝状神经节可引起周围性面瘫;累及面、听神经可在外耳道、鼓膜出现疱疹,耳聋、耳鸣、眼球震颤、舌前 2/3 味觉消失、面瘫等,面瘫、耳聋、外耳道疱疹三联征又称 Ramssey-Hunt 综合征。50 岁以上带状疱疹患者易发生疱疹后神经痛,可持续数月。

本病轻者可以不出现皮疹,仅有节段性神经疼痛。重型常见于免疫功能缺损者或恶性肿瘤患者。还可发生播散性带状疱疹,表现为除皮肤损害外,伴有高热和毒血症,甚至发生带状疱疹肺炎和脑膜脑炎,病死率高。

【辅助检查】

同水痘，当出现带状疱疹脑炎、脑膜炎、脊髓炎者，其脑脊液细胞数及蛋白有轻度增加，糖和氯化物正常。

【诊断要点】

典型患者根据单侧性、呈带状排列的疱疹和伴有神经痛，诊断多无困难。非典型病例有赖于辅助检查。

【治疗原则】

带状疱疹治疗原则是镇痛、抗病毒、预防继发感染。

1. 抗病毒治疗 抗病毒治疗的适应证包括：①患者年龄大于50岁；②病变部位在头颈部；③躯干或四肢严重的疱疹；④有免疫缺陷患者；⑤出现严重的特异性皮炎或严重的湿疹等。可选用阿昔洛韦，400～800 mg口服，每4小时1次，疗程7～10天。阿糖腺苷每天15 mg/kg，静脉滴注，疗程10天。

2. 对症治疗 疱疹局部可用阿昔洛韦乳剂涂抹，可缩短病程。神经疼痛剧烈者，给镇痛药。保持皮损处清洁，防止继发细菌感染。

【护理评估】

1. 健康史 评估患者是否有水痘发病史。评估患者有无皮肤瘙痒、针刺感、感觉过敏、低热、全身不适等症状。

2. 身心状况 重点观察患者皮疹的形态、出疹时间、出疹顺序及分布特点等；有无角膜炎、耳聋、耳鸣等合并症的表现。了解患者的心理社会状态。

3. 辅助检查 了解水痘病毒血清学及病原学检测等辅助检查情况。

【常见的护理诊断/问题】

1. 疼痛 与水痘-带状疱疹病毒侵犯神经节有关。

2. 皮肤完整性受损（皮疹） 与水痘-带状疱疹病毒对皮肤损害有关。

【护理目标】

1. 患者自述疼痛减轻或消失。

2. 患者能够保持皮肤干燥，皮疹破损处无感染发生。

【护理措施】

1. 疼痛护理 同情安慰患者，分散注意力，年老患者让其家属陪伴。穿宽大棉质衣裤，防止衣服过小摩擦患处增加疼痛。气温高时可暴露患处，免去衣服摩擦。协助患者采用保护性体位以减轻疼痛。遵医嘱应用止痛药及神经营养药。

2. 休息与营养 见本节水痘的护理措施。

3. 皮肤护理 见本节水痘的护理措施。

【护理评价】

1. 患者自述皮肤疼痛情况好转。

2. 患者皮肤清洁干燥，皮疹破损处没有感染发生。

【健康指导】

做好关于带状疱疹护理方面的教育，讲述带状疱疹的发病过程，指导患者做好皮肤护理以预防感染。

（梁春光）

第五节 流行性腮腺炎

流行性腮腺炎(mumps)简称流腮,是由腮腺炎病毒(paramyxovirus parotitis)所引起的急性呼吸道传染病。以腮腺非化脓性炎症、腮腺区肿痛为临床特征。主要发生在儿童和青少年。腮腺炎病毒除侵犯腮腺外,尚能侵犯神经系统及各种腺体组织,引起脑膜炎、脑膜脑炎、睾丸炎、卵巢炎和胰腺炎等。本病好发儿童,亦可见于成人。

【病原学】

腮腺炎病毒属于副黏病毒科副黏病毒属(paramyxovirus)的单股 RNA 病毒。呈球形,大小悬殊,直径在 100~200 nm。该病毒抗原结构稳定,只有一个血清型。但依据小的疏水蛋白基因序列的差异至少分为 A-J 10 个基因型。此病毒有 6 种主要蛋白,即核蛋白(NP),多聚酶蛋白(P)和 L 蛋白,均为可溶性抗原,即 S 抗原。2 种包膜糖蛋白,即含血凝素和神经氨酸酶(HN)糖蛋白,以及血溶-细胞融合(F)糖蛋白(又称 V 抗原),此外还有基质蛋白(M)在包装病毒中起作用。发病后 1 周即可出现 S 抗体,可用补体结合法检测,此抗体无保护作用,但可用于诊断。无论发病与否,人感染腮腺炎病毒后,V 抗原能诱导机体产生保护性抗体,一般感染后 2~3 周才出现,1~2 周后达高峰,但其于体内存在时间长,可用补体结合法、血凝抑制法和中和抗体法进行检测,是检测感染后免疫应答的较好指标。人是腮腺炎病毒唯一的宿主。在体外实验中,腮腺炎病毒能在许多哺乳类动物细胞和鸡胚中培养生长。本病毒耐寒,-50~-70℃可活 1 年以上。腮腺炎病毒抵抗力低,紫外线、甲醛和 56℃温度均可灭活,但 4℃时能存活数天。

【流行病学】

1. 传染源 早期患者和隐性感染者。病毒存在于患者唾液中的时间较长,腮肿前 6 天至腮肿后 9 天均可自患者唾液中分离出病毒,因此在这两周内有高度传染性。有脑膜炎表现者能从脑脊液中分离出病毒,无腮腺肿大的其他器官感染者亦能从唾液和尿中排出病毒。

2. 传播途径 主要通过飞沫传播。

3. 人群易感性 普遍易感。1 岁以内婴儿体内可有经胎盘获得的抗腮腺炎病毒特异性抗体,同时成人中 80% 曾患过显性或隐性感染而在体内存在一定的抗体,故约 90% 病例发生于 1~15 岁的少年儿童。

4. 流行特征 本病分布全球,全年均可发病,但以冬、春为主。可呈流行或散发。患者主要是学龄儿童,无免疫力的成人亦可发病。病后可有持久免疫力。

【发病机制与病理特征】

腮腺炎病毒首先侵入上呼吸道,在局部黏膜上皮组织中大量增殖后进入血液循环(初次病毒血症),经血流累及腮腺及一些组织,在这些器官中进行增殖后,再次入血(二次病毒血症)波及颌下腺、舌下腺、睾丸、胰腺、肝脏及中枢神经系统等,引起相应的临床表现。因此流行性腮腺炎实际上是一种系统性、多器官受累的疾病,临床表现形式多样。

腮腺炎的病理特征是腮腺非化脓性炎症。其腺体呈肿胀发红、可见渗出物，出血性病灶和白细胞浸润。腮腺导管有卡他性炎症，其壁细胞肿胀，导管周围及腺体壁有淋巴细胞浸润。周围间质组织水肿等病变可导致腮腺导管的阻塞、扩张和淀粉酶潴留。淀粉酶排出受阻，则经淋巴管进入血液循环，使血和尿中淀粉酶增高。睾丸、卵巢、胰腺亦可有类似炎症改变。但本病毒易累及成熟睾丸，幼年患者则很少出现睾丸炎。

脑组织病变可呈急性病毒性脑膜炎病变，包括神经细胞变性、坏死和炎性浸润。病毒性脑膜炎的发病机制目前考虑是腮腺炎病毒的血溶-细胞融合糖蛋白所致。动物实验表明应用此蛋白的单克隆抗体能预防脑炎和脑细胞坏死的发生。

【临床表现】

潜伏期 14~25 天，平均 18 天。部分有发热、头痛、无力、食欲减退等前驱症状。发病 1~2天或以后出现颧骨弓或耳部疼痛，然后出现唾液腺肿大，体温上升可达 40℃以上。腮腺最常受累，通常一侧腮腺肿后 2~4 天又累及对侧。双侧腮腺肿大者约占 75%。腮腺肿大是以耳垂为中心，向前、后、下发展，使下颌骨边缘不清。覆盖于腮腺上的皮下软组织，由于水肿使局部皮肤发亮但不红，皮温增高疼痛明显，有轻度触痛及感觉过敏，表面灼热。腮腺管口早期常有红肿，按压无脓性分泌物。因腮腺导管阻塞，当咀嚼或进食酸性食物时可促使唾液分泌增加，疼痛加剧。腮腺肿大 2~3 天达高峰，持续 4~5 天或以后逐渐消退。颌下腺或舌下腺可以单独或同时受累。颌下腺肿大时，下颌处明显肿胀，可触及椭圆形腺体。舌下腺肿大时，可见舌下及颈前下颌部肿胀，并出现吞咽困难。

有症状的脑膜炎发生率为 15% 左右。患者出现头痛、嗜睡和脑膜刺激征。一般发生在腮腺炎发病后 4~5 天，有的患者脑膜炎先于腮腺炎。一般症状在 1 周内消失。脑脊液主要是淋巴细胞增高，白细胞计数在 25×10^6/L 左右。少数患者脑脊液中糖降低。脑膜脑炎或脑炎患者，常有高热、谵妄、抽搐、昏迷，重症者可致死亡，可遗留耳聋等后遗症。

睾丸炎常见于腮腺肿大开始消退时，患者又出现发热，睾丸明显肿胀和疼痛，可并发附睾炎，鞘膜积液和阴囊水肿。睾丸炎多为单侧，约 1/3 的病例为双侧受累。急性症状持续 3~5天，10 天内逐渐好转。部分患者睾丸炎后发生不同程度的睾丸萎缩，这是腮腺炎病毒引起睾丸细胞破坏所致，但很少引起不育症。

卵巢炎发生于 5% 的成年妇女，可出现下腹疼痛。右侧卵巢炎患者可酷似阑尾炎。有时可触及肿大的卵巢。一般不影响生育能力。

胰腺炎常于腮腺肿大数日后发生，可有恶心、呕吐和中上腹疼痛和压痛。由于单纯腮腺炎即可引起血、尿淀粉酶增高，因此需做脂肪酶检查，若升高则有助于胰腺炎诊断。腮腺炎合并胰腺炎的发病率低于 10%。

心肌炎、乳腺炎和甲状腺炎等亦可在腮腺炎发生前后发生。

【辅助检查】

1. 常规检查 白细胞计数和尿常规一般正常，有睾丸炎者白细胞计数可以增高。有肾损害时，尿中可出现蛋白和管型。

2. 血清和尿液中淀粉酶测定 90% 患者血清和尿淀粉酶增高。淀粉酶增高的程度往往与腮腺肿胀程度成正比。无腮腺肿大的脑膜炎患者，血和尿中淀粉酶也可升高。血脂肪酶增高，有助于胰腺炎的诊断。

3. 脑脊液检查 有腮腺炎而无脑膜炎症状和体征的患者，约半数脑脊液中白细胞计数轻度升高，且能从脑脊液中分离出腮腺炎病毒。

4. 血清学检查

(1) 抗体检查：ELISA 法检测血清中 NP 的 IgM 抗体可做近期感染的诊断，有报告认为用于患者唾液检查阳性率亦很高。

(2) 抗原检查：近年来有应用特异性抗体或单克隆抗体来检测腮腺炎病毒抗原，可做早期诊断。应用 PCR 技术检测腮腺炎病毒 RNA，可大大提高可疑患者的诊断。

5. 病毒分离 应用早期患者的唾液、尿液或脑膜炎患者的脑脊液，接种于原代猴肾、Vero 细胞或 Hela 细胞分离腮腺炎病毒，3~6 天组织培养细胞可出现细胞病变，形成多核巨细胞。

【诊断要点】

主要根据有发热和以耳垂为中心的腮腺肿大，结合流行情况和发病前 2~3 周有接触史，诊断一般不困难。没有腮腺肿大的脑膜脑炎、脑膜炎和睾丸炎等，确诊需依靠血清学检查和病毒分离。

【治疗原则】

1. 一般治疗 卧床休息，给予流质饮食，避免进食酸性饮料。注意口腔卫生，餐后用生理盐水漱口。

2. 抗病毒治疗 发病早期可试用利巴韦林 1 g/d，儿童 15 mg/kg 静脉滴注，疗程 5~7 天，但效果有待确定。亦有报告应用干扰素治疗成人腮腺炎合并睾丸炎患者，能使腮腺炎和睾丸炎症状较快消失。

3. 对症治疗 头痛和腮腺胀痛可应用镇痛药。睾丸胀痛可用棉花垫和丁字带托起。发热温度较高、患者食欲差时，应补充水、电解质和能量，以减轻症状。高热者可给予物理降温。

4. 肾上腺皮质激素的应用 对重症或并发脑膜脑炎、心肌炎患者，可应用地塞米松。

5. 颅内高压处理 若出现剧烈头痛、呕吐疑为颅内高压的患者，可应用 20% 甘露醇 1~2 g/kg 静脉推注，4~6 小时 1 次，直至症状好转。

6. 预防睾丸炎 男性成年患者，为预防睾丸炎的发生，早期可应用己烯雌酚每次 1 mg，3 次/天口服。

【护理评估】

1. 健康史 询问起病时间，有无发热、发热的程度、热型；有无头痛、呕吐、腹痛、乏力等症状；询问患者有无腮腺炎患者接触史，是否接种过腮腺炎减毒活疫苗。

2. 身心状况 评估腮腺、颌下腺等肿大的程度；评估局部皮肤是否发亮但不红；了解患者及家属对流行性腮腺炎的认识程度、心理状态等。

3. 辅助检查 评估血常规、淀粉酶、血清学检测等辅助检查结果。

【常见的护理诊断/问题】

1. 疼痛：腮腺肿胀 与腮腺炎病毒引起腮腺炎症有关。

2. 体温过高 与病毒感染有关。

3. 营养失调：低于机体需要量 与发热及进食困难有关。

【护理目标】

1. 患者的腮腺肿痛逐渐减轻。

2. 患者体温逐渐恢复正常。

3. 患者能够恢复正常饮食,营养状态好转。

【护理措施】

(1) 隔离:在标准预防的基础上,还应采用飞沫传播的隔离与预防。

(2) 保持环境安静,急性期卧床休息,热退及轻症患者可允许在室内活动,但要适当限制活动,不可劳累。

(3) 减少食物对腮腺的刺激:给予清淡易消化、含维生素丰富的流质、半流质饮食,如米汁、豆浆、牛奶、稀饭等,保证营养及液体的摄入。避免酸、辣、硬的刺激性食物,多饮水。

(4) 病情观察

1) 神经系统改变:观察有无头痛、嗜睡和脑膜刺激征等脑膜炎症状。

2) 消化系统改变:观察有无恶心、呕吐和中上腹疼痛和压痛等胰腺炎症状。

3) 口腔黏膜:观察腮腺导管开口有无红肿及分泌物,及时清除口腔内残留食物,每次进餐后用温盐水漱口。

4) 睾丸:密切观察睾丸有无明显肿胀和疼痛等睾丸炎的表现。

5) 体温:定时监测体温变化,如体温下降后又升高,更应注意警惕脑膜脑炎、睾丸炎、急性胰腺炎等并发症的发生。

(5) 对症护理

1) 降温:体温>38.5℃者,降温效果不好时遵医嘱药物降温,可给小剂量激素。出汗较多时,及时更换衣裤及被服,以免受凉。降温后及时观察降温效果,并做好记录。

2) 减轻疼痛:①腮腺肿痛可行局部冷敷,亦可用如意金黄散调茶水或食醋敷于患处;不吃酸性食物,减少腮腺的分泌。②头痛时可将床头抬高30°,取头正卧位,限制头部活动,有利于头部静脉回流,必要时遵医嘱应用脱水药,降低颅内压。③睾丸胀痛可用棉花垫和丁字带托起,疼痛较重时可在阴囊处间歇冷敷。④剧烈腹痛时可暂禁食水。

3) 保持口腔清洁:坚持早晚刷牙,经常用温盐水漱口,不会漱口的幼儿应帮助其多饮水。

【护理评价】

1. 患者自述腮腺肿痛等情况逐渐减轻。

2. 患者掌握高热的注意事项,体温逐渐恢复正常。

3. 患者自述恢复正常饮食,营养状态逐渐好转。

【健康指导】

(1) 宣传流行性腮腺炎的预防措施,积极宣传预防接种的重要性,对适龄儿童进行疫苗接种,在暴发流行时,对青少年应实行应急接种1次。流行期间,向幼儿园、学校等儿童比较集中的机构应勤通风,保持空气通畅,并加强消毒。

(2) 做好流行性腮腺炎有关的知识教育,让人们了解本病除可引起腮腺病变,还可以引起睾丸及其他腺体器官病变,应该注意观察。本病为自限性疾病,大多预后良好。

(梁春光)

第六节　肾综合征出血热

肾综合征出血热(hemorrhagic fever with renal syndrome,HFRS),又称流行性出血热(epidemic hemorrhagic fever),是由汉坦病毒属(Hanta-viruses)的各型病毒引起的,以鼠类为主要传染源的一种自然疫源性疾病。基本病理变化是全身小血管和毛细血管内皮细胞广泛性损伤。临床主要表现为发热、低血压休克、充血出血和肾损害。我国为重疫区。

【病原学】

汉坦病毒属于布尼亚病毒科,为负性单链 RNA 病毒,呈球形或卵圆形,有双层包膜,外膜上有纤突。平均直径 120 nm。根据抗原结构不同,汉坦病毒至少有 20 个以上血清型。我国流行的主要是Ⅰ型和Ⅱ型病毒。

汉坦病毒不耐热、不耐酸,高于 37℃或 pH 5.0 以下易被灭活,对紫外线、酒精和碘酒等消毒剂均敏感。

【流行病学】

1. 传染源　据国内外不完全统计,有 170 种脊椎动物能自然感染汉坦病毒,我国发现 53 种动物携带本病毒,主要宿主动物是啮齿类,其他动物包括猫、猪、犬和兔等。我国主要宿主动物和传染源是黑线姬鼠、褐家鼠,林区则以大林姬鼠为主。患者仅在病程早期血液和尿液携带病毒,因此,患者不是主要传染源。

2. 传播途径

(1) 呼吸道传播:含病毒的鼠类排泄物如尿、粪、唾液等污染尘埃后形成气溶胶通过呼吸道而感染人体。

(2) 消化道传播:进食被含病毒的鼠类排泄物污染的食物,可经口腔或胃肠黏膜感染。

(3) 接触传播:被鼠咬伤或经皮肤伤口接触带病毒的鼠类血液或排泄物亦可导致感染。

(4) 垂直传播:孕妇感染本病后病毒可经胎盘感染胎儿。

(5) 虫媒传播:我国从恙螨和柏次禽刺螨中曾分离到汉坦病毒,但其传播作用尚需进一步证实。

3. 人群易感性　人普遍易感。在流行区隐性感染率为 3.5%~4.3%。

4. 流行特征

(1) 地区性:主要分布在亚洲,其次为欧洲和非洲,美洲病例较少。我国疫情最重,除青海、新疆外,均有病例报告。目前我国的流行趋势是老疫区病例逐渐减少,新疫区不断增加。

(2) 季节性与周期性:全年均可发病,但有明显的高峰季节。姬鼠传播者以 11~1 月为高峰,5~7 月为小高峰。家鼠传播者以 3~5 月为高峰。林区姬鼠传播者以夏季为流行高峰。本病发病率有一定周期性波动,以姬鼠为主要传染源的疫区,可相隔数年有一次较大流行,以家鼠为主要传染源的疫区周期性尚不明确。

(3) 人群分布:以男性青壮年农民和工人发病较多,不同人群发病率高低与接触传染源的机会多少有关。

【发病机制与病理特征】

1. 发病机制 至今仍未完全清楚。病毒直接作用与病毒感染诱发人体免疫应答和各种细胞因子的释放共同作用导致机体组织损伤。由于汉坦病毒对人体呈泛嗜性感染，因而能引起多器官损害。

(1) 病毒直接作用：破坏感染细胞的功能和结构。

(2) 免疫损伤作用：汉坦病毒侵入人体后可引起机体一系列免疫应答。免疫复合物引起的损伤(Ⅲ型变态反应)是引起本病血管和肾损害的主要原因。Ⅰ、Ⅱ、Ⅳ型变态反应及各种细胞因子和介质，如白细胞介素1(IL-1)和肿瘤坏死因子(TNF)等，均可在本病发病中起作用。

2. 病理生理

(1) 休克：分原发性休克与继发性休克。发生在病程3~7天的低血压休克称为原发性休克，少尿期以后发生的休克称为继发性休克。原发性休克发生的原因主要是病毒及免疫反应广泛损伤全身小血管与毛细血管，加上血管活性物质的作用，导致血管扩张，血管通透性增加，血浆外渗使血容量下降。此外，由于血浆外渗使血液浓缩，血液黏稠度增加，促进DIC的发生，因而使有效循环血量进一步下降。继发性休克的原因主要是大出血、继发感染和多尿期水、电解质补充不足，导致有效循环血量不足。

(2) 出血：血管壁的损伤、血小板减少及功能障碍、肝素类物质增多和DIC所致凝血功能异常原因所致。

(3) 急性肾衰：原因包括肾血流量减少；肾小球和肾小管基底膜的免疫损伤；肾间质水肿和出血；肾小球微血栓形成和缺血性坏死；肾素、血管紧张素分泌增多；肾小管管腔被蛋白、管型等阻塞。

3. 病理解剖 本病病理变化以小血管和肾脏病变最明显，其次为心、肝、脑等脏器。基本病变是全身小血管内皮细胞肿胀、变性和坏死。管壁呈不规则收缩和扩张，纤维素样坏死和崩解，管腔内有微血栓形成。肾脏肉眼可见肾皮质苍白，肾髓质充血、出血和水肿。镜检肾小球充血，基底膜增厚，肾小管变性、坏死、受压变窄或闭塞。心脏病变主要是右心房内膜下广泛出血，心肌纤维有不同程度的变性、坏死。脑垂体前叶显著充血、出血和凝固性坏死。脑实质水肿和出血，神经细胞变性，胶质细胞增生。肝肿大，肝细胞变性、灶性坏死和融合坏死灶。

【临床表现】

潜伏期4~46天，一般为7~14天。典型病例病程中有发热期、低血压休克期、少尿期、多尿期和恢复期的五期经过。轻型病例可出现越期现象，重型病例可出现发热期、低血压休克期和少尿期之间的重叠。

1. 发热期 主要表现为发热、全身中毒症状、毛细血管损伤和肾损害。患者多起病急，畏寒，发热常在39~40℃，以稽留热或弛张热多见。热程多数为3~7天。体温越高，持续时间越长，病情越重。轻型患者热退后症状缓解，重症患者热退后病情反而加重。

全身中毒症状表现为全身酸痛、头痛、腰痛、眼眶痛("三痛")。疼痛原因与相应部位充血和水肿有关。重者可伴有眼压升高和视力模糊。多数患者可以出现胃肠道中毒症状，如食欲减退、恶心、呕吐或腹痛、腹泻，腹痛剧烈者，腹部有压痛、反跳痛，易误诊为急腹症。此类患者多为肠系膜局部极度充血和水肿所致。腹泻者易误诊为肠炎。部分患者可出现烦躁、谵妄或抽搐等神经精神症状。

毛细血管损害征表现为充血、出血和渗出水肿征。皮肤充血潮红多见于颜面、颈、胸部（“三红”），重者呈醉酒貌。黏膜充血见于眼结膜、软腭与咽部。皮肤出血多在腋下和胸背部，常呈搔抓样、条索点状瘀点。黏膜出血常见于软腭，呈针尖样出血点，眼结膜呈片状出血。少数患者可出现鼻出血、呕血、黑便、咯血等。渗出水肿主要表现为球结膜水肿，轻者眼球转动时球结膜有涟漪波，重者球结膜呈水泡样。部分患者出现眼睑及面部水肿，亦可出现腹水，一般渗出水肿越重，病情越重。

肾损害主要表现为蛋白尿和镜检可发现管型等。

2. 低血压休克期　一般发生于4~6病日，多在发热末期或退热同时出现，少数热退后发生。轻型患者可不出现低血压或休克。本期持续时间一般1~3天。其持续时间长短与病情轻重，治疗措施是否及时和正确有关。血压开始下降时四肢尚温暖，当血容量继续下降则出现面色苍白、四肢厥冷、脉搏细弱或不能触及、尿量减少等。少数顽固性休克患者，由于长期组织血流灌注不足，而出现发绀，并促使DIC、脑水肿和急性呼吸窘迫综合征（ARDS）和急性肾功能衰竭的发生。

3. 少尿期　常继低血压休克期后出现，亦可与发热期低血压休克期重叠或由发热期直接进入此期。一般认为24小时尿量少于400 ml为少尿，少于50 ml为无尿。

一般发生于5~8病日，持续时间一般为2~5天。主要表现为尿毒症、酸中毒和水、电解质紊乱，严重者可出现高血容量综合征和肺水肿。临床表现为厌食、恶心、呕吐、腹胀明显，可出现顽固性呃逆。一些患者出血加重，可见皮肤瘀斑增多、鼻出血、便血、咯血、血尿或阴道出血，少数患者可出现颅内出血或其他内脏出血。酸中毒表现为呼吸增快。水、钠潴留使组织水肿加重，可出现腹水和高血容量综合征，后者表现为表浅静脉充盈，收缩压增高，脉压差增大，脉搏洪大，心率增快等。电解质紊乱主要表现为高血钾、低血钠和低血钙，少数亦可发生低血钾和高血镁。

4. 多尿期　此期为新生的肾小管重吸收功能尚未改善，加上尿素氮等潴留物质引起高渗性利尿作用，使尿量明显增多。多数患者少尿期后出现，也可从发热期或低血压休克期直接转入此期。多发生于病程的第9~14天。持续时间短者1天，长者可达数月。根据尿量和氮质血症情况分三期：

（1）移行期：每天尿量由400 ml增至2000 ml，此期虽然尿量增加，但血尿素氮、肌酐仍继续上升，临床症状加重，一部分患者可因并发症而死于此期。

（2）多尿早期：每天尿量超过2000 ml，氮质血症未见改善，临床症状未见改善。

（3）多尿后期：每天尿量超过3000 ml，并逐日增加，氮质血症逐渐下降，精神食欲逐日好转。此期每天尿量可达4000~8000 ml，少数可达15000 ml以上。此期因水和电解质补充不足或继发感染，可发生继发性休克，亦可发生低血钠、低血钾等症状。

5. 恢复期　多尿期后，尿量逐渐回缩至每天2000 ml以下。精神、食欲基本恢复。一般需要1~3个月体力才能完全恢复。少数患者留有高血压、肾功能障碍、心肌劳损和垂体功能减退等症状。

临床分型：根据发热程度、中毒症状的轻重和出血、休克、肾损害的程度，临床分为五型：轻型、中型、重型、危重型及非典型。

6. 并发症

（1）腔道出血：可见呕血、便血、咯血、鼻出血和阴道出血等。

（2）中枢神经系统并发症：如脑水肿、高血压脑病和颅内出血。

（3）肺水肿：如急性呼吸窘迫综合征（ARDS）、心源性肺水肿。

（4）其他：继发性感染、自发性肾破裂、心肌损害和肝损害等。

【辅助检查】

1. 血常规检查 白细胞计数在病程1~2天多数正常，第三病日后逐渐升高，可达（15~30）$\times10^9$/L，少数重者可达（50~100）$\times10^9$/L，初期中性粒细胞增多，核左移，重症患者可见幼稚细胞，呈类白血病反应。第4~5病日后，淋巴细胞增多，并出现较多异型淋巴细胞。由于血浆外渗，血液浓缩，发热后期至低血压休克期血红蛋白和红细胞数均升高。血小板第2病日起开始减少，可见异型血小板。

2. 尿常规检查 第2病日出现尿蛋白，第4~6病日尿蛋白达+++~++++。突然出现大量尿蛋白对诊断很有帮助。部分患者尿中可见膜状物，这是大量尿蛋白与红细胞和脱落上皮细胞混合的凝集物，表示肾损害严重。镜检可见各种管型和红细胞。

3. 血液生化检查 血尿素氮和肌酐在低血压休克期开始升高，移行期末达高峰。休克期和少尿期可出现代谢性酸中毒。血钠、氯、钙在各期中多数降低。血钾在少尿期升高，但仍有少数患者在少尿期仍表现低血钾。

4. 凝血功能检查 发热期开始血小板减少，黏附、聚集和释放功能降低，DIC时血小板常减少至50$\times10^9$/L。DIC高凝期出现凝血时间缩短，消耗性低凝血期则纤维蛋白原降低、凝血酶原时间延长和凝血酶时间延长，纤溶亢进期则出现纤维蛋白降解物（FDP）升高。

5. 免疫学检查 第2病日即能检查出特异性IgM抗体1∶20为阳性。IgG抗体1∶40为阳性，1周后滴度上升4倍或以上有诊断价值。早期患者血清及周围血中性粒细胞、单核细胞、淋巴细胞和尿沉渣细胞可检出汉坦病毒抗原。

6. 病原学检查 应用巢式RT-PCR方法可以检出汉坦病毒的RNA，灵敏度高，具有诊断价值。将发热期患者的血清、血细胞和尿液等接种Vero-E6细胞可分离汉坦病毒。

7. 其他检查 肝功能血清丙氨酸氨基转移酶（ALT）约50%患者升高。心电图可见窦性心动过缓、传导阻滞等心律失常和心肌受损表现。胸部X线约30%患者出现肺水肿，约20%患者出现胸腔积液和胸膜反应。

【诊断要点】

诊断依据主要依靠临床特征性症状和体征，结合实验室检查，参考流行病学资料进行诊断。

1. 流行病学资料 包括发病的季节，病前两个月内进入疫区，或有与鼠类及其排泄物接触史。

2. 临床特征 包括发热期三种主要表现，发热中毒症状，充血、出血、外渗征和肾损害及典型病例有发热期、低血压休克期、少尿期、多尿期及恢复期的五期临床经过。

3. 实验室检查 包括血液浓缩、血红蛋白和红细胞数增高、血白细胞计数增高、血小板减少及出现大量尿蛋白和尿中带膜状物有助于诊断。血清、血细胞和尿中检出肾综合征出血热病毒抗原和血清中检出特异性IgM抗体可以明确诊断。特异性IgG抗体需双份血清效价升高4倍以上有诊断意义。RT-PCR方法检出汉坦病毒的RNA有助于早期和非典型患者诊断。

【治疗原则】

治疗原则为“三早一就”，即早期发现、早期休息、早期治疗和就近治疗。综合疗法为主,依据各期进行对症治疗。重点防治休克、肾功能衰竭和出血。

1. 发热期 治疗原则:抗病毒、减轻外渗、改善中毒症状和预防 DIC。

(1) 抗病毒:发热期患者,成人可给予利巴韦林 1 g/d 加入 10% 葡萄糖 500 ml 中静脉滴注,连用 3~5 天。

(2) 减轻外渗:早期卧床休息。给予路丁、维生素 C 等可降低血管通透性。每天静脉输注平衡盐溶液或葡萄糖盐水 1000 ml 左右。高热、大汗或呕吐、腹泻者可适当增加。

(3) 改善中毒症状:高热以物理降温为主,忌用强烈发汗退热药,以防大汗而引起进一步血容量下降。中毒症状重者可给予地塞米松 5~10 mg 静脉滴注。

(4) 预防 DIC:适当给予丹参或低分子右旋糖酐注射液静脉滴注,以降低血液黏滞性。高热、中毒症状和渗出征严重者,定期检查凝血时间,处于高凝状态时可给予小剂量肝素。

2. 低血压休克期 治疗原则:积极补充血容量、注意纠正酸中毒和改善微循环。

(1) 补充血容量:输液宜早期、快速、适量,争取 4 小时内血压稳定。液体应晶胶结合,晶体溶液以平衡盐液为主,胶体溶液可选用低分子右旋糖酐、血浆和白蛋白。10% 低分子右旋糖酐每天输入量不宜超过 1000 ml,否则易引起出血。补充血容量期间应密切观察血压变化,血压正常后输液仍需维持 24 小时以上。

(2) 纠正酸中毒:主要用 5% 碳酸氢钠溶液,可根据二氧化碳结合力检测结果分次补充。

(3) 血管活性药物与肾上腺皮质激素的应用:经补充血容量、纠正酸中毒后,血红蛋白已恢复正常,但血压仍不稳定者可选用血管活性药物如多巴胺 100~200 mg/L 静脉滴注。亦可同时用地塞米松 10~20 mg 静脉滴注。

3. 少尿期 治疗原则为“稳、促、导、透”,即稳定机体内环境、促进利尿、导泻和透析治疗。

(1) 稳定内环境:少尿早期需与休克所致肾前性少尿相鉴别。若已确定为肾实质损害所致少尿,应严格控制输入量。每日补液量应为前一天尿量和呕吐量加 500~700 ml。纠正酸中毒应根据二氧化碳结合力检测结果,用 5% 碳酸氢钠溶液纠正。减少蛋白质分解,控制氮质血症,可给予高碳水化合物、高维生素和低蛋白饮食,不能进食者每日输入葡萄糖200~300 g。

(2) 促进利尿:常用利尿药物为呋塞米,可从小剂量开始,逐步加大剂量至每次 100~300 mg 静脉注射。

(3) 导泻疗法:为防治高血容量综合征和高血钾,可用甘露醇、硫酸镁、中药大黄或番泻叶等口服导泻。但必须是无消化道出血患者。

(4) 透析疗法。适应证:持续无尿 24 小时以上或少尿 4 天以上、明显氮质血症,血 BUN>28.56 mmol/L、高分解状态,每天血 BUN 升高>7.14 mmol/L、血钾>6 mmol/L 或高血容量综合征。可采用血液透析或腹膜透析。

4. 多尿期 治疗原则:移行期和多尿早期治疗与少尿期相同,多尿后期注意维持水和电解质平衡,防治继发感染。

(1) 维持水和电解质平衡:给予半流食和含钾食物,水分补充以口服为主。

(2) 防治继发感染:若发生感染应及时诊断和治疗,忌用对肾脏有毒性作用的抗生素。

5. 恢复期 治疗原则为补充营养,逐步恢复工作,出院后休息 1~2 个月,定期复查肾功能,血压等。

6. 并发症治疗

（1）消化道出血：应注意病因治疗。如为血小板减少引起，应补充血小板。

（2）中枢神经系统并发症：抽搐者给镇静剂，脑水肿或颅内压增高者可用脱水剂治疗。

（3）ARDS：可给予地塞米松 20~30 mg 每 8 小时 1 次静脉注射。此外应限制入水量和进行高频通气，或用呼吸机进行人工终末正压呼吸。

（4）心衰肺水肿：应控制输液或停止输液，给予强心药、镇静药及扩张血管和利尿药治疗。还可进行导泻或透析治疗。

【护理评估】

1. 健康史

（1）流行病学特点：发病季节；是否病前两个月内进入或居住在疫区，有无疫区野外作业及留宿史，有无鼠及鼠类排泄物接触史；是否接种出血热疫苗等。

（2）患病及治疗经过：患者起病急缓，发热时间，是否伴有头痛、腰痛、眼眶痛（"三痛"）及全身酸痛。是否出现食欲减退、恶心、呕吐或腹痛、腹泻等。有无鼻出血、呕血、咯血、黑便、血尿及尿中出现膜状物。患者是否出现少尿、无尿、多尿的过程，起病后诊断及治疗情况。

2. 身心状况

（1）身体评估

1）生命体征：监测体温、脉搏、呼吸、血压、面色、神志状态。

2）皮肤黏膜：患者是否出现颜面、颈及胸部皮肤充血潮红（"三红"），眼结膜、软腭及咽部充血，腋下和胸背部皮肤搔抓样、条索点状瘀点，球结膜水肿、眼睑及面部水肿等。

3）各系统检查：发热的程度、热型、热程，是否出现稽留热或弛张热。患者有无血压下降、脉搏细弱、四肢发冷、唇周和指（趾）苍白等休克表现。有无胸、腹水并伴有表浅静脉充盈、收缩压增高、脉压差增大、脉搏洪大及心率增快等高血容量综合征表现。

（2）心理-社会状况：患者和家属对本疾病的认知、心理承受程度，有无焦虑等异常情绪和心理反应。了解患者家庭和社会支持情况。

3. 辅助检查

（1）血常规检查是否出现血小板下降及下降程度，尿常规是否出现大量尿蛋白、血尿及管型。

（2）血液生化检查血尿素氮和肌酐是否升高及升高的程度，动态变化情况。是否出现酸中毒及电解质紊乱。

（3）血清特异性抗体检测是否为阳性。

【常见的护理诊断/问题】

1. 体温过高　与病毒血症有关。

2. 组织灌注无效　与全身广泛小血管损害、血浆外渗、出血、后期并发 DIC 有关。

3. 有出血的危险　与全身广泛性小血管损害、血小板减少及并发 DIC 有关。

4. 体液过多　与肾损害有关。

5. 潜在并发症：肺水肿、脑水肿、心力衰竭等。

6. 焦虑　与疾病的威胁、经济状况难以承担治疗费用、血液透析及其他治疗知识缺乏有关。

【护理目标】

1. 患者体温降至正常。

2. 患者组织灌注良好，血压正常，脉搏有力，尿量正常。

3. 患者不发生出血或出血得到及时控制。

4. 患者少尿或无尿、尿毒症、酸中毒和水、电解质紊乱减轻或得到纠正，急性肾功能衰竭病程缩短。

5. 患者无肺水肿、脑水肿、心力衰竭等并发症的出现。

6. 患者能讲述减轻焦虑程度的方法，情绪稳定，配合各种治疗。

【护理措施】

1. 休息　早期绝对卧床休息，过多活动可加重血浆外渗和组织脏器的出血。

2. 病情观察　密切观察生命体征及意识状态的变化，注意体温及血压变化、有无呼吸频率及节律的改变、脉搏细速、嗜睡或昏迷。观察充血、渗出及出血的表现，有无"三红"、"三痛"的表现，皮肤瘀斑的分布、范围及有无破溃出血等，有无咯血、呕血、便血，有无剧烈头痛、突发视力模糊，有无血压进行性下降、脉搏细速、冷汗、唇周和指(趾)苍白发绀以及尿少等休克的表现。了解化验结果，如有血小板进行性下降，凝血酶原时间延长，常预示患者出现 DIC，多预后不良。

3. 配合抢救，防止并发症

(1) 评估患者组织灌注量改变的程度，遵医嘱定期测血压、脉搏，记录 24 小时尿量。

(2) 血压明显下降，有效循环血容量不足者，应迅速建立静脉通道，以利于快速补充血容量和静脉用药，迅速纠正休克。遵医嘱补充血容量、纠正酸中毒及使用血管活性药物并观察其疗效。扩容时，应根据血压、尿量随时调整输液速度。快速扩容时，应注意观察心功能，有无突发的呼吸困难，咳嗽、咳红色泡沫样痰等急性肺水肿的临床表现。使用血管活性药物时，注意观察药物疗效和不良反应。

(3) 输入液体量是否合适可用以下指标衡量：收缩压达 90～100 mmHg；脉压 >30 mmHg；心率≤100 次/分；微循环障碍解除；红细胞、血红蛋白及血细胞比容接近正常。

(4) 遵医嘱给予吸氧，注意保暖。

4. 各部位出血的护理　参见血液、呼吸、循环系统分册第一篇血液系统疾病患者的护理第二章第一节"出血或出血倾向"章节的护理。

5. 急性肾衰竭的护理　参见泌尿系统"急性肾衰竭"章节的护理。

【护理评价】

1. 监测患者体温变化，患者体温恢复正常。

2. 组织灌注的改善程度，患者血压、脉搏、尿量、皮肤温度及神志逐渐正常。

3. 监测患者出血现象及出血的程度，出血情况得到纠正。

4. 少尿或无尿、尿毒症、酸中毒和水、电解质紊乱等状态好转，已经得到纠正，急性肾功能衰竭病程缩短。

5. 患者有无肺水肿、脑水肿、心力衰竭等并发症的出现。

6. 患者焦虑程度减轻，并配合各种治疗。

【健康指导】

1. 疾病预防指导　加强卫生宣传教育，使群众意识到灭鼠和防鼠是预防本病的关键。

野外作业、疫区工作时应加强个人防护，不要用手直接接触鼠类或鼠排泄物。改善卫生条件，防止鼠类排泄物污染食物和水。动物实验时要防止被鼠咬伤。

2. 保护易感人群 对于重点人群，应指导其接受沙鼠肾细胞疫苗（Ⅰ型）和金地鼠肾细胞疫苗（Ⅱ型）注射，保护率达88%~94%。1年后应加强注射。有发热、严重疾病和过敏者禁用。

3. 疾病知识指导 肾功能恢复需较长时间，故患者出院后仍应休息1~3月。生活要有规律，注意补充营养，保证足够睡眠，安排力所能及的体力活动，以不感疲劳为宜。定期复查肾功能，血压等，如有异常及时治疗。

（周 影）

第七节 流行性乙型脑炎

流行性乙型脑炎（epidemic encephalitis B）简称乙脑，又称日本脑炎（Japanese encephalitis），是由乙型脑炎病毒（Japanese encephalitis virus，JEV）引起的以脑实质炎症为主要病变的中枢神经系统急性传染病。本病经蚊传播，常流行于夏、秋季节，主要分布于亚洲。临床上以高热、意识障碍、抽搐、病理反射及脑膜刺激征为特征，病死率高，部分病例可留有严重后遗症。

【病原学】

乙脑病毒属虫媒病毒乙组的黄病毒科，直径40~50 nm，呈球形，有包膜，包膜中镶嵌有糖基化蛋白（E蛋白）和非糖基化蛋白（M蛋白），核心为单股正链RNA。其中E蛋白是病毒的主要抗原成分，由它形成的表面抗原决定簇，具有血凝活性和中和活性，同时还与多种重要的生物学活性密切相关。乙脑病毒易被常用消毒剂所杀灭，不耐热，100℃ 2分钟或56℃ 30分钟即可灭活，对低温和干燥抵抗力较强，用冰冻干燥法在4℃冰箱中可保存数年。乙脑病毒为嗜神经病毒，在细胞质内繁殖，能在乳鼠脑组织内传代，亦能在鸡胚、猴肾细胞和Hela细胞中生长繁殖。在蚊体内繁殖的适宜温度为25~30℃。人与动物感染乙脑病毒后，可产生补体结合抗体、中和抗体及血凝抑制抗体，对这些特异性抗体的检测有助于临床诊断和流行病学调查。

【流行病学】

1. 传染源 乙脑是人畜共患的自然疫源性疾病，人与许多动物（如猪、牛、马、羊、鸭、鸡等）都可成为本病的传染源。人被乙脑病毒感染后，可出现短暂的病毒血症，但病毒数量少、持续时间短，所以人不是本病的主要传染源。其中猪（尤其幼猪）感染后因病毒血症期长、血中病毒数量多，且猪饲养面广、更新快，是本病最主要的传染源。猪感染的高峰期比人类的流行高峰期早1~2个月，故通过动态观察猪的自然感染率，能预测当年乙脑在人群中的流行强度。其他动物如蝙蝠亦可作为本病的传染源和长期贮存宿主。

2. 传播途径 本病通过蚊虫叮咬而传播。主要传播蚊种有库蚊、伊蚊和按蚊中的某些种，而三带喙库蚊为主要传播媒介。病毒进入蚊体内迅速繁殖，然后移行至唾液腺，并在唾液腺中保持较高浓度，经叮咬将病毒传给人和动物。蚊感染后可携带病毒越冬或经卵传代，成为病毒的长期贮存宿主。此外，被感染的候鸟、蝙蝠也是乙脑病毒越冬宿主。

3. 人群易感性 普遍易感,以隐性感染最为常见,感染后可获持久免疫力。病例多为10岁以下儿童,尤以2~6岁儿童发病率最高,但近几年由于儿童和青少年广泛接种疫苗,成人和老年人发病率相对增高。

4. 流行特征 本病流行于亚洲东部的热带、亚热带及温带地区。我国多数地区有本病流行。随着疫苗的广泛接种,我国乙脑的发病率已逐年下降。温带和亚热带(如我国)有严格的季节性。多集中在7、8、9月3个月(占80%~90%病例)。与气温、雨量和蚊虫滋生密度高峰有关。本病呈散发性,家庭成员中罕见同时发病者。

【发病机制与病理特征】

感染的蚊虫在叮咬人时,病毒即侵入机体。在单核-吞噬细胞内繁殖,继而进入血液循环引起病毒血症。若不侵入中枢神经系统则呈隐性或轻型感染,仅在少数情况下如机体免疫力低下、病毒量多、毒力强时,病毒则进入中枢神经系统,引起脑实质病变。发病机制与病毒对神经组织的直接侵袭及诱发免疫性损伤有关,致神经细胞坏死、胶质细胞增生及炎性细胞浸润。

乙脑的病变范围较广,脑及脊髓均可受累,尤以大脑皮质、间脑和中脑最为严重。主要病理变化有,①神经细胞变性、坏死:表现为细胞肿胀,尼氏小体消失,胞质内空泡形成,核偏位等。②软化灶形成:灶性神经细胞的坏死、液化形成镂空筛网状软化灶,对本病的诊断具有一定的特征性。③血管变化和炎症反应:血管高度扩张充血,血管周围间隙增宽,脑组织水肿。灶性炎症细胞浸润以淋巴细胞、单核细胞和浆细胞为主,多以变性坏死的神经元为中心,或围绕血管周围间隙形成血管套。④胶质细胞增生:小胶质细胞增生明显。形成小胶质细胞结节,后者多位于小血管旁或坏死的神经细胞附近。

【临床表现】

潜伏期4~21天,一般为10~14天。典型的临床经过分为以下四期。

1. 初期 为病初的1~3天。起病急,体温在1~2天内升至39~40℃,伴头痛、恶心、呕吐和嗜睡,此期易误认为上呼吸道感染。少数患者可有颈项强直及神志淡漠。

2. 极期 病程4~10天,初期症状加重,此期主要表现为脑实质受损的症状。

(1) 高热:体温高达40℃以上,热程通常持续7~10天。体温越高,热程越长,病情越重。

(2) 意识障碍:可有程度不等的意识障碍,如嗜睡、谵妄、昏迷或定向力障碍等。常持续1周,重者可长达4周。昏迷的深浅、持续时间的长短与病情的严重程度和预后呈正相关。

(3) 惊厥或抽搐:可有局部小抽搐、肢体阵挛性抽搐、全身抽搐或强直性痉挛,持续数分钟至数十分钟,均伴有意识障碍。频繁抽搐可加重缺氧和脑实质损伤,导致呼吸衰竭。是病情严重的表现,主要系高热、脑实质炎症及脑水肿所致。

(4) 呼吸衰竭:多发生在重症病例。主要为中枢性呼吸衰竭,由于脑实质炎症、脑水肿、脑疝、颅内高压和低血钠脑病所致,其中以脑实质病变为主要原因。主要表现为呼吸节律不规则及幅度不均,可为双吸气、叹息样呼吸、潮式呼吸等,最后呼吸停止。此外,可因并发肺炎或脊髓受侵犯而出现周围性呼吸衰竭。脑疝患者除前述呼吸异常外,尚有其他的临床表现。小脑幕切迹疝(主要压迫中脑)表现为患侧瞳孔先变小,随着病情进展逐渐扩大,患侧上眼睑下垂,眼球外斜,病变对侧肢体的肌力减退或麻痹,病理征阳性;由于脑干受压,可出现生命体征异常。而枕骨大孔疝（压迫延脑）的生命体征紊乱出现较早，意识障碍出现较晚。瞳孔忽大忽小、对光反射消失，患者早期可突发呼吸骤停而死亡。

高热、惊厥及呼吸衰竭是乙脑极期的严重症状，三者相互影响，其中，呼吸衰竭常为死亡的主要原因。

（5）其他神经系统症状和体征：多在病程 10 天内出现，第 2 周后就很少出现新的神经系统表现。常有浅反射消失或减弱，深反射先亢进后消失，病理征阳性。还可出现脑膜刺激征，但婴幼儿多无脑膜刺激征而有前囟隆起。由于自主神经受累，深昏迷者可有膀胱和直肠麻痹，表现为大小便失禁或尿潴留。昏迷患者尚可有肢体强直性瘫痪，偏瘫较单瘫多见，或者全瘫，伴有肌张力增高。

（6）循环衰竭：少见，常与呼吸衰竭同时出现，表现为血压下降、脉搏细速、休克和胃肠道出血。产生原因多为心功能不全、有效循环血量减少、消化道失血、脑水肿和脑疝等。

3. 恢复期 此期体温逐渐下降，上述精神神经症状逐日好转，一般于 2 周左右可完全恢复。重症患者可有恢复期症状，如神志迟钝、痴呆、四肢强直性瘫痪等，多于半年内恢复。

4. 后遗症期 少数重症患者半年后仍有精神神经症状，称为后遗症。主要有意识障碍、痴呆、失语及肢体瘫痪、癫痫等。如予积极治疗可有不同程度的恢复。癫痫后遗症可持续终生。

临床上根据发热、意识障碍、抽搐程度、病程长短、有无后遗症等病情轻重不同，把乙脑分为轻型、普通型、重型及极重型。流行期间以轻型和普通型患者多见。

5. 并发症 发生率约 10%，以支气管肺炎最常见，多因昏迷使呼吸道分泌物不易咳出或应用人工呼吸器后引起。其次为肺不张、败血症、尿路感染、压疮等。重型患者可因应激性溃疡而发生上消化道大出血。

【辅助检查】

1. 血常规检查 白细胞计数增高，常在$(10 \sim 20) \times 10^9/L$。其中，中性粒细胞达 80% 以上，这有别于大多数病毒感染。

2. 脑脊液检查 为无菌性脑膜炎改变。压力增高，外观无色透明或微浊，白细胞计数增加，多在$(50 \sim 500) \times 10^6/L$，分类早期中性粒细胞稍多，随后则淋巴细胞增多。氯化物正常，糖正常或偏高。少数病例在病初脑脊液检查正常。

3. 血清学检查 ①特异性 IgM 抗体测定：此抗体多在病后 3～4 天即可在血清中出现，2 周达到高峰，约 80% 的患者入院时脑脊液特异性抗体呈阳性，可用作早期诊断。②补体结合试验：此抗体出现时间较晚，故多用作回顾性诊断或流行病学检查。③血凝抑制试验：血凝抑制抗体出现较早，一般在病后第 4～5 天出现，2 周时达高峰，可用于临床诊断及流行病学调查。

4. 病原学检查 ①病毒分离：从病程的第一周内死亡者的脑组织中可分离出乙脑病毒。脑脊液和血中不易分离到病毒。②病毒抗原或核酸检测：组织、血液或其他体液中可检测到乙脑病毒抗原和特异性核酸。

【诊断要点】

根据夏秋季发病，患者为 10 岁以下儿童等流行病学资料；临床表现为急起高热、头痛、呕吐、意识障碍、抽搐、呼吸衰竭、病理反射及脑膜刺激征阳性；辅助检查白细胞计数及中性粒细胞比例均增高，脑脊液呈无菌性脑膜炎改变可做出临床诊断。血清学检查尤其是乙脑

IgM 抗体阳性可明确诊断。

【治疗原则】

目前尚无特效抗病毒药,早期可试用利巴韦林、干扰素等。治疗主要为对症措施。高热、抽搐及呼吸衰竭是危及患者生命的三大主要症状,且互为因果,形成恶性循环,高热增加耗氧量,加重脑水肿和神经细胞病变,使抽搐加重;抽搐又加重缺氧,导致呼吸衰竭并进一步加重组织病变,使体温升高。因此处理好高热、抽搐和呼吸衰竭等危重症状是乙脑患者抢救成功的关键。

1. 对症治疗

(1) 高热:以物理降温为主,可用小量阿司匹林或肌内注射安乃近。持续高热伴反复抽搐者可加用亚冬眠疗法,以氯丙嗪和异丙嗪各 0.5~1 mg/kg 肌内注射,或乙酰丙嗪代替氯丙嗪,每次(0.3~0.5)mg/kg,每 4~6 小时 1 次,疗程 3~5 天。

(2) 抽搐:处理措施包括去除病因及镇静止痉。①脑水肿所致者以脱水治疗为主。可用 20% 甘露醇静脉滴注或推注,必要时可加用 50% 葡萄糖、呋塞米、肾上腺皮质激素静脉注射。②高热所致者以降温为主。③脑实质炎症应及时予镇静剂。常用地西泮,成人每次 10~20 mg,小儿每次 0.1~0.3 mg/kg(每次不超过 10 mg),肌内注射或缓慢静脉注射;水合氯醛每次 1.5~2.0 g,保留灌肠,儿童酌减。预防抽搐可用苯巴比妥钠,每次 0.1~0.2 g,肌内注射。

(3) 呼吸衰竭:①吸氧。②保持呼吸道通畅,定时翻身拍背、体位引流、吸痰、雾化吸入化痰药物等。若有昏迷、反复抽搐、呼吸道分泌物梗阻导致发绀、肺部呼吸音减弱或消失,反复吸痰无效者,应尽早行气管切开。必要时使用人工呼吸器辅助呼吸以维持有效呼吸。③因脑水肿所致者应加强脱水治疗。④中枢性呼吸衰竭可用呼吸兴奋剂,如洛贝林、尼可刹米等。⑤使用血管扩张剂可改善脑微循环、减轻脑水肿、解除脑血管痉挛和兴奋呼吸中枢。可用东莨菪碱或山莨菪碱。还可使用阿托品、酚妥拉明等。纳洛酮是特异性的吗啡受体拮抗剂,对退热、止痉、神志转清、纠正呼吸衰竭等方面有较好的作用,可早期应用。

(4) 循环衰竭:可根据情况补充血容量,应用升压药物、强心剂、利尿药等。并注意维持水及电解质的平衡。

2. 恢复期及后遗症处理　应注意进行功能训练包括吞咽、语言和肢体功能,可行理疗、针灸、体疗、高压氧治疗、中药治疗等。肢体瘫痪者,应注意协助使其肢体保持功能位,并进行按摩和被动运动,防止肌肉挛缩和功能障碍。

【护理评估】

1. 健康史　患者的起病时间,有无明显诱因,主要症状及其特点,有无伴随症状及并发症;是否为发病季节,有无接种过乙脑疫苗等。

2. 身心状况　评估患者体温、脉搏、血压,有无高热,意识障碍、惊厥及呼吸衰竭,神经系统等体格检查情况;了解患者及其家属对流行性乙型脑炎的认识程度、心理状态等。

3. 辅助检查　了解血常规、脑脊液、血清学、病原学检测等辅助检查情况。

【常见的护理诊断/问题】

1. 体温过高　与病毒血症及脑部炎症有关。

2. 意识障碍　与中枢神经系统、脑实质损害、抽搐、惊厥有关。

3. 气体交换受损　与呼吸衰竭有关。

4. 躯体活动障碍 与意识障碍、感觉运动缺失、瘫痪、长期卧床有关。

5. 有皮肤完整性受损的危险 与昏迷、长期卧床有关。

6. 有受伤的危险 与惊厥、抽搐发作有关。

【护理目标】

1. 患者体温恢复正常。
2. 患者意识状态逐渐好转。
3. 患者自述呼吸困难程度减轻。
4. 患者身体活动能力恢复,逐渐恢复至生活自理。
5. 患者皮肤保持清洁干燥,未发生破溃、感染等。
6. 患者未发生坠床等意外。

【护理措施】

1. 休息与环境 患者应严格卧床休息。病房应有防蚊设备和灭蚊措施。环境安静、光线柔和,防止声音、强光刺激患者。有计划集中安排各种检查、治疗、护理操作,有利于休息并避免操作刺激诱发惊厥或抽搐。

2. 病情观察 注意患者的意识状态,瞳孔大小、对光反射;血压改变;呼吸频率、节律、幅度的改变,以早期发现脑疝的临床表现。观察惊厥发作先兆,如烦躁不安、口角抽动、指(趾)抽动、两眼凝视、肌张力增高等,以及发作次数、发作持续时间、抽搐的部位和方式。准确记录出入量。观察意识状态,注意意识障碍是否继续加重。生命体征中尤应注意观察体温变化,观察呼吸速率、节律,以判断有无呼吸衰竭。观察有无并发症的表现,如有无肺部感染及褥疮等症状及体征。

3. 对症护理

(1) 抽搐:应及时发现先兆,及时处理,分析原因,根据引起抽搐的不同原因,给予相应的护理,①脑水肿所致者以脱水为主,使用20%甘露醇静滴时,应注意30分钟内滴完;准确记录出入量,注意维持水、电解质平衡。②呼吸道分泌物多者,应取仰卧位,头偏向一侧,松解衣服和领口,如有义齿应取下,给予吸痰,保持呼吸道通畅。吸氧,氧流量(4~5)L/min,以改善脑缺氧。如舌后坠阻塞呼吸道,可用缠有纱布的舌钳拉出后坠舌体,并使用简易口咽通气管,必要时行气管切开。呼吸衰竭的患者遵医嘱给予呼吸兴奋剂时,注意观察用药反应。③高热所致以物理降温为主,高热伴抽搐者应用亚冬眠治疗期间,应避免搬动患者。④脑实质炎症使用地西泮等镇静药,治疗时应注意药物对呼吸有无抑制作用。惊厥或抽搐发作时注意防止窒息及外伤。

(2) 高热:参见第一章第八节"发热"的护理,患者应隔离至体温正常为止。

(3) 呼吸衰竭:参见血液、呼吸、循环系统分册第三篇呼吸系统疾病患者的护理。

4. 饮食及生活护理 乙脑患者应按不同病期给予不同饮食,以补充营养。初期和极期应给予清淡流质饮食,如西瓜汁、绿豆汤、菜汤、牛奶等。昏迷及吞咽困难者给予鼻饲或静脉营养,保证每日摄入量1500~2000 ml,并注意电解质平衡。恢复期应逐渐增加营养、高热量饮食。做好眼、鼻、口腔的清洁护理,每天用漱口液清洁口腔2次,口唇涂石蜡油,以防干裂。定时翻身、拍背,骶尾部等受压处应经常按摩,改善局部血液循环,防止压疮形成。注意患者安全,防止坠床,必要时用床栏或约束带约束。

5. 恢复期及后遗症护理　对于恢复期患者应注意增加营养、防止继发感染。观察患者神志、各种生理功能、运动功能的恢复情况。对遗留有精神、神经后遗症者,可进行中西医结合的综合治疗,护士应给予积极、耐心的护理,从生活上关心、照顾患者,鼓励并指导患者进行功能锻炼,帮助其尽快康复。

【护理评价】

1. 患者自述体温恢复正常。
2. 患者意识状态好转。
3. 患者无发绀,呼吸频率、深度趋于正常或呼吸平稳。
4. 患者身体活动能力恢复,能够进行正常的生活活动。
5. 患者皮肤保持清洁干燥,没有破溃、感染发生。
6. 患者未发生坠床等意外。

【健康指导】

1. 疾病预防指导　加强对家畜管理,尤其幼猪,搞好牲畜饲养场所的环境卫生。在流行季节前对猪进行疫苗接种,能有效控制乙脑在人群中的流行。加强宣传,大力开展防蚊、灭蚊工作,消灭蚊虫滋生地。流行季节使用驱蚊剂、蚊帐等防止蚊虫叮咬。

2. 保护易感人群　对重点人群及其家属加强预防接种的教育。目前我国采用地鼠肾灭活疫苗进行预防接种,初种 2 次,间隔 1~2 周。接种后第二年加强 1 次,连续 3 次加强后不必再注射,可获得持久免疫。6~12 个月婴儿,每次 0.25 ml,1~6 岁儿童每次 0.5 ml;7~12 岁每次 1.0 ml。对初次进入流行区的人员可按初种方法接种 2 次,接种后保护率达85%~98%。

3. 疾病知识指导　大力宣传乙脑的疾病知识和防治知识、使群众认识乙脑的临床特征。在乙脑流行季节如发现有高热、头痛、意识障碍者,应考虑乙脑的可能性,立即送院诊治。恢复期患者仍有瘫痪、失语、痴呆等神经精神症状者,应鼓励患者坚持康复训练和治疗,教会家属切实可行的护理措施及康复疗法、如针灸、按摩、语言训练等,使残疾减到最低程度。

(梁春光)

第八节　登革病毒感染

一、登　革　热

登革热(dengue fever)是由登革病毒所致的由伊蚊传播的急性发热性传染病。临床特征为发热,头痛,全身肌肉、骨骼和关节痛,疲乏,皮疹,淋巴结肿大及白细胞减少。

登革热主要在热带和亚热带地区流行,在世界各地曾多次发生大流行。本病是一种古老的疾病,20 世纪在世界各地发生过多次大流行,病例数可达百万。在 1998 年,本病已成为仅次于疟疾的最重要的热带传染病。我国首次经病原学证实的登革热流行发生于 1978 年的广东省佛山市。所有 4 型登革病毒均曾在我国流行过。

【病原学】

登革病毒归为黄病毒科中的黄病毒属。病毒颗粒呈哑铃状、棒状或球形，直径 50 nm，含单股线状 RNA，与蛋白质装配成 20 面立体对称核衣壳。最外层为糖蛋白所组成的包膜。包膜含有型和群特异性抗原。登革病毒分为 4 个血清型，在血清学试验中各型之间及与其他黄病毒属的病毒，如乙型脑炎病毒有交叉免疫反应。

登革病毒在伊蚊胸肌细胞、猴肾细胞及新生小白鼠脑中生长良好，病毒在细胞质中增殖，可产生恒定的细胞病变。登革病毒对酸、脂肪溶媒、洗涤剂均敏感，用乙醚、紫外线或 0.65% 甲醛溶质可灭活。不耐热，60℃ 30 分钟或 100℃ 2 分钟均可灭活。耐低温及干燥，可在低温或干燥环境中长期保存。

【流行病学】

1. 传染源 人和隐性感染者是主要传染源。在发病前 6~18 小时至起病 3 天内可出现病毒血症，使叮咬的伊蚊受感染。在流行期间，轻型患者及隐性感染者显著多于典型患者，且不易发现，是本病重要的传染源。

2. 传播途径 埃及伊蚊和白纹伊蚊是本病的主要传播媒介。通过蚊子叮咬而传播。在东南亚和我国海南省，本病的主要媒介是埃及伊蚊。在太平洋岛屿和我国广东省，白纹伊蚊是主要传播媒介。伊蚊吸入带病毒血液后，病毒在唾液腺和神经细胞内复制，吸血 10 天后伊蚊即有传播能力，传染期长达 174 天。伊蚊不但是传播媒介，而且还是登革病毒的贮存宿主，病毒可经卵传给后代。

3. 人群易感性 普遍易感。感染后只对同型病毒株有牢固免疫力，并可维持多年。但对其他血清型只有短暂的交叉免疫。

4. 流行特征

(1) 地区性分布：登革热呈世界性分布，尤其在热带地区，主要流行见于东南亚、太平洋岛屿和加勒比海地区。我国广东、广西、海南、台湾等地区是本病的主要流行区。

(2) 季节性：发病季节与雨季有关，在广东省多为 5~11 月，海南省则为 3~12 月。

(3) 周期性：在地方性流行区有隔年发病率升高的趋势，但近年来流行周期常表现为不规则。

【发病机制与病理特征】

登革病毒通过伊蚊叮咬进入人体，在单核-吞噬细胞系统增殖至一定数量后，即进入人血液循环（第一次病毒血症），然后再定位于单核-吞噬细胞系统和淋巴组织之中。登革病毒复制至一定程度，再次释放入血流中，引起第二次病毒血症，导致发热等感染中毒症状。机体产生的抗登革病毒抗体与登革病毒形成免疫复合物，激活补体系统，导致血管通透性增加。激活的补体系统可同时抑制骨髓中的白细胞和血小板系统导致白细胞、血小板减少和加重出血。

主要病理改变为：肝、肾、心和脑的退行性变；心内膜、心包、胸膜、腹膜、胃肠道黏膜、肌肉、皮肤及中枢神经系统不同程度的出血；皮疹活检见小血管内皮细胞肿胀，血管周围水肿及单核细胞浸润，瘀斑中有广泛血管外溢血。脑部受损者可见蛛网膜下腔灶性坏死出血，脑实质灶性出血，脑水肿及软化。重症患者可有肝小叶中央灶性坏死及淤胆，小叶性肺炎，肺小脓肿形成等。

【临床表现】

潜伏期3~15天,通常为5~8天。登革热分为典型登革热、登革出血热和登革休克综合征3型,登革出血热我国少见。登革热在临床上又可分为典型、轻型与重型登革热。登革出血热与登革休克综合征实际上是登革出血热的两个临床类型。

1. 典型登革热

(1) 发热:起病急骤,24小时内体温可达40℃,发热持续5~7天后降至正常。部分病例于起病第3~5天体温降至正常,1天后又再上升,称为双峰热或马鞍热型。发热时伴头痛、眼球后痛、背痛,全身骨、关节、肌肉痛,极度乏力等全身毒血症状及食欲减退、恶心、呕吐等胃肠道症状。骨、关节及肌肉痛的程度与病情轻重有关,并可持续至热退后。早期可见颜面潮红、结膜充血、浅表淋巴结肿大及相对缓脉。儿童起病较慢,症状较轻。

(2) 皮疹:于病程第3~6天出现,为多形性,可为斑丘疹、麻疹样皮疹、猩红热样疹、斑疹或皮下出血点等。同一患者可见不同形态皮疹,分布于躯干、四肢或头面部,手掌、足底通常缺如。皮疹多有痒感,大部分不脱屑,持续3~4天消退。

(3) 出血:出血多发生在病程的5~8天。25%~50%病例有不同程度、不同部位的出血,如牙龈、鼻黏膜、皮下、内脏和浆膜腔出血等。

(4) 其他:约1/4病例有肝大,黄疸不多见,脾肿大少见。

2. 轻型登革热　全身疼痛较轻,低热,皮疹稀少或不出疹,一般无出血,浅表淋巴结常有肿大,病程短,临床上类似流感。此型病例在流行时多见,易被忽视。

3. 重型登革热　早期临床表现如典型登革热,发热3~5天时病情突然加重,出现脑膜脑炎表现如剧烈头痛、呕吐、颈强直、谵妄、狂躁、昏迷、抽搐及大量出汗、血压骤降,重者可出现瞳孔缩小等。有些病例表现为消化道出血,甚至出血性休克。病情发展迅速,可因中枢性呼吸衰竭或出血性休克在1~2天内死亡。此型罕见,但病死率很高。本型不符合登革出血热的诊断标准,故命名为重型登革热。

【辅助检查】

1. 常规检查　血常规见白细胞显著减少,可低至$2\times10^9/L$,分类中性粒细胞比例减少,淋巴细胞增多,可见异型淋巴细胞;血小板减少,束臂试验可呈阳性。部分病例尿常规可见蛋白尿及血尿。发生脑膜炎的病例脑脊液压力升高,脑脊液内白细胞和蛋白质正常或轻度增加,糖和氯化物正常。部分病例血清转氨酶轻度升高。

2. 免疫学检查　感染后红细胞凝集抑制抗体于病程第4~5天开始出现,补体结合抗体于病程第2周开始出现。单份红细胞凝集抑制试验效价超过1∶1280,血清补体结合试验效价超过1∶32有诊断意义。双份血清,恢复期抗体效价比急性期升高4倍以上者,可以确诊为登革热。此外,ELISA法检测特异性IgM抗体亦有助于诊断。

3. RT-PCR检测　用于检测登革病毒核糖核酸,敏感性明显高于病毒分离,可用于早期快速诊断登革病毒感染及血清型鉴定。

4. 病毒分离　将急性期患者血清接种于白纹伊蚊胸肌内分离病毒最为敏感,但需时较长且有传播疾病的危险。近年来多采用简化的白纹伊蚊细胞株纯系C6/36进行病毒分离,可使分离时间缩短,阳性率为20%~65%。

【诊断要点】

根据流行地区、流行季节,短期内出现大量发热患者等流行病学资料;临床表现为急性起病，高热，全身骨、关节及肌肉疼痛，皮疹，出血，淋巴结肿大等；辅助检查见白细胞及血小板减少可临床诊断本病。双份血清检查恢复期抗体效价有4倍升高、病毒分离、核酸检测阳性可明确诊断。

【治疗原则】

无特殊治疗药物，主要采取支持及对症治疗。

1. 急性期应卧床休息，流质或半流质饮食，防蚊隔离至完全退热。

2. 高热者以物理降温为主，慎用止痛退热药物。严重毒血症患者，可短程、小剂量使用糖皮质激素，如泼尼松5 mg，每天3次，口服。

3. 有大量出汗致脱水者，应及时补液，但尽可能以口服补液为主。

4. 有出血倾向者，可用卡巴克洛、酚磺乙胺、维生素C及K等止血药物。对大出血病例，应输入新鲜全血或血小板等。

5. 重型病例出现脑膜脑炎时应及时使用20%甘露醇脱水，同时静脉滴注地塞米松。对呼吸中枢受抑制者应及时使用机械通气。

登革热患者的护理见本节"登革出血热"。

二、登革出血热

登革出血热（dengue hemorrhagic fever）是登革热的一种严重类型，临床特征为发热2~5天后病情突然加重，并出现血浆外渗及血小板减少、多个器官出血和（或）休克，如治疗不及时，病死率很高。1950年在泰国首先发现登革出血热，以后在东南亚、太平洋岛屿及加勒比海地区相继发生本病流行。1953年在菲律宾的马尼拉首先认识登革出血热的流行，以后陆续见于其他热带地区。1985年在我国海南省开始发现本病流行。

【病原学】

4个型登革病毒均可引起登革出血热，但以第2型最为常见。

【流行病学】

登革出血热多发生于登革热地方性流行区的当地居民，这可能是与当地居民血液中较多存在促进性抗体（enhancing antibody）有关。登革出血热在东南亚好发于1~4岁儿童，我国海南省则以15~30岁人群占多数。

【发病机制与病理特征】

发病机制尚未完全明了。机体感染登革病毒后，可通过主动免疫产生对不同型病毒的交叉免疫性异型抗体，婴儿则可通过胎盘被动获得抗体。这些抗体对异型病毒中和作用弱，但促进作用强，故称为促进性抗体。该抗体可促进登革病毒与单核-吞噬细胞表面Fc受体结合，使这些细胞被激活释放出可裂解补体C3的蛋白酶、凝血活酶和血管通透因子，导致血管通透性增加，血浆蛋白外渗，引起血液浓缩和休克。凝血系统被激活则可引起弥散性血管内凝血（DIC），加重休克，并与血小板减少共同导致各系统的出血。

主要病理改变为全身微小血管内皮损伤，其周围出血、水肿及淋巴细胞浸润，微血管功能损害导致血管通透性增加，血浆外渗，血液浓缩。

【临床表现】

潜伏期同登革热。根据临床表现可分为较轻的无休克的登革出血热及较重的登革休克综合征两型。

前驱期2~5天,可有典型登革热症状。在热退前后的24小时左右,病情突然加重,皮肤变冷、出汗、脉速、昏睡或烦躁,消化道或其他器官出血,束臂试验阳性及肝大较登革热易见。严重者血压进行性下降,若治疗不当或不及时,即进入休克,可于4~24小时内迅速死亡。仅有出血者为登革出血热。同时有休克者为登革休克综合征。

【辅助检查】

血小板减少同时伴血液浓缩是本病特征性实验室改变。可见中等至重度血小板减少,严重者可降至$10\times10^9/L$以下。因血浆蛋白外渗,可见血液浓缩,血细胞比容增加及低蛋白血症。可有酸中毒或低钠血症。凝血因子减少,补体水平下降,纤维蛋白降解物升高。肝功能受损可出现转氨酶升高,凝血酶原时间延长。病毒分离及血清学检查方法同登革热。

【诊断要点】

①早期有典型登革热临床表现;②肝大;③多器官较大量出血表现。具备其中2~3项并同时有血浆外渗表现,如血细胞浓缩、血细胞比容增加20%以上及血小板在$100\times10^9/L$以下者可诊断为登革出血热。伴有休克者,为登革休克综合征。

【治疗原则】

目前无特效治疗,以对症治疗为主。

1. 维持水电解质平衡 休克病例要迅速补足血容量,纠正酸中毒,维持水、电解质平衡,除用晶体液外,还可加用胶体液如血浆、白蛋白,但不宜输入全血,以免加重血液浓缩。

2. 激素 可用糖皮质激素静滴,以减轻中毒症状和改善休克。

3. 止血治疗 出血病例,使用常规止血药物,还可输入血小板。

4. 防治DIC 有DIC征象时宜及早补充凝血因子。

【护理评估】

1. 健康史 评估患者是否生活在登革热流行区或发病前15天内去过流行区,既往是否患过此病、有无蚊虫叮咬史。同时注意患者的发病季节和发病年龄。重点评估有无畏寒、高热,伴剧烈头痛、眼眶痛、肌肉、关节和骨骼痛,伴极度疲乏、恶心、呕吐等。了解有无双峰热型特点。如考虑为登革出血热时,还要注意患者过去有无登革热病史,此次发病有无出血、休克等现象。

2. 身心状况 注意有无面部、颈部、胸部潮红,结膜出血、多样性皮疹、浅表淋巴结肿大、肝肿大、相对缓脉、鼻出血及各种出血与休克体征。评估患者及家属对疾病的发生、发展、流行及预防等方面的认识情况。

3. 辅助检查 注意血常规、肝功能等辅助检查。

【常见的护理诊断/问题】

1. 体温过高 与登革病毒感染有关。

2. 皮肤完整性受损 与登革病毒感染导致皮肤黏膜损伤有关。

3. 体液不足 与发热、多汗、血管通透性增加致血浆外渗有关。

4. 疼痛:全身骨骼、肌肉和关节痛 与病毒血症有关。

5. 潜在并发症:急性血管内溶血、心肌炎、肝肾综合征。

【护理目标】

1. 患者体温降至正常。

2. 患者皮肤保持清洁干燥，无破溃发生。

3. 发生休克时，护士能及时发现并给予有效的处理，减轻其危害。

4. 患者全身骨骼、肌肉和关节疼痛得到有效控制，疼痛逐渐减轻。

5. 患者没有并发症发生。

【护理措施】

1. 病情观察 包括：①监测生命体征，观察高热的持续时间、热型特点、退热后其他伴随症状是否缓解。如患者高热骤退，脉搏细速、大汗淋漓，应警惕出血性休克或登革休克征。②记录24小时出入量，监测水、电解质平衡情况。③神经系统症状，有无剧烈头痛、抽搐、嗜睡和昏迷等。④呕吐物和排泄物的性质、量的改变。⑤水、电解质平衡的情况。

2. 休息与饮食 急性期患者应卧床休息，注意口腔、皮肤清洁，防止继发感染。给予高蛋白、高维生素、高糖、易消化的流质、半流质饮食；嘱患者多饮水；昏迷患者可鼻饲饮食。

3. 对症护理 高热患者不宜全身使用冰袋，以防受凉发生并发症，但可头置冰帽或冰槽，以保护脑细胞。慎用止痛退热药物，以免在G-6-PD缺陷患者诱发急性血管内溶血或因大量出汗引起虚脱。对于出血症状明显者，应避免酒精擦浴，以免皮肤血管扩张加重出血。降温速度不宜过快，一般降至38℃时，不再采取降温措施，以防虚脱。大量出汗或腹泻的患者应鼓励尽可能口服补液，对频繁呕吐、不能进食者或潜在血容量不足者，可静脉补液，但要控制液体入量及补液速度，防止脑水肿的发生。

4. 出血的护理

(1) 休息与活动：早期患者宜卧床休息，恢复期的患者亦不宜过早活动，体温正常，血小板计数恢复正常，无出血倾向，方可适当活动。

(2) 观察出血倾向：严密观察心率、血压及相应的出血征象，注意有无皮肤黏膜瘀点、瘀斑或鼻出血、牙龈出血、注射部位出血、便血及血尿等，结合辅助检查，如血小板明显降低等，有可能发生内脏出血，甚至DIC。

(3) 出血的防治：有出血倾向者，遵医嘱使用酚磺乙胺、维生素C及K等止血药物，患者应做好配血，遵医嘱输新鲜全血或血小板。具体护理措施参见血液、循环、呼吸系统分册第一篇血液系统疾病患者的护理第二章第一节“出血或出血倾向”章节的护理。

(4) 心理护理：登革出血热患者多因起病急骤、病情发展迅速，自觉症状重，加上明显的出血倾向，或并发大出血休克，患者及家属多有紧张和恐惧心理，易加重出血。医护人员应设法稳定患者情绪，在实施医疗、护理措施时表现沉着、冷静，以增强患者治愈疾病的信心。

5. 皮肤的护理 参见第一章第八节“发疹的护理”。

【护理评价】

1. 患者体温恢复正常。

2. 患者皮肤保持清洁干燥，无破溃发生。

3. 发生休克时，护士能及时发现并配合医生给予有效的处理。

4. 患者全身骨骼、肌肉和关节疼痛得到有效控制，疼痛减轻。

5. 患者没有并发症发生。

【健康指导】

(1) 加强登革热的致病原因、传播过程、临床表现、防治方法等知识的宣传，及早发现并隔离、治疗患者。做好登革热疫情监测预报工作。加强环境卫生检疫。流行期间,预防的重点是防蚊灭蚊。可喷洒灭蚊剂,实行填平洼地、清除积水、疏通沟渠、勤换家用缸水并加用缸盖等措施消灭伊蚊滋生地。易感者涂擦昆虫驱避剂以防叮咬。

(2) 指导患者合理安排工作、学习和休息,保证充足睡眠,生活规律,注意劳逸结合,避免精神过度紧张和过度劳累,保持身心愉快。

(3) 指导患者及家属进行病情观察,以及早发现、防治急性血管内溶血、精神异常、心、肝、肾损害、急性脊髓炎等并发症。

(梁春光)

第九节 狂 犬 病

狂犬病(rabies)又名恐水症,是由狂犬病毒引起的,以侵犯中枢神经系统为主的急性人畜共患传染病,临床表现为特有的恐水、怕风、恐惧不安、流涎和咽肌痉挛、进行性瘫痪等。

【病原学】

狂犬病毒属于弹状病毒科拉沙病毒属,形似子弹,大小约 75 nm×180 nm,病毒中心为单股负链 RNA,外面为核衣壳和包膜组成,包膜上的糖蛋白具有免疫原性,能诱生中和抗体。并具有血凝集性。病毒易被紫外线、苯扎溴铵(新洁尔灭)、碘酒、高锰酸钾及乙醇等灭活,但可耐受低温。

从患者或患病动物体直接分离得到的病毒称为野毒株或街毒株,致病力强,能在唾液腺内繁殖,潜伏期较长。野毒株连续在动物脑内多次传代获得的病毒株称为固定毒株,其毒力减弱,潜伏期短,对人和犬失去致病力,但仍保持其免疫原性,可供制备疫苗。

【流行病学】

1. 传染源 带狂犬病毒的动物是本病的传染源,在我国主要传染源是病犬,其次是猫、猪、牛及马等家畜。许多食肉野生动物如狐、獾、浣熊等亦可引起人狂犬病发生。一般来说,狂犬病患者不是传染源,不形成人与人之间的传染。因其唾液中所含病毒量较少。一些貌似健康的犬或其他动物的唾液中也可带病毒,也能传播狂犬病。

2. 传播途径 主要通过咬伤传播,也可由带病毒唾液经伤口、抓伤、舔伤的黏膜和皮肤侵入。少数可通过对病犬宰杀、剥皮、切割等过程受感染。

3. 人群易感性 普遍易感,兽医与动物饲养员尤其易感。人被病犬咬伤后发病率为 15%~30%。下列因素可使发病率增加:①咬伤部位的神经血管分布丰富,如头面部、颈部及手部。②咬伤程度严重。③伤口未及时清创。④咬伤后未及时、全程、足量注射狂犬疫苗及免疫球蛋白。⑤被咬者的免疫功能低下或免疫缺陷。

【发病机制与病理特征】

狂犬病毒自皮肤或黏膜破损处侵入人体后,对神经组织有强大的亲和力,可分为三个阶段:①组织内病毒小量增殖期:病毒先在伤口附近的肌细胞内小量繁殖,在局部停留 3 天或更久,再侵入近处的末梢神经。②侵入中枢神经期:沿神经的轴索向中枢神经作向心性扩展,至脊髓的背根神经节再大量繁殖,入侵脊髓并很快到达脑部。主要侵犯脑干、小脑等处的神经细胞,一般不进入血流形成病毒血症。③向各器官扩散期:病毒从中枢神经向周围神经扩散，侵入各器官组织。由于迷走、舌咽及舌下脑神经核受损，导致吞咽肌及呼吸肌痉挛，可出现恐水、吞咽和呼吸困难等症状。交感神经受累时可出现唾液分泌和出汗增多。迷走神经节、交感神经节和心脏神经节受损时引起心血管功能紊乱或者猝死。

病理变化主要为急性弥漫性脑脊髓炎，以大脑基底面海马回、脑干及小脑损害最为明显。外观有充血、水肿、微小出血等。其特征性病变是神经细胞浆内可见嗜酸性包涵体，称为内基小体（Negri body），为狂犬病毒的集落，呈圆形或椭圆形，直径 3~10 μm，与红细胞大小相似，染色后呈樱桃红色，具有诊断意义。

【临床表现】

潜伏期 5 天至 19 年或更长。一般为 1~3 个月。潜伏期的长短与年龄、伤口部位、伤口深浅、入侵病毒的数量、毒力和机体免疫力等因素有关。典型临床经过可分为三期：

1. 前驱期 此期持续 2~4 天，常有低热、倦怠、头痛、恶心、全身不适等类似感冒症状，继而可出现恐惧不安，烦躁失眠，对声、光、风等刺激敏感而有喉头紧缩感。约 70% 患者在愈合的伤口处及其相应的神经支配区有痒、痛、麻及蚁走等异样感觉，此为最有意义的早期症状。

2. 兴奋期 此期约 1~3 天，表现为高度兴奋，极度恐怖表情，发作性咽肌痉挛，可为多种刺激而加重，故有恐水、怕风、怕光、怕声等表现，其中恐水为本病的特征，但不一定每例都有。典型者虽渴而不敢饮，闻流水声、见水或仅提及水时均可引起咽喉肌严重痉挛。严重发作时可出现全身肌肉阵发性抽搐，或因呼吸肌痉挛致呼吸困难和发绀。体温常升高（38~40℃甚至超过 40℃）。交感神经功能亢进，表现为大量流涎、多汗、心率加快、血压升高。因同时有吞咽困难和过度流涎而出现“泡沫嘴”。患者神志清楚，可出现精神失常、幻视、幻听等。

3. 麻痹期 患者肌肉痉挛停止，全身弛缓性瘫痪，逐渐进入昏迷状态，最后因呼吸、循环衰竭而死亡。此期持续时间较短，一般为 6~18 小时。

本病可分为两个临床类型，除上述狂躁型表现外，尚有以脊髓或延髓受损为主的麻痹型（静型）。该型患者无兴奋期和典型的恐水表现，常见高热、头痛、呕吐、键反射消失、肢体软弱无力，共济失调和大、小便失禁，呈横断性脊髓炎或上行性麻痹等症状，最终因全身弛缓性瘫痪死亡。全程一般不超过 6 天。

【辅助检查】

1. 血、尿常规 外周血白细胞总数轻至中度增多，中性粒细胞占 80% 以上。尿常规可有轻度蛋白尿，偶有透明管型。

2. 脑脊液检查 脑脊液压力稍增高，细胞数轻度增高，一般不超过 200×10^6/L，以淋巴细胞为主，蛋白轻度增高，糖及氯化物正常。

3. 病毒分离 取患者的唾液、脑脊液、皮肤或脑组织进行细胞培养或用乳小白鼠接种法分离病毒。

4. 内基小体检查 动物或死者的脑组织作切片染色，镜检找内基小体，阳性率为70%~80%。

5. 免疫学检查 可取患者的脑脊液或唾液直接涂片、角膜印片或咬伤部位皮肤或脑组织通过免疫荧光法检测抗原。阳性率可达 98%。此外，还可以使用快速狂犬病酶联免疫吸附法检测抗原。血液或脑脊液中和抗体的检测，对未接种疫苗者有诊断价值。

6. 核酸检测　取新鲜唾液和皮肤活检组织行反转录-聚合酶链反应(RT-PCR)法测定狂犬病毒RNA。

【诊断要点】

根据有被狂犬或病兽咬伤或抓伤史,以及恐惧不安、恐水、怕风、咽喉痉挛或怕光、怕声、多汗、流涎和咬伤处出现麻木、感觉异常等即可作出临床诊断。确诊有赖于检查病毒抗原,病毒核酸或尸检示脑组织内基小体。

【治疗原则】

狂犬病发病后以对症综合治疗为主,包括严格隔离患者,防止唾液污染;尽量保持患者安静,减少光、风、声等刺激,狂躁时用镇静剂;加强监护,吸氧,保持呼吸道通畅。必要时气管切开;维持内环境平衡,有脑水肿时给予脱水剂治疗;临床曾应用α-干扰素、胸腺肽、大剂量人抗狂犬病免疫球蛋白治疗,均未获成功。还需进一步研究有效的抗病毒治疗药物。

【护理评估】

1. 健康史　询问患者的年龄、性别、职业等。询问患者既往是否健康,曾患过何种病,是否治愈。是否有过被病犬、猫或其他动物咬伤史,咬伤后伤口处理情况,是否接种过疫苗;评估患者受损处皮肤有无异样感觉:麻木、发痒、刺痛、蚁走感。患者有无遇风、光、声刺激后出现轻度痉挛现象。患者有无高度兴奋、极度恐惧、恐水、怕风,对声、触摸等刺激极度敏感,导致发作性咽肌痉挛、呼吸困难。

2. 身心状况　评估患者有无发热、大汗、唾液分泌增多、乱吐唾液、心率快、血压升高、瞳孔扩大。评估患者及家属对疾病预后的了解程度。评估神志清醒患者是否了解病情,其痛苦、恐惧不安的程度,以及对患狂犬病的心理承受能力。评估患者有无工作单位,是否有医疗保险支持,了解患者家庭背景经济情况,家属对狂犬病的认识程度及对患病亲人的态度。

3. 辅助检查　评估血尿常规及脑脊液检查、内基小体检查等。

【常见的护理诊断/问题】

1. 皮肤完整性受损　与病犬、病猫等动物咬伤或抓伤有关。

2. 营养失调:低于机体需要量　与吞咽困难、不能进食饮水有关。

3. 体液不足　与高热、多汗、血管通透性增加致血浆外渗有关。

4. 恐惧　与疾病引起死亡的威胁有关。

5. 有受伤的危险　与患者兴奋、狂躁、出现幻觉等精神异常有关。

6. 有窒息的危险　与病毒损害中枢神经系统导致呼吸肌痉挛有关。

【护理目标】

1. 患者受损组织恢复正常,未发生继发感染。

2. 吞咽功能改善,能恢复并保持正常体重。

3. 患者生命体征在正常范围内,能保证机体所需热量、水分、电解质的摄入,无失水、电解质紊乱和酸碱失衡。

4. 恐惧程度减轻或消除。

5. 患者无受伤或伤害他人的现象发生,出现异常能得到及时有效的处理。

6. 患者皮肤颜色正常、血气分析值正常,能维持正常的呼吸型态,表现为呼吸平稳、频率正常。

【护理措施】

1. 一般护理 将患者安置于安静、避光的单人房间内,患者应卧床休息并实施严密隔离。狂躁、恐怖、激动或幻视、幻听患者,加床栏保护或适当约束,防止坠床或外伤。尽量避免刺激,有计划地安排并简化医疗、护理操作,集中在使用镇静剂后进行,动作要轻快。避免一切不必要的刺激,如水、光、声、风、触动等,尤其与水有关的刺激。避免让患者闻及水声,病房内避免放置盛水容器,避免提及"水"字,适当遮蔽输液装置等。并向家属解释兴奋、狂躁的原因,嘱其避免刺激患者。注意观察患者有无高度兴奋、恐水、怕风表现,痉挛发作的部位、持续时间,发作时有无出现幻觉、精神异常。患者愈合的伤口及其相应的神经支配区有无痒、痛、麻及蚁走等异样感觉。

2. 伤口处理 咬伤后迅速彻底清洗伤口能降低狂犬病的发病率,尽快用20%肥皂水或0.1%苯扎溴铵(季胺类消毒液)反复冲洗(季胺类与肥皂水不可合用)至少30分钟,尽量除去狗涎和污血。冲洗后,局部用70%乙醇和2%碘酊消毒。伤口较深者,清创后应在伤口底部和周围行抗狂犬病免疫球蛋白或抗狂犬病毒免疫血清局部浸润注射。狂犬病毒免疫血清可中和血中游离狂犬病毒,防止发病或减轻临床症状,使用前应进行皮肤过敏试验,皮试阳性者要进行脱敏疗法。伤口一般不宜缝合或包扎,以便排血引流。此外,尚需注意预防破伤风和细菌感染。

3. 预防接种 凡被猫、犬抓、咬伤后,或皮肤破损处被狂犬或狂犬病患者的唾液沾染后,均应进行疫苗接种。国内多采用地鼠肾疫苗5针免疫方案,即咬伤后第0、3、7、14和30天各肌内注射1次,每次2 ml。严重咬伤者,疫苗可加至全程10针,即当日至第6天每天1针,然后于第10、14、30、90天各注射1针。成人必须注射于上臂三角肌,切勿注射臀部,因其抗原性作用差,小儿注射于大腿肌肉前外侧区。

4. 窒息的护理

(1) 病情观察:严密观察呼吸、脉搏、心率、心律、体温、意识及瞳孔变化,尤其是呼吸频率、节律的改变,注意有无呼吸困难、发绀,记录抽搐部位、发作次数和持续时间。注意有无水、电解质、酸碱平衡紊乱,及时遵医嘱留取标本,记录出入量。

(2) 保持呼吸道通畅及吸氧:及时清除唾液及口鼻分泌物,保持呼吸道通畅。咽喉肌或呼吸肌频发痉挛时,给予氧气吸入和镇静止痉剂。

(3) 急救配合:备好各种急救药品及器械,如镇静剂、呼吸兴奋剂、气管插管及气管切开包、人工呼吸机等,若有严重呼吸衰竭、不能自主呼吸者,应配合医生行气管插管、气管切开或使用人工呼吸机辅助呼吸。

5. 心理护理 多数患者神志清醒,可因恐水、怕风、担心病情而异常痛苦,恐惧不安,应关心患者,尽量使患者有安全感。

【护理评价】

1. 受损组织恢复正常,未发生继发感染。

2. 患者体重恢复至正常范围并保持稳定。

3. 患者生命体征稳定在正常范围内,无口渴、尿少、皮肤干燥和弹性减退等失水表现、血生化指标正常。

4. 能认识自己的恐惧感,自述恐惧程度减轻或消除。

5. 患者无受伤或伤害他人的现象发生。

6. 患者呼吸功能改善，无呼吸困难、发绀等症状。

【健康指导】

1. 预防疾病指导　严格犬的管理，捕杀野犬、狂犬、狂猫及其他狂兽，并应立即焚毁或深埋。对家犬应进行登记与预防接种。进口动物必须检疫。

2. 预防接种　高危人群如接触狂犬病的工作人员、兽医、山洞探险者、动物管理人员，应作暴露前的疫苗接种，每次 2 ml 肌内注射，共 3 次，于第 0、7、21 天进行，2～3 年加强注射 1 次。若被犬、猫（尤其野犬、野猫）等动物咬伤或抓伤，应进行全程预防接种。接种期间应戒酒，多休息。

（王　健）

第十节　艾　滋　病

艾滋病是获得性免疫缺陷综合征（acquired immunodeficiency syndrome，AIDS）的简称，是由人免疫缺陷病毒（human immunodeficiency virus，HIV）引起的慢性传染病。主要经性接触、血液及母婴传播。HIV 特异性侵犯并破坏辅助性 T 淋巴细胞（$CD4^+$ T lymphocytes），导致机体免疫细胞和（或）功能受损乃至缺陷，最终并发各种严重机会性感染（opportunistic infection）和肿瘤。具有传播迅速、发病缓慢、病死率高的特点。

【病原学】

HIV 为单链 RNA 病毒，属于反转录病毒科慢病毒亚科，根据 HIV 基因的差异，目前可将 HIV 分为两型，即 HIV-1 型和 HIV-2 型，两者均可引起艾滋病。成熟 HIV 为球形，直径为 100～120 nm，由核心和包膜两部分组成，核心中有两条正链 RNA、反转录酶、整合酶和蛋白酶。外层由双层的磷脂蛋白膜构成包膜，包膜由多种宿主蛋白、HIV 的糖蛋白和跨膜蛋白 gp41 共同组成。结构蛋白是核心蛋白 p24，基质蛋白 p17。HIV 是一种变异性很强的病毒。突变主要来自反转录过程，其中 env 和 nef 等基因变异幅度最大。高度变异性有助于 HIV 逃避宿主的免疫监视。同时也为 HIV 感染的预防、诊断和治疗设置了巨大的障碍。

HIV 具有广泛的细胞和组织嗜性。HIV 除感染 $CD4^+$ T 淋巴细胞、单核-吞噬细胞、B 淋巴细胞、中幼粒细胞和滤泡树突状细胞外，还可感染上皮组织中的朗格汉细胞（Langerhans cell）及神经组织中的小胶质细胞、少突胶质细胞、星形胶质细胞和脑内皮细胞，其分布遍及骨骼、胸腺、脑、心、肺、肠、眼、肾、皮肤和性腺等器官。HIV 在外界的抵抗力低，对热较为敏感，56℃30 分钟、25% 以上浓度的乙醇、0.2% 次氯酸钠和漂白粉能将其灭活。但对 0.1% 甲醛、紫外线、γ 射线不敏感。HIV 侵入人体可刺激人体产生抗体，但并非中和抗体，病毒和抗体同时存在时仍有传染性。

【流行病学】

1. 流行概况　联合国艾滋病规划署新近公布的统计数字显示，截至 2011 年底，全球估计共有 3400 万名艾滋病病毒感染者，2011 年全球新增艾滋病病毒感染者约 250 万，HIV 感染相关的死亡人数约为 170 万。

联合国艾滋病规划署中国办事处的数据显示，中国的艾滋病病毒总体感染率维持在低水平，估计为 0.058%（0.046% ~ 0.070%）。截至 2011 年底，估计共有 78 万名成人和儿童艾滋病病毒感染者。在 2011 年估计的 4.8 万例新发感染中，81.6% 是经由性途径传播感染，包括 52.2% 的异性性传播和 29.4% 的同性性传播。18% 是经注射使用毒品感染，0.4% 经母婴传播感染，感染者中 28.6% 为女性。我国 HIV 流行态势为感染率持续下降，综合防治显示出效果；传播途径以性接触传播为主，其次为注射吸毒，经性接触途径感染艾滋病病毒人数明显增加，疫情正在从高危人群向一般人群扩散。必须针对流行的新趋势，针对性地抓住防控工作的重点。

2. 传染源 患者和 HIV 无症状病毒携带者是本病的传染源，后者尤为重要。无症状而血清 HIV 抗体阳性的 HIV 感染者是具有重要意义的传染源，血清病毒阳性而 HIV 抗体阴性的窗口期（window phase，window period）感染者亦是重要的传染源，窗口期通常 2 ~ 6 周。HIV 主要存在于血液、精液和阴道分泌物中，其他体液如唾液、眼泪和乳汁也含有 HIV。

3. 传播途径 目前公认的传染途径主要是性接触、血液接触和母婴传播。①性接触传播：是主要的传播途径（包括同性、异性和双性性接触）。性接触摩擦所致细微破损即可侵入机体致病。精液含 HIV 量（100 万 ~ 1000 万个/ml）远高于阴道分泌物，男传女的概率高于女传男 2 ~ 3 倍，但在性传播疾病（sexually transmitted disease，STD）高发区，两者无显著差别。与发病率有关的因素包括性伴数量、性伴的感染阶段、性交方式和性交保护措施等。②血液接触传播：药物依赖者共用针头，输入被 HIV 污染的血液或血制品以及介入性医疗操作等均可受感染。③母婴传播：感染 HIV 的孕妇可通过胎盘、分娩过程及产后血性分泌物和哺乳等传给婴儿。④其他途径：接受 HIV 感染者的器官移植、人工授精或污染的器械等，医务人员被 HIV 污染的针头刺伤或破损皮肤受污染也可受染。目前无证据表明可经食物、水、昆虫或生活接触传播。

4. 人群易感性 人群普遍易感，15 ~ 49 岁发病者占 80%。儿童和妇女感染率逐年上升。男性同性恋者、多个性伴侣者、静脉药物依赖者和多次输血和血制品者为本病的高危人群。

【发病机制】

HIV 主要侵犯人体的免疫系统，包括 $CD4^+$ T 淋巴细胞、巨噬细胞和树突状细胞，主要表现为 $CD4^+$ T 淋巴细胞不断减少，导致免疫功能缺陷。引起各种机会性感染和肿瘤发生。

1. 病毒动力学 HIV 进入人体后，24 ~ 48 小时内到达局部淋巴结，5 天左右在外周血中可以检测到病毒成分。继而出现病毒血症，导致以 $CD4^+$T 淋巴细胞数量短期内一过性迅速减少为特征的急性感染。大多数感染者未经特殊治疗 $CD4^+$T 淋巴细胞可自行恢复至正常或接近正常。但病毒未被清除，形成慢性感染。包括无症状感染期和有症状感染期。无症状感染期持续时间变化较大，从数月到数十年不等。

2. HIV 感染与复制 HIV 借助于易感细胞表面的受体进入细胞，HIV-1 的 gp120 首先与第一受体（CD4）结合，然后与第二受体（嗜淋巴细胞受体 CXCR4，和趋化因子受体 CCR5）结合。HIV 与受体结合后 gp120 构象改变与 gp41 分离，与宿主细胞膜融合进入细胞。HIV RNA 链反转录成负链 DNA。在胞核内 DNAP 作用下复制成双链 DNA。后者部分存留于胞质，部分作为前病毒。新形成的双链 DNA 整合于宿主染色体。潜伏 2 ~ 10 年后，前病毒可被激活，转录和翻译成新 HIV RNA 和病毒蛋白，在细胞膜装配成新 HIV 后芽生释出。HIV 感染宿主免疫细胞后以每天产生 10^9 ~ 10^{10} 颗粒的速度繁殖，并直接使 $CD4^+$T 淋巴细胞溶解破坏。病毒繁殖产生的中间产物及 gp120、vpr 等可诱导细胞凋亡。芽生释出后再感染并破坏其他细胞。

3. $CD4^+$T 淋巴细胞数量减少和功能障碍 ①病毒对受感染细胞溶解破坏和诱导细胞凋亡直接损伤：gp120 与未感染 HIV 病毒的 $CD4^+$T 淋巴细胞结合成为靶细胞被 $CD8^+$细胞毒性 T 细胞介导的细胞毒作用及抗体依赖性细胞毒作用攻击而造成免疫损伤破坏，致 $CD4^+$T 淋巴细胞减少；HIV 感染骨髓干细胞，使 $CD4^+$T 淋巴细胞产生减少。②$CD4^+$T 淋巴细胞的极化群 Th1/Th2 失衡：Th2 呈极化优势，而抗病毒免疫应答弱化，抗原呈递功能受损、IL-2 生产减少和对抗原反应活化能力丧失，使 HIV/AIDS 易发生各种感染。

4. 单核-吞噬细胞（MP）功能异常 MP 表面有 CD4 分子，可被 HIV 感染。部分 MP 功能异常，抗 HIV 和其他病原体感染的能力下降。

5. B 细胞功能异常 B 淋巴细胞表面有低水平 CD4 分子表达，可被 HIV 感染。感染 HIV 的 B 细胞出现多克隆化、循环免疫复合物和外周血 B 淋巴细胞增高，对新抗原刺激反应降低等。

6. 自然杀伤细胞（NK）异常 HIV 感染者早期即有 NK 细胞数量的减少。

【临床表现】

潜伏期平均 9 年，可短至数月，长达 15 年。从初始感染 HIV 到终末期，是一个极为漫长的复杂过程。在全程的不同阶段，与 HIV 相关的临床表现多种多样。根据我国艾滋病的诊疗标准和指南，将艾滋病分为急性期、无症状期和艾滋病期。

1. 急性期 感染 HIV 后，部分感染者出现病毒血症和免疫系统急性损伤的临床症状。患者发热、全身不适、头痛、畏食、肌肉关节疼痛以及淋巴结肿大等。检查可见血小板减少，$CD4^+$T 淋巴细胞计数一过性减少。可检出 HIV RNA。但血清 HIV 抗体在感染后数周才出现。此期症状常较轻微，持续 1~3 周后缓解。

2. 无症状期 由原发感染或急性感染症状消失后延伸而来。此期由于 HIV 在感染者体内不断复制，免疫系统受损，$CD4^+$T 淋巴细胞计数逐渐下降。血清学检查可检出 HIV 以及 HIV 核心蛋白和包膜蛋白的抗体。此期持续一般为 6~8 年。

3. 艾滋病期 是艾滋病病毒感染的最终阶段。患者 $CD4^+$T 淋巴细胞计数明显下降。HIV 血浆病毒载量明显升高。此期主要临床表现为 HIV 相关症状、各种机会性感染和肿瘤。

（1）HIV 相关症状：主要表现为持续一个月以上发热、盗汗、腹泻；体重减轻 10% 以上。部分患者表现为中枢神经系统症状：精神淡漠、性格改变、头痛、癫痫、下肢瘫痪、进行性痴呆。还可出现持续性全身淋巴结肿大，特点为：除腹股沟以外，有两个或两个以上部位淋巴结肿大。淋巴结直径 1 cm 以上，质地柔韧，无压痛，无黏连。持续时间 3 个月以上。

（2）各种机会性感染及肿瘤

1）呼吸系统：以肺孢子菌肺炎最为常见，且是本病机会性感染死亡的主要原因，表现为间质性肺炎。念珠菌、疱疹和巨细胞病毒、结核杆菌、卡波西肉瘤均可侵犯肺部。

2）消化系统：白色念珠菌、巨细胞病毒引起食管炎，表现为吞咽疼痛和胸骨后烧灼感。胃肠黏膜常受到沙门菌、痢疾杆菌、及隐孢子虫的侵犯，引起腹泻和体重减轻。因肝炎病毒、隐孢子虫、巨细胞病毒感染肝脏，可出现肝功能异常。

3）中枢神经系统：脑弓形虫病、新隐球菌脑膜炎、结核性脑膜炎、巨细胞病毒脑炎等。

4）皮肤：带状疱疹、传染性软疣、真菌性皮炎、尖锐湿疣均较常见。

5) 眼部:巨细胞病毒、弓形虫引起视网膜炎,眼部卡波西肉瘤等。

6) 口腔:鹅口疮、舌毛状白斑、复发性口腔溃疡等。

7) 肿瘤:恶性淋巴瘤、卡波西肉瘤。

【辅助检查】

1. 一般检查 血常规检查可有不同程度贫血,白细胞及血小板减少,尿蛋白常阳性。

2. 免疫学检查 HIV 特异性侵犯 $CD4^+T$ 淋巴细胞,$CD4^+T$ 淋巴细胞进行性下降,$CD4^+/CD8^+$ 比例倒置。采用流式细胞术检测 $CD4^+T$ 淋巴细胞绝对数量,可以了解 HIV 感染者机体免疫状况和病情进展,确定疾病的分期和治疗时机,判断治疗效果。

3. 血清学检查 ①HIV-1 和 HIV-2 抗体检测是 HIV 感染诊断的金标准。经筛查试验(初筛和复检)确证试验两步,用 ELISA、化学发光法或免疫荧光法初筛/复检血清 p24 和 gp120 抗体,灵敏度可达 99%。抗体初筛检测结果通常要经蛋白印迹(Western blot,WB)检测确证试验。②HIV 抗原检查,可用 ELISA 检测血清 HIV p24 抗原,有助于抗体产生窗口期和新生儿早期感染的诊断。

4. HIV RNA 的检测 可用免疫印迹法(Northern blot)或 RT-PCR 法。定量检测既有助于诊断,又可判断治疗效果及预后。

5. 病毒分离 可从患者血浆、单核细胞和脑脊液中分离,但操作复杂,仅用于科研。

6. 耐药检测 通过测定 HIV 基因型和表型的变异了解药物变异情况。目前国内外主要采用基因型检测。一般在抗病毒治疗病毒载量下降不理想或抗病毒治疗失败需要改变治疗方案时进行耐药检测。如条件允许也可以在抗病毒治疗开始前进行耐药检测,有助于选用合适的抗病毒药物。

7. 蛋白质芯片 近年蛋白芯片技术发展较快,能同时检测 HIV、HBV、HCV 联合感染者血中 HIV、HBV、HCV 核酸和相应的抗体,有较好的应用前景。

【诊断要点】

急性期可根据患者近期内有流行病学史和临床表现,结合实验室检查 HIV 抗体由阴性转为阳性即可诊断,或仅实验室检查 HIV 抗体由阴性转为阳性即可诊断。无症状期依据有流行病学史,结合实验室检查 HIV 抗体阳性即可诊断,或仅实验室检查 HIV 抗体阳性即可诊断。艾滋病期依据有流行病学史,实验室检查 HIV 抗体阳性,加之下列各项中的任何一项,即可诊断艾滋病。

(1) 原因不明的持续不规则发热 1 个月以上,体温高于 38℃。

(2) 慢性腹泻 1 个月以上,每天次数>3 次。

(3) 6 个月内体重下降 10% 以上。

(4) 反复发作的口咽念珠菌感染。

(5) 反复发作的单纯疱疹病毒感染或带状疱疹感染。

(6) 肺孢子菌肺炎。

(7) 反复发生的细菌性肺炎。

(8) 活动性肺结核或非结核分枝杆菌病。

(9) 深部真菌感染。

(10) 中枢神经系统病变。

(11) 中青年人出现痴呆。

(12) 活动性巨细胞病毒感染。

(13) 弓形虫脑病。

(14) 青霉菌感染。

(15) 反复发生的败血症。

(16) 皮肤黏膜或内脏的卡波西肉瘤、淋巴瘤。

HIV 抗体阳性，虽无上述表现，但 $CD4^+T$ 淋巴细胞数<200/mm^3，也可诊断为艾滋病。

【治疗原则】

1. 高效抗反转录病毒治疗 是针对病原体的特异性治疗，目标是最大限度的抑制病毒复制，重建或维持免疫功能。降低病死率和 HIV 相关疾病的罹患率，提高患者的生活质量；减少免疫重建炎症反应综合征；减少艾滋病传播、预防母婴传播。国内目前抗反转录病毒药物有四类 12 种。因一种抗病毒药物易诱发 HIV 变异，产生耐药，故目前主张联合用药，称为高效抗反转录病毒治疗。各类药物特点如下：

(1) 核苷类反转录酶抑制剂：此类药物能选择性与 HIV 反转录酶结合，并掺入正在延长的 DNA 链中，抑制 HIV 复制。此类药物包括叠氮胸苷(azidothymidine，AZT)，又名齐多夫定(zidovudine，ZDV)，成人每次 300 mg，2 次/天。去羟肌苷(didanosine，DDI)，成人体重≥60 kg 者，每次 200 mg，2 次/天和拉米夫定(lamivrapine，LAM)150 mg，2 次/天。

(2) 非核苷类反转录酶抑制剂：其主要作用于 HIV 反转录酶，使其失去活性，从而抑制 HIV 复制。抗病毒作用迅速，但易产生耐药株。常用药有奈韦拉平(nevirapine，NVP)每次 200 mg，2 次/天。

(3) 蛋白抑制剂：抑制蛋白酶，阻断 HIV 复制和成熟过程中所必须的蛋白合成，从而抑制 HIV 的复制。此类制剂包括利托那韦(ritonavir，RTV)2 周内由每次 300 mg，2 次/天，逐渐递增至每次 600 mg，2 次/天。茚地那韦(indinavir，IDV)每次 800 mg，3 次/天等。

(4) 整合酶抑制剂：拉普拉韦(raltegravir，RAV)每次 400 mg，2 次/天。

(5) 治疗时机：成人以下情况建议治疗：高病毒载量(>10^5 cp/ml)，$CD4^+$细胞每年下降>100/μl，心血管疾病高风险，合并活动性 HBV、HCV 感染，HIV 相关肾脏疾病和妊娠。

2. 治疗机会性感染和肿瘤

(1) 肺孢子菌肺炎：首选复方磺胺甲噁唑。

(2) 其他真菌感染：口腔及食管真菌感染用克霉唑。肺部真菌感染用氟康唑。新型隐球菌脑膜炎用氟康唑或两性霉素 B。

(3) 弓形虫病：可用螺旋霉素或克林霉素。

(4) 病毒感染：可用更昔洛韦或阿昔洛韦。

(5) 鸟型分枝杆菌感染：可用阿奇霉素、克拉霉素。

(6) 卡波西肉瘤：可用 AZT 与 α-干扰素联合治疗，或应用博来霉素、长春新碱、阿霉素联合治疗。

3. 支持及对症治疗 补充维生素及营养物质、辅以心理治疗。

4. 预防性治疗 结核菌素试验阳性者，异烟肼治疗 1 个月。$CD4^+T$ 淋巴细胞<0.2×10^9/L 者可用复方磺胺甲噁唑预防肺孢子菌肺炎，针刺或实验室意外感染应 2 小时内用 ZDV 等治疗，疗程 4~6 周。

【护理评估】

1. 健康史 询问患者的年龄、婚姻、职业等；询问患者平时的健康状况，有无久治不愈的疾病;有无静脉注射毒品史;有无多个性伴或不洁性生活史;有无输入未经 HIV 抗体检测的血液和血制品史;是否为 HIV 抗体阳性者所生的子女;有无职业暴露或医源性感染史。病后有无发热、咽痛、头痛、恶心、厌食、全身不适、关节肌肉疼痛、红斑样皮疹等。

2. 身心状况 评估有无颈、腋及枕部淋巴结肿大、肝脾大等;评估患者和家属对本疾病的认知、心理承受程度、有无异常情绪和心理反应等。

3. 辅助检查 通过血常规、免疫学检查、血清学检查、HIV RNA 的检测等确诊。

【常见的护理诊断/问题】

1. 活动无耐力 与 HIV 感染、并发各种机会性感染和肿瘤有关。

2. 恐惧 与艾滋病预后不良、疾病折磨、担心受到歧视有关。

3. 营养失调:低于机体需要量 与纳差、慢性腹泻及艾滋病期并发各种机会性感染和肿瘤消耗有关。

4. 腹泻 与并发胃肠道机会性感染和肿瘤有关。

5. 有感染的危险 与免疫功能受损有关。

【护理目标】

1. 患者活动耐力增加,能进行日常活动。
2. 恐惧程度减轻,心理上舒适感有所增加。
3. 能建立合理的饮食习惯和结构。
4. 患者的腹泻及其引起的不适减轻或消失。
5. 患者不出现感染的症状和体征。

【护理措施】

1. 一般护理

(1) 休息与活动:在急性感染期和艾滋病期应卧床休息,以减轻症状;无症状感染期可以正常工作,但应避免劳累。

(2) 隔离:艾滋病期患者应在执行血液/体液隔离的同时实施保护性隔离。

(3) 病情观察:密切观察有无肺部、胃肠道、中枢神经系统、皮肤黏膜等机会性感染的发生,以便及早发现、及时治疗。

(4) 加强个人卫生:加强口腔护理和皮肤清洁,防止继发感染或减轻口腔、外阴真菌、病毒等感染引起的不适。长期腹泻的患者要注意肛周皮肤的护理。每次排便后用温水清洗局部,再用吸水性良好的软布或纸巾吸干,可涂抹润肤油保护皮肤。

2. 用药护理 早期抗病毒治疗可减少机会性感染,使用 ZDV 治疗者,注意其严重的骨髓抑制作用,早期可表现为巨幼细胞性贫血,晚期可有中性粒细胞和血小板减少,亦可出现恶心、头痛和肌炎等症状。应查血型、做好输血准备,并定期检查血象。中性粒细胞$<0.5\times10^9/L$时,应报告医生。

3. 饮食护理

(1) 饮食原则:应给予高热量、高蛋白、高维生素、易消化饮食,以保证营养供给,增强机体抗病能力。同时根据患者的饮食习惯,注意食物的色香味,少量多餐,设法增加患者食欲。若有呕吐,在饭前 30 分钟给止吐药。若有腹泻,能进食者应给予少渣、少纤维素、高蛋白、高热量、易消化的流质或半流质;鼓励患者多饮水或给肉汁、果汁等;忌食生冷及刺激性食物。不能进食、吞咽困难者给予鼻饲。必要时静脉补充所需营养和水分。

(2) 营养监测:评估患者的营养状况,包括皮下脂肪、皮肤弹性、体重以及血红蛋白等;评估患者的食欲,了解饮食习惯、进食能力等。

4. 心理护理　多与患者沟通,运用倾听技巧,了解患者的心理状态。由于艾滋病缺乏特效治疗,预后不良,加之疾病的折磨,患者易有焦虑、抑郁、恐惧等心理障碍,部分患者可出现报复、自杀等行为。护士要真正关心体谅患者,并注意保护患者的隐私。

5. 社会支持　了解患者的社会支持资源状况及患者对资源的利用度,鼓励亲属、朋友给患者提供生活和精神上的帮助,解除患者孤独、恐惧感。目前许多药物正在积极研制中,鼓励患者珍爱生命、遵守性道德,充分利用可及的社会资源及信息,积极地融入社会。

【护理评价】

1. 患者活动耐力提高,能完成日常生活料理。
2. 能认识到恐惧所引起的不良影响,并能够积极的应对,恐惧程度减轻,心理上舒适感有所增加。
3. 能建立合理的饮食习惯和结构,营养指标在正常范围内。
4. 患者的腹泻及其伴随的症状减轻或消失。
5. 患者能描述可能增加感染的因素,不出现感染的症状和体征。

【健康指导】

1. 对患者的指导　教育患者,使之充分认识本病的基本知识、传播方式、预防措施及保护他人和自我健康监控的方法。对 HIV 感染者实施管理,包括:①定期或不定期的访视及医学观察。②患者的血、排泄物和分泌物应用 0.2% 次氯酸钠或漂白粉等消毒液进行消毒。③严禁献血、献器官、精液;性生活应使用避孕套。④出现症状、并发感染或恶性肿瘤者,应住院治疗。⑤已感染 HIV 的育龄妇女应避免妊娠、生育,以防止母婴传播。HIV 感染的哺乳期妇女应人工喂养婴儿。

2. 预防疾病指导　广泛开展宣传教育和综合治理,应通过传媒、社区教育等多种途径使群众了解艾滋病的病因和感染途径,采取自我防护措施进行预防,尤其应加强性道德的教育;保障安全的血液供应,提倡义务献血,禁止商业性采血,严格血液及血制品的管理,严格检测献血者、精液及组织、器官供者的 HIV 抗体;注射、手术、拔牙等应严格无菌操作,推广使用一次性注射用品,不共用针头、注射器;加强静脉药物依赖者注射用具的管理;对医疗器械如胃镜、肠镜、血液透析器械应严格消毒,防止医源性感染;加强对高危人群的艾滋病疫情监测,严格取缔卖淫和嫖娼活动;加强国境检疫,对艾滋病抗体阳性者禁止入境。

(王　健　周　影)

第十一节　传染性非典型肺炎

传染性非典型肺炎(infectious atypical pneumonia)又称严重急性呼吸综合征(severe acute respiratory syndrome, SARS),是由 SARS 冠状病毒(SARS Coronavirus, SARS-CoV)引起的急性呼吸道传染病。主要通过短距离飞沫、接触患者呼吸道分泌物及密切接触传播。以急起发热、头痛、肌肉酸痛、乏力、干咳少痰、胸闷、腹泻和白细胞减少等为特征,严重者出现快速进展的呼吸功能衰竭,主要特点是传染性极强、病情进展速度快及病死率高。

【病原学】

SARS 冠状病毒很可能是一种来源于动物的病毒，在狸猫、果子狸、家猫等动物中发现了类似 SARS-CoV 的病毒。SARS-CoV 的核苷酸序列与已知人类和动物冠状病毒序列的同源性差异较大，是一种新的冠状病毒，属于冠状病毒科(Coronaviridae)，但是否为冠状病毒属(Coronavirus)中的成员尚未定论。SARS-CoV 是一种单股正链 RNA 病毒。在 Vero 细胞中培养 5 天便可出现细胞病变、在细胞的粗面内质网和囊泡内、质膜表面、细胞外均可见病毒颗粒。电镜下病毒颗粒直径 80~140 nm，周围有鼓锤状冠状突起，突起之间的间隙较宽，病毒外形呈日冕状。将 SARS 病毒接种于猴子，可出现与人类相同的临床表现和病理改变。SARS 冠状病毒的抵抗力和稳定性要强于其他人类冠状病毒。在干燥塑料表面最长可活 4 天，尿液中至少 1 天，腹泻患者粪便中至少 4 天以上。在 4℃ 培养中存活 21 天，-80℃ 保存稳定性佳。56℃ 90 分钟或 75℃ 30 分钟可灭活病毒。SARS-CoV 对乙醚、氯仿、甲醛和紫外线等敏感。

【流行病学】

1. 传染源 患者是主要传染源。急性期患者体内病毒含量高，且症状明显，如打喷嚏、咳嗽等，容易经呼吸道分泌物排出病毒。少数患者腹泻，排泄物含有病毒。部分重型患者因为频繁咳嗽或需要气管插管、呼吸机辅助呼吸等，呼吸道分泌物多，传染性强。个别患者可造成数十人甚至上百人感染，被称为“超级传播者(super-spreader)”。潜伏期患者传染性低或无传染性，作为传染源意义不大；康复患者无传染性；隐性感染者是否存在及其作为传染源的意义，迄今尚无足够的资料佐证。本病未发现慢性患者。有研究表明从果子狸、狸猫、貉等动物体内可分离出 SARS-CoV 基因序列高度同源的冠状病毒，提示这些动物可能是 SARS-CoV 的储存宿主和本病的传染源，但有待证实。

2. 传播途径

(1) 呼吸道传播：近距离的飞沫传播是本病的主要传播途径。急性期患者咽拭子、痰标本中可以检测到 SARS-CoV。病毒存在于患者的呼吸道黏液或纤毛上皮脱落细胞里，当患者咳嗽、打喷嚏或大声讲话时，飞沫直接被易感者吸入而发生感染。飞沫在空气中停留的时间短。移动的距离短，故仅造成近距离传播。气溶胶传播是另一种方式，易感者吸入悬浮在空气中含有 SARS-CoV 的气溶胶而感染。

(2) 接触传播：通过直接接触患者的呼吸道分泌物、消化道排泄物或其他体液，或者间接接触被污染的物品，亦可导致感染。多个案例证实 SARS 可以通过实验室传播。实验室工作人员在处理或接触含 SARS-CoV 的标本时，未遵循严格的生物安全操作规程而感染。

(3) 其他：患者粪便中的病毒污染了建筑物的污水排放系统和排气系统造成环境污染，可能造成局部流行。虽然患者有短暂的病毒血症，但 SARS 通过血液传播尚有争议。

3. 人群易感性 人群普遍易感。发病者以青壮年居多，儿童和老人少见。男女比例约为 1∶0.87。患者家庭成员和医务人员属高危人群。患病后可获得一定程度的免疫力，尚无再次发病的报告。

4. 流行特征 该病于 2002 年 11 月首先在我国广东佛山市被发现，2003 年 1 月底开始在广州流行，2~3 月达高峰。随后蔓延到山西、北京、内蒙古、天津及河北等地。2003 年 2 月下旬开始在我国香港流行，并迅速波及越南、加拿大、新加坡、中国台湾等地。社区发病以散发为主，偶见点状暴发流行。主要流行于人口密集的大都市，农村地区甚少发病。发病季节为冬春季。男女之间发病无差别，各年龄组均可发病，但以青壮年（20～49岁）为主。死亡病例中，老年人较多。

【发病机制】

发病机制尚不清楚。发病早期可出现病毒血症。病理解剖和电子显微镜发现SARS-CoV对肺组织细胞和淋巴细胞有直接的侵犯作用。临床上发现，患者发病期间淋巴细胞减少，$CD4^+$和$CD8^+$的T淋巴细胞均明显下降。另外，临床上应用肾上腺皮质激素可以改善肺部炎症反应、减轻临床症状。因此，免疫损伤可能是本病发病的主要原因。

【临床表现】

潜伏期1～16天，常见为3～5天。典型患者通常分为三期。

1. 早期 一般为病初的1～7天。起病急，以发热为首发症状，99.3%～100%的患者有发热，体温一般>38℃，偶有畏寒；可伴有头痛、关节肌肉酸痛、乏力等症状；部分患者可有干咳、胸痛、腹泻等症状；常无上呼吸道卡他症状。发病3～7天后出现下呼吸道症状，可有咳嗽，多为干咳、少痰，偶有血丝痰；可有胸闷，肺部体征不明显，部分患者可闻少许湿啰音，或有肺实变体征。

2. 进展期 病情于10～14天达到高峰，发热、乏力等感染中毒症状加重，并出现频繁咳嗽、气促和呼吸困难，略有活动则气喘、心悸、胸闷，肺实变体征进一步加重，被迫卧床休息。这个时期易发生呼吸道的继发性感染，少数患者（10%～15%）出现急性呼吸窘迫综合征（acute respiratory distress syndrome，ARDS）而危及生命。

3. 恢复期 病程进入2～3周后，发热渐退，其他症状与体征减轻乃至消失。肺部炎症改变的吸收和恢复较为缓慢，体温正常后仍需要2周左右才能完全吸收恢复正常。

轻型患者临床症状轻，病程短，重症患者病情重，进展快，易出现ARDS。儿童患者的病情较成人轻。孕妇患者，在妊娠的早期易导致流产，妊娠晚期孕妇的病死率增加。老年患者症状常不典型，例如不伴发热或同时合并细菌性肺炎等。有少数患者不以发热为首发症状，尤其是有近期手术史或有基础疾病的患者。

【辅助检查】

1. 血常规 病程初期到中期白细胞计数正常或下降，淋巴细胞计数绝对值常减少，部分病例血小板减少。T淋巴细胞亚群$CD3^+$、$CD4^+$及$CD8^+$T淋巴细胞均减少，尤以$CD4^+$亚群减低明显。疾病后期多能恢复正常。

2. 血液生化检查 丙氨酸氨基转移酶（ALT），乳酸脱氢酶（LDH）及其同工酶等均有不同程度升高。血气分析可发现血氧饱和度降低。

3. 血清学检查 常用酶联免疫吸附法（ELISA）和免疫荧光法（IFA）检测血清中的SARS-CoV抗体。这两种方法对IgG抗体检测的敏感性与特异性均超过90%，IFA法的特异性高于ELISA法。IgG抗体在起病后第1周检出率低或检测不到，第2周末检出率80%以上，第3周末95%以上，且效价持续升高，在病后第6个月仍保持高滴度。IgM抗体发病1周出现，在急性期和恢复早期达高峰，3个月后消失。另外，也可采用单克隆抗体技术检测样本中的SARS-CoV特异性抗原，可用于早期诊断，特异性与敏感性也超过90%。

4. 分子生物学检测 以反转录聚合酶链反应（RT-PCR）检测患者呼吸道分泌物、血液、粪便等标本中的SARS-CoV的RNA。

5. 细胞培养分离病毒 将患者呼吸道分泌物、血液等标本接种到Vero细胞中进行培养,分离到病毒后用 RT-PCR 或免疫荧光法进行鉴定。

6. 影像学检查 绝大多数患者在起病早期即有胸部 X 线检查异常,多呈斑片状或网状改变。起病初期常呈单灶改变,短期内病灶迅速增多,常累及双肺或单肺多叶。部分患者进展迅速,呈大片状阴影。双肺周边区域累及较为常见,而胸腔积液、空泡形成以及肺门淋巴结增大等表现则较少见。对于胸片无病变而临床又怀疑本病的患者,1~2 天内要复查胸部 X 线检查。胸部 CT 检查可见局灶性实变,毛玻璃样改变最多见,肺部阴影吸收、消散较慢。阴影改变程度范围可与临床症状体征不相平行。

【诊断要点】

1. 流行病学资料

(1) 与 SARS 患者有密切接触史,或属受传染的群体发病者之一或有明确传染他人的证据。

(2) 发病前 2 周内曾到过或居住于报告有传染性非典型肺炎患者并出现继发感染疫情的区域。

2. 症状与体征 起病急,以发热为首发症状,体温一般>38℃,偶有畏寒;可伴有头痛、关节酸痛、肌肉酸痛、乏力、腹泻;常无上呼吸道卡他症状;可有咳嗽,多为干咳、少痰,偶有血丝痰;可有胸闷,严重者出现呼吸加速、气促或明显呼吸窘迫。肺部体征不明显,部分患者可闻少许湿啰音或有肺实变体征。

3. 实验室检查 外周血白细胞计数一般不升高,或降低;常有淋巴细胞计数减少。

4. 影像学检查 肺部不同程度的片状、斑片状浸润性阴影或呈网状样改变。

5. 血清学检查 用 IFA 或 ELISA 法检测患者血清特异性抗体,特异性 IgM 抗体阳性,或特异性 IgG 抗体急性期和恢复期抗体滴度升高 4 倍或以上时,可作为确定诊断的依据。检测阴性结果,不能作为排除本病诊断的依据。

【治疗原则】

治疗原则为早发现、早诊断、早治疗,有助于控制病情发展,减少对生命的威胁。

1. 一般治疗 卧床休息,避免劳累,加强营养支持,适当补充液体及维生素,注意水电解质及酸碱平衡。

2. 对症治疗

(1) 体温超过 38.5℃者,给予物理降温,如冰敷、酒精擦浴等。并酌情使用解热镇痛药。儿童忌用阿司匹林,因该药能引起 Reye 综合征。

(2) 咳嗽剧烈者给予镇咳;咳痰者给予祛痰药。

(3) 有心、肝、肾等器官功能损害,应该做相应的处理。

(4) 明显气促或 PaO_2<70 mmHg 或 SpO_2<93% 给予持续鼻导管或面罩吸氧。

3. 糖皮质激素的应用 早期应用指征:①有严重中毒症状,持续高热超过 3 天;②48 小时内肺部阴影进展超过 50%;③有急性肺损伤或出现 ARDS。

一般成人可用甲泼尼龙 80~320 mg/d,具体剂量及疗程根据病情来调整,儿童慎用糖皮质激素。

4. 预防和治疗继发细菌感染 用于治疗和控制继发细菌或真菌感染。早期可选用大环内酯类、喹诺酮类等抗感染药物。

5. 早期抗病毒药物 目前尚无针对 SARS-CoV 的特异性抗病毒药物。可选用利巴韦林(ribavrin),亦可试用干扰素、利托那韦和奥司他韦(达菲)。

6. 增强免疫功能 重型患者可以试用增强免疫的药物,如胸腺肽、静脉用丙种球蛋白等。恢复期患者血清的临床疗效和风险尚有待评估。

7. 中药辅助治疗 本病属于中医学瘟疫、热病的范畴,治疗原则为温病,卫、气、营、血和三焦辨证论治,适当的中医治疗对控制本病有积极作用。

8. 重型病例的治疗

(1) 加强对患者的动态监护:包括对生命体征、出入液量、心电图及血糖的监测。有明显呼吸困难或达到重症病例诊断标准者需密切监护。

(2) 使用无创正压机械通气(NPPV):推荐使用无创正压通气情况为:呼吸频率>30次/分;吸氧 5 L/min 条件下;SpO_2<93%。模式通常使用持续气道正压通气(CPAP),压力水平一般为4~10 cmH_2O;氧流量为5~8 L/min,NPPV 应持续应用(包括睡眠时间),暂停时间不宜超过30分钟,直到病情缓解。

(3) 经无创通气治疗病情无改善,不能耐受无创通气,有明显呼吸困难和低氧血症,5 L/min 吸氧条件下 SpO_2<93%,应及时进行有创正压通气治疗。

(4) 出现休克或 MODS 要及时予相应支持治疗,早期防治中断恶性循环,是提高治愈率的重要环节。

【护理评估】

1. 健康史 询问患者的年龄、婚姻、职业等;是否有氧中毒、肺挫伤、放射性挫伤、重症肺炎等病史、发病经过及诊治过程;有无严重休克、严重感染、严重非胸部创伤、急性胰腺炎、大面积烧伤、大量输血史;有无药物或麻醉品中毒;有无吸入毒气、烟尘、胃内容物等。

2. 身心状况 有无发热、有无畏寒、头痛、食欲不振、身体不适、皮疹、腹泻;有无频繁干咳、气短或呼吸急促、呼吸困难。患者和家属对本疾病的认知、心理承受程度、有无异常情绪和心理反应等。

3. 辅助检查 评估外周血象、血生化及电解质、血气分析、病原学及血清学检查、RT-PCR 检测 SARSV-RNA、肺部影像学等。

【常见的护理诊断/问题】

1. 体温过高 与病毒感染有关。

2. 气体交换受损 与肺部病变有关。

3. 焦虑/恐惧 与隔离、担心疾病的预后有关。

4. 营养失调:低于机体需要量 与发热、纳差、摄入减少、腹泻有关。

【护理目标】

1. 患者体温下降,舒适感增加。

2. 患者自述呼吸困难程度减轻。

3. 能认识到焦虑、恐惧所引起的不良影响,并能够积极的应对,焦虑、恐惧程度减轻,心理上舒适感有所增加。

4. 营养状况逐渐改善,能恢复并保持正常体重。

【护理措施】

1. 一般护理

(1) 消毒隔离"非典"患者应进行严密隔离。

(2) 休息与活动:卧床休息,协助做好患者的生活护理,减少患者机体的耗氧量,防止肺部症状的加重。

(3) 饮食护理:给予高热量、高蛋白、高维生素、易消化饮食。不能进食者或高热者应静脉补充营养,注意维持水、电解质平衡。

(4) 病情观察:多数患者在发病后 14 天内都可能属于进展期,因此要密切监测患者体温、呼吸频率,呼吸道有无阻塞;了解血气分析、血常规以及心、肝、肾功能等情况;定期复查胸片(早期复查间隔时间不超过 3 天)。

2. 对症护理 ①及时吸氧,保持呼吸道通畅。②痰液黏稠者给予祛痰剂,鼓励患者咳出痰液,必要时给予雾化吸入。③呼吸困难者应根据患者的病情及耐受情况,选择氧疗和无创伤正压机械通气。必要时,予以气管插管或切开,呼吸机给氧,但在气管插管和气管切开护理过程中,极易引起医护人员被病毒感染,应注意医护人员的防护。

3. 用药护理 由于治疗中采用糖皮质激素,应注意药物不良反应,如继发真菌感染、血糖升高和骨质疏松症等。

4. 心理护理 由于患者被严密隔离,往往有孤独无助感,对病情的恐惧可出现焦虑、抑郁、烦躁不安的心理。对此,医护人员应及时与患者沟通,关心安慰患者,了解其真实的思想动态,并鼓励其面对现实,树立战胜疾病的信心和勇气。

【护理评价】

1. 患者体温恢复正常。

2. 患者无发绀,呼吸频率、深度趋于正常或呼吸平稳。

3. 能认识到焦虑、恐惧所引起的不良影响,并能够积极的应对,焦虑、恐惧程度减轻,心理上舒适感有所增加。

4. 患者体重恢复至正常范围并保持稳定。

【健康指导】

1. 对患者的指导 ①随访:患者出院后应定期检查肺、心、肝、肾及关节等功能,若发现异常,应及时治疗。②心理调适:出院的非典患者如患有抑郁症,应及时进行心理治疗,加速康复。③饮食调理:病后初愈者体质仍较虚弱,出院后应注意均衡饮食,补充足够的营养素。④适当锻炼:康复期可练习太极拳等有利于心肺功能康复的运动项目,但避免过于疲劳。

2. 预防疾病指导 流行期间减少大型群众性集会或活动,避免去人多或相对密闭的地方;不随地吐痰,避免在人前打喷嚏、咳嗽,清洁鼻子后应洗手;勤洗手;保持公共场所空气流通;排除住宅建筑污水排放系统淤阻隐患;对患者用过的物品、住所及逗留过的公共场所进行充分消毒;如有咳嗽、咽痛等呼吸道症状或必须到医院以及其他人多的场所时,应注意戴口罩;保持乐观稳定的心态,均衡饮食,注意保暖,避免疲劳,充足睡眠,以及在空旷场所做适量的运动等,均有助于提高人体对传染性非典型肺炎的抵抗能力。

(王 健)

第十二节 传染性单核细胞增多症

传染性单核细胞增多症(infectious mononucleosis,IM)是由 EB 病毒(Epstein-Barr virus,

EBV)感染所导致的急性感染性疾病,主要侵犯儿童和青少年,临床上以发热、咽喉痛、肝脾和淋巴结肿大、外周血中淋巴细胞增多并出现单核样异型淋巴细胞等为特征。

【病原学】

EBV 属于疱疹病毒,是一种嗜淋巴细胞的 DNA 病毒,主要侵犯 B 淋巴细胞。EBV 有 5 种抗原成分,均能产生各自相应的抗体。①衣壳抗原(viral capsid antigen,VCA):可产生 IgM 和 IgG 抗体,VCA-IgM 抗体早期出现,是新近感染的标志;VCA-IgG 出现稍晚,可持续多年或终生,故不能区别新近感染与既往感染。②早期抗原(early antigen,EA):是 EBV 进入增殖性周期初期形成的一种抗原,EA-IgG 抗体于病后 3~4 周达高峰,持续 3~6 个月。③核心抗原(nuclear antigen,EBNA):EBNA-IgG 于病后 3~4 周出现,持续终生,是既往感染的标志。④淋巴细胞决定的膜抗原(lymphocyte determinant membrane antigen,LYDMA):带有 LYDMA 的 B 细胞是细胞毒性 T 细胞(Tc)攻击的靶细胞其抗体为补体结合抗体,出现和持续时间与 EBNA-IgG 相同,也是既往感染的标志。⑤膜抗原(membrane antigen,MA):是中和性抗原,可产生相应中和抗体,其出现和持续时间与 EBNA-IgG 相同。

【流行病学】

患者和隐性感染者均是传染源,病毒大量存在于唾液腺及唾液中,可持续或间断排毒达数周、数月甚至数年之久。传播途径主要是口-口传播,偶见飞沫传播、经输血传播及粪便传播。本病主要见于儿童和青少年,6 岁以下儿童得病后大多表现为隐性或轻型感染,15 岁以上感染者则多呈典型症状。病后可获得较稳固的免疫力,再次发病者极少。全年均有发病,以秋末至初春为多。

【发病机制】

本病的发病机制尚未完全阐明。由于 B 淋巴细胞表面有 EBV 受体,故 EBV 进入口腔后,可能首先感染咽扁桃体中的 B 淋巴细胞和口腔上皮细胞,并在细胞中进行增殖。病毒还可在腮腺和其他唾液腺上皮细胞中繁殖,并可长期或间歇性向唾液中排放,然后进入血液,导致病毒血症,继而累及全身淋巴系统。受感染的 B 淋巴细胞表面抗原发生改变,引起 T 淋巴细胞的强烈免疫应答而转化为细胞毒性 T 细胞(Tc)。患者血中的大量异常淋巴细胞(又称异型细胞)就是这种具有杀伤能力的 T 细胞。婴幼儿时期典型病例很少,主要是因为不能对 EBV 产生充分的免疫应答。

【临床表现】

潜伏期一般为 5~15 天。起病急缓不一。多数患者有乏力、头痛、畏寒、鼻塞、恶心、食欲减退、轻度腹泻等前驱症状。发病期典型表现有:

1. 发热 多数患儿有发热,体温 38.5~40℃,无固定热型,热程大多 1~2 周,一般中毒症状不严重。

2. 咽峡炎 咽部、扁桃体及腭垂充血肿胀,伴有咽痛,少数有溃疡或假膜形成。咽部肿胀严重者可出现呼吸及吞咽困难。

3. 淋巴结肿大 大多数患儿有淋巴结肿大,全身浅表淋巴结均可受累,以颈部最为常见,腋下、腹股沟次之。肘部滑车淋巴结肿大常提示有本病可能。肿大淋巴结直径一般不超过 3 cm,中等硬度,无明显压痛和粘连,常在热退后数周才消退。

4. 肝、脾大 部分患儿有肝肿大表现,并伴有急性肝炎的消化道症状。部分患儿有轻度黄疸。约半数患儿有轻度脾大,伴疼痛及压痛,偶可发生脾破裂。

5. 皮疹 部分患儿在病程中出现多形性皮疹,以丘疹及斑丘疹常见。多见于躯干,持续 1 周左右消退。

重症患儿可并发神经系统疾病,如吉兰-巴雷综合征、脑膜脑炎或周围神经炎等。在急性期可发生心包炎、心肌炎。部分患儿出现咽部继发细菌感染。脾破裂少见,但极严重,轻微创伤即可诱发。

【辅助检查】

1. 血常规 外周血象改变是本病的重要特征。早期白细胞总数可正常或偏低,以后逐渐升高。白细胞分类早期中性粒细胞增多,以后淋巴细胞数可达 60% 以上,并出现异型淋巴细胞。

2. 血清嗜异性凝集试验 患儿血清中出现 IgM 嗜异性抗体,能凝集绵羊或马红细胞,阳性率达 80% ~90% 。

3. EBV 特异性抗体检测 免疫荧光法和酶联免疫吸附法检测血清 VCA-IgM EA-IgG。VCA-IgM 阳性是新近 EBV 感染的标志,EA-IgG 一过性升高是近期感染或 EBV 复制活跃的标志,均具有诊断价值。

4. 病毒核酸检测 Real-time PCR 检测标本中的 EBV DNA 有较高的敏感性和特异性。

【诊断要点】

主要依据临床表现、特异血象、EBV 抗体、EBV 核酸检测进行诊断,嗜异凝集试验也是诊断方法之一。有局部流行时,流行病学资料有重要参考价值。

【治疗原则】

本病系自限性疾病,预后大多良好。一般不需特殊治疗,主要采取对症治疗。有脾大的患儿 2~3 周内应避免与腹部接触的运动,以防止发生脾破裂。若发生脾破裂,应立即输血,并进行手术治疗。抗病毒治疗可用阿昔洛韦每天 800 mg,分 4 次口服,连服 5 天,有一定的疗效;更昔洛韦每天 10 mg/kg,分 2 次静脉注射,亦可改善病情。重症患者短疗程应用肾上腺皮质激素可明显减轻症状。若继发细菌感染,应给予抗生素。

【护理评估】

1. 健康史 评估患者是否接触过此种疾病的患者,以往是否感染过此病。

2. 身体情况 患者有无乏力、头痛、畏寒、鼻塞、恶心、食欲减退、轻度腹泻等前驱症状。有无发热及持续时间,有无咽部肿胀及疼痛,有无皮疹及皮疹的部位和持续时间。

3. 辅助检查 血常规情况、血清嗜异性凝集试验及 EBV 特异性抗体检测情况。

【常见的护理诊断/问题】

1. 体温过高 与病毒感染有关。

2. 疼痛 与咽部炎症、肝脾肿大有关。

3. 潜在并发症:心包炎等。

【护理目标】

1. 患者体温降低或恢复正常。

2. 应用缓解疼痛的方法和技巧,疼痛减轻或消失。

3. 主动避免诱发心包炎的因素,无心包炎发生。

【护理措施】

1. 环境与休息 保持室内空气新鲜,温湿度适宜,每日空气消毒,进行呼吸道隔离,防止交叉感染。患儿应绝对卧床休息,以减少心肌耗氧量,减轻心脏负担。症状缓解后可适当下床活动,伴脾肿大者避免剧烈活动,以防脾破裂。

2. 维持正常体温 观察患儿体温变化,高热患儿给予物理降温或药物降温。使用药物后注意观察患儿体温、血压、尿量等。出汗多者,应及时更换衣物,保持皮肤清洁,鼓励患儿多饮水,以防虚脱。

3. 密切观察病情 咽部肿胀严重者可出现呼吸及吞咽困难,应密切观察患儿呼吸、脉搏、血压等,及时发现病情变化,通知医师并配合吸痰,必要时行气管切开。重症患儿还可并发神经系统疾病、心包炎及心肌炎等,应随时观察患儿意识、面色、四肢末梢循环等情况。

4. 保证营养供应 患儿出汗较多时应及时补充水分、电解质,并作好口腔护理。患儿因咽部肿胀、疼痛不愿进食,应鼓励患儿少食多餐,进食高热量、高蛋白、清淡、易消化食物。逐渐增加粗纤维食物,确保大便通畅。

【护理评价】

1. 患者体温降低或恢复正常。
2. 患者疼痛减轻或消失。
3. 无心包炎发生。

【健康指导】

向患儿家长介绍患儿病情、诊疗及护理措施,取得其理解并能积极配合患儿出院后定期门诊复查血常规及肝、肾功能。加强营养,适当参加体育锻炼,增强体质。

(安 辉)

第十三节 手足口病

手足口病(hand,foot and mouth disease,HFMD)是由肠道病毒引起的传染性疾病,好发于儿童,尤以3岁以下儿童发病率最高。主要症状表现为手、足、口腔等部位的斑丘疹、疱疹。重者可出现脑膜炎、脑炎、脑脊髓炎、肺水肿、循环障碍等,致死原因主要为脑干脑炎及神经源性肺水肿。

【病原学】

引起手足口病的肠道病毒以肠道病毒71型(EV71)、柯萨奇A组16型(CoxA16)多见。其中,重症病例多由EV71感染引起。肠道病毒属RNA病毒类的微小RNA病毒科,病毒颗粒小,呈20面体立体对称球形,直径20~30 nm。肠道病毒适合在湿热的环境下生存,对乙醚、来苏、氯仿等消毒剂不敏感,但病毒不耐强碱,对紫外线及干燥敏感。高锰酸钾、漂白粉、甲醛、碘酒能使其灭活。

【流行病学】

患者和隐性感染者均为传染源。感染了EV71的患者会经粪便、唾液或口鼻分泌物排出病毒,所以传播途径主要为粪-口传播、飞沫传播或密切接触传播。疾病流行季节医源性传播也不容忽视。人群对肠道病毒普遍易感,但成人大多通过隐性感染获得相应抗体,所以临床上以儿童患者为主。感染后可获得免疫力,但持续时间尚不明确。

【发病机制】

手足口病(特别是EV71感染)的发病机制目前还不完全清楚。肠道病毒由消化道或呼吸道侵入人体后,主要在咽部或小肠黏膜等上皮细胞和局部淋巴组织繁殖,由此进入血液循环导致病毒血症,并随血流播撒至脑、脊髓、心脏、皮肤、黏膜等靶组织继续复制,引起炎症性病变并出现相应的临床表现。大部分人由于宿主的防御机制,产生特异性抗体,成为无症状感染或临床表现为轻症。少数人因机体免疫力低下,病毒可进入血液产生病毒血症,成为重症感染。

【临床表现】

潜伏期多为2~10天,平均3~5天。根据临床表现,将EV71感染分为以下5期:

1. 第1期(手足口出疹期) 急性起病,主要表现为发热,手、足、口、臀等部位出疹(斑丘疹、丘疹、小疱疹),疱疹周围可有炎性红晕,疱内液体较少。可伴有咳嗽、流涕、食欲缺乏等症状。部分患儿仅表现为皮疹或疱疹性咽峡炎,个别患儿可无皮疹。此期病例属于手足口病普通病例,绝大多数患儿在1周内痊愈,预后良好。

2. 第2期(神经系统受累期) 少数患儿可出现中枢神经系统损害,多发生在病程1~5天内,患儿可持续高热,表现为精神差、嗜睡、易惊、头痛、呕吐、烦躁、肢体抖动、急性肢体无力、颈项强直等。此期病例属于手足口病重症病例重型,大多数患儿可痊愈。

3. 第3期(心肺功能衰竭前期) 多发生在病程5天内。表现为心率、呼吸增快,出冷汗,面色苍灰,皮肤花纹,四肢发凉,指(趾)发绀,血压升高,血糖升高。此期病例属于手足口病重症病例危重型。及时发现上述表现并正确治疗,是降低病死率的关键。

4. 第4期(心肺功能衰竭期) 病情继续发展,患儿出现心肺功能衰竭,多发生在病程5天内。表现为心动过速或过缓,呼吸浅促,口唇发绀,咳粉红色泡沫痰或血性液体,持续血压降低或休克。此期病例属于手足口病重症病例危重型,病死率较高。

5. 第5期(恢复期) 体温逐渐恢复正常,神经系统受累症状和心肺功能逐渐恢复,少数可遗留神经系统后遗症。

【辅助检查】

1. 血常规 白细胞计数正常或降低,病情危重者白细胞计数可明显升高。

2. 脑脊液检查 外观清亮,压力增高,细胞计数增多,以单核细胞为主,蛋白正常或轻度增多,糖和氯化物正常。

3. 血清学检查 急性期与恢复期血清EV71等肠道病毒中和抗体有4倍以上的升高。

4. 病原学检查 组织培养分离肠道病毒是目前诊断的金指标,但病毒特异性核酸是手足口病原确认的主要方法。

5. 胸部X线检查 可表现为双肺纹理增多,网格状、斑片状阴影。

【诊断要点】

在流行季节,出现发热,手、足、口、臀部出现斑丘疹、疱疹为主要表现,可伴有上呼吸道感染症状,部分病例仅表现为手、足、臀部皮疹或疱疹性咽峡炎,如出现上述临床表现的患儿合并脑炎、脑脊髓膜炎、肺水肿及循环衰竭,则为重症。临床诊断困难,需结合病原学或血清学做出诊断。

【治疗原则】

1. 普通病例无需住院治疗，注意隔离，避免交叉感染。适当休息，清淡饮食，做好口腔和皮肤护理。发热等症状采用中西医结合对症治疗。

2. 重症病例使用甘露醇等脱水利尿剂降低颅内高压，适当控制液体入量，及时应用血管活性药物，同时给予氧疗，酌情应用丙种球蛋白、糖皮质激素，根据病情应用呼吸机，进行正压通气或高频通气。

3. 恢复期治疗给予支持疗法，促进各脏器功能恢复，肢体功能障碍者给予康复治疗。

【护理评估】

1. 健康史 询问患儿有无接触手足口病的患儿及患儿的卫生习惯；询问有无咳嗽、流涕、食欲缺乏等症状。

2. 身心状况 评估患儿的生命体征及精神状态；询问体温情况，观察皮疹的部位。评估患儿及家长的心理状况，对疾病的认知及防治态度。

3. 辅助检查 血常规、脑脊液、胸片情况等。

【常见的护理诊断/问题】

1. 体温过高 与病毒感染有关。

2. 皮肤完整性受损 与病毒引起的皮损有关。

3. 潜在并发症 脑膜炎、肺水肿、呼吸衰竭、心力衰竭。

【护理目标】

1. 患儿体温逐渐降至正常范围。

2. 通过治疗，破损皮肤好转或恢复正常。

3. 能识别早期征象，避免诱因，无脑膜炎、肺水肿、呼吸衰竭、心力衰竭发生。

【护理措施】

1. 维持正常体温 保持室内适宜温湿度，患儿衣被不宜过厚，汗湿的衣被及时更换。密切监测患儿体温并记录，及时采取物理降温或药物降温措施。鼓励患儿多饮水，以补充高热消耗的大量水分。

2. 口腔、饮食护理 给予患儿营养丰富、易消化、流质或半流质饮食，减少对口腔黏膜的刺激。保持口腔清洁，进食前后用生理盐水漱口。有口腔溃疡的患儿可将维生素 B_2粉剂直接涂于口腔糜烂部位，或涂以碘甘油，以消炎止痛，促进溃疡面愈合。

3. 皮肤护理 保持患儿衣被清洁，剪短患儿指甲以免抓破皮疹。手足部疱疹未破溃处涂炉甘石洗剂或5%碳酸氢钠溶液，疱疹已破溃者、有继发感染局部用抗生素软膏。臀部有皮疹的患儿，保持臀部清洁干燥，及时清理患儿大小便。

4. 病情观察 密切观察病情，尤其是重症患儿。若患儿出现烦躁不安、嗜睡、肢体抖动、呼吸及心率增快等表现时，提示有神经系统受累或心肺功能衰竭的表现，应立即通知医师，并积极配合治疗，给予相应护理。保持呼吸道通畅，积极控制颅内压，酌情使用糖皮质激素，静脉使用人血丙种球蛋白等治疗。使用脱水剂等药物治疗时，应观察药物的作用及不良反应。

5. 消毒隔离 病房每天开窗通风2次，并定时消毒病房及患儿用物。医护人员接触患儿前后均要消毒双手。尽量限制陪护及探视人员，并做好陪护宣教，要求勤洗手、戴口罩等。

【护理评价】

1. 患儿体温降至正常范围。

2. 破损皮肤已好转或恢复正常。

3. 无脑膜炎、肺水肿、呼吸衰竭、心力衰竭发生。

【健康指导】

向家长介绍手足口病的流行特点、临床表现及预防措施，不需住院治疗的患儿可在家中隔离，教会家长做好口腔护理、皮肤护理及病情观察，如有病情变化应及时到医院就诊。流行期间不要带孩子到公共场所，并教会孩子养成良好的卫生习惯，加强锻炼，增强机体抵抗力。

（安　辉）

思 考 题

1. 李某，男性，30岁，汉族，工人。右上腹不适、乏力、伴恶心、厌油腻1周，近2天发现尿黄而就诊。查体：巩膜及皮肤黄染，心肺无异常，肝大肋下约2 cm，质软、触痛(+)，脾未触及，肝功能检查：ALT 980 IU/L，血清总胆红素86 μmol/L，尿中胆红素、尿胆原阳性。病原学检测HBsAg、抗-HBc及HBeAg均阳性。收住院治疗。问题：

(1) 此患者的医疗诊断是什么？诊断依据有哪些？

(2) 此患者的护理问题有哪些？

(3) 根据上述病期制定出有关的护理措施。

(4) 如何做好此种疾病的预防和健康指导。

2. 张某，男性，9岁，2周前曾被蚊子叮咬。近3天来乏力、全身不适，发热、头痛1天，伴意识障碍2小时收住院。查体：体温39.8℃，呼吸34次/分，脉搏121次/分，面部潮红，双侧呼吸音粗，心率121次/分，心律齐，各瓣膜区未闻及杂音；腹部无异常体征。轻压眶上神经有痛苦表情，巴宾斯基征(+)。问题：

(1) 根据上述病期考虑此患儿的医疗诊断是什么？诊断依据有哪些？

(2) 此患者的护理问题有哪些？

(3) 根据上述病期制定出有关的护理措施。

(4) 如何做好此种疾病的预防和健康指导。

3. 齐某，男性，23岁，发热伴全身酸痛3天、加重2天，于2011年8月6日就诊。患者于入院前3天无明显诱因出现发热，体温达39℃以上，伴头痛、恶心、呕吐、胃部不适，近两日尿量减少。查体：体温39.5℃，脉搏127次/分，呼吸24次/分，血压100/70 mmHg，急性痛苦面容，面部潮红、左腋下有点状出血、结膜咽部充血，双肺呼吸音增粗，心率127次/分，心律齐无杂音，腹平软，肝脾不大，肾区叩击痛。血常规白细胞14.0×10^9/L，中性粒细胞0.8，可见异型淋巴细胞，血小板76×10^9/L。尿常规红细胞3~5个/NP，蛋白++。问题：

(1) 此患者的医疗诊断是什么？诊断依据有哪些？

(2) 此患者的护理问题有哪些？

(3) 根据上述病期制定出有关的护理措施。

4. 男性，35 岁，司机，因发热、乏力、消瘦半年来诊。患者于半年前无明显诱因发热，多呈低热，一般不超过 38℃，伴乏力、全身不适和厌食，大便每天 2~3 次，稀便，无脓血，无腹痛和恶心、呕吐，逐渐消瘦，无咳嗽。病初曾到医院就诊，胸片及血、尿、粪便常规检查未见异常，遂服中药治疗，不见好转。半年来体重下降约 8 kg。既往 5 年前因阑尾炎化脓穿孔手术并输过血，无肝肾疾病和结核病史，无药物过敏史。吸烟 10 年，每天 1 盒，不饮酒。有旅游史。查体：体温 37.5℃，脉搏 84 次/分，呼吸 18 次/分，血压 120/80 mmHg。略消瘦，皮肤未见皮疹和出血点，右颈部和左腋窝各触及 1 个 2 cm×2 cm 大小淋巴结，活动无压痛。巩膜无黄染，咽(-)，甲状腺不大。双肺叩清音，未闻及啰音，心界叩诊不大，心率 84 次/分，心律齐，无杂音。腹软无压痛，肝肋下 2 cm，软无压痛，脾侧位肋下刚触及，移动性浊音(-)，肠鸣音 4 次/分。实验室检查：Hb120g/L，WBC 3.5×10^9/L，N 0.7，L 0.3，PLT 78×10^9/L；血清抗 HIV(+)。问题：

(1) 此患者的医疗诊断是什么？

(2) 此患者的护理问题有哪些？

(3) 根据上述病期制定出有关的护理措施。

(4) 如何做好此种疾病的预防和健康教育。

5. 患儿，女，2 岁 8 个月，间断发热，手足疱疹 5 天，精神差，间断肢体抖动一天入院。查体：体温 37.8℃，脉搏 120 次/分，呼吸 28 次/分。神志清楚，精神差。手掌及足部可见红色丘疹及疱疹，咽部充血水肿。两肺呼吸音粗糙，未闻及明显干湿性啰音。心率 120 次/分，心律齐有力，各瓣膜未闻及病理性杂音。腹软，肝脾未触及。肠鸣音正常，腹壁反射，膝腱反射均存在，布氏征、克氏征及巴彬氏基征均未引出。问题：

(1) 此患儿的医疗诊断是什么？诊断依据有哪些？

(2) 此患儿的护理问题有哪些？

(3) 根据上述病期制定出相关的护理措施。

(4) 如何做好此种疾病的预防和健康指导。

第三章　恙　虫　病

学习目标

识记：恙虫病的病原学、流行病学。

理解：恙虫病的病理生理、辅助检查、临床表现、治疗原则。

运用：运用护理措施对恙虫病患者进行整体护理。

恙虫病(tsutsugamushi disease)又称丛林斑疹伤寒(scruh typhus)，是由恙虫病东方体(东方立克次体、恙虫病东方体)所引起的急性自然疫源性传染病。临床上以发热、焦痂(或溃疡)、淋巴结肿大、肝脾肿大及皮疹等为特征。

【病原学】

恙虫病东方体呈球状或球杆状，大小为(0.3~0.6)μm×(0.5~1.5)μm。专性细胞内寄生，在细胞浆内靠近细胞核旁成堆排列，用吉姆萨染色呈紫蓝色。对幼龄小白鼠的致病力强，故常用小白鼠腹腔内接种法作病原分离和鉴定。在发热期间，可从患者的血液、淋巴结、焦痂、骨髓等分离出病原体。

恙虫病东方体与变形杆菌 OX_K 株有交叉免疫原性，临床上利用变形杆菌 OX_K 的抗原与患者的血清进行凝集反应(外斐反应)，有助于临床诊断。

病原体抵抗力弱，有自然失活、裂解倾向，不易保存，即使在液氮中亦仅存活 1 年左右。对各种消毒方法都很敏感，加热至 56℃ 10 分钟或 0.5%苯酚溶液均可杀灭，对氯霉素、四环素敏感，但能耐受青霉素、头孢菌素和氨基糖苷类抗生素。

【流行病学】

此病主要流行于亚洲太平洋地区，尤以东南亚多见。我国见于浙江、福建、广东等多个东南沿海省份，近年来该病有向北扩张的趋势。

1. 传染源　鼠类是主要传染源。国内以褐家鼠、社鼠、黄毛鼠等为主。鼠类感染后多无症状，成为此病的贮存宿主。此外，兔、猪、猫和鸡等也能感染本病。恙螨被恙虫病东方体感染后，可经卵传给后代，故亦能起到传染源的作用。人患本病后，虽然血液中也有恙虫病东方体，但被恙螨幼虫叮咬的可能性极小，故患者作为传染源的意义不大。

2. 传播途径　恙螨(mite)是本病的传播媒介。能传播本病的恙螨有数十种，在我国最主要的是地里纤恙螨和红纤恙螨。恙螨的生活周期包括卵、幼虫、蛹、稚虫和成虫 5 期，其中只有幼虫是寄生性，当人在疫区的草地上工作、活动或坐卧时，被带有病原体的幼虫叮咬而得病。

3. 人群易感性　普遍易感。从事野外工作者、青壮年等因暴露机会多而发病率较高。病后获得对同株病原体的持久免疫。

4. 流行特征　本病一般为散发，但亦可发生流行，我国南北流行的季节有差异，南方省区多发生于夏、秋季，见于 5~11 月，以 6~8 月为高峰，与此期间降雨集中引起地面恙螨扩散有关。但北方省份多发于秋、冬季，发病以 9~12 月为多，流行高峰出现在 10 月，与恙螨及野鼠的密度增加有关。

【发病机制与病理特征】

病原体从恙螨叮咬处侵入人体,先在局部繁殖,引起局部皮损,继而直接或经淋巴系统进入血液循环,形成恙虫病东方体血症。恙虫病东方体死亡后所释放的毒素是引起全身毒血症状和多脏器病变的主要因素。

此病的基本病变为全身小血管炎、血管周围炎及单核吞噬细胞增生。被恙螨叮咬的局部皮肤先有充血、水肿,形成小丘疹,继而变成水疱,然后坏死和出血,形成黑色痂皮,称为焦痂。焦痂脱落后形成溃疡。焦痂(溃疡)附近的淋巴结肿大。真皮内小血管炎、血管周围炎,或伴有出血引起皮疹的发生。内脏普遍充血,肝脾因充血及单核吞噬细胞增生而肿大,其他重要器官炎性改变,可表现为局灶性或弥漫性心肌炎、出血性肺炎、间质性肾炎、淋巴细胞性脑膜炎等。

【临床表现】

潜伏期 4~21 天,一般为 10~14 天。

1. 症状 包括发热及全身毒血症状。急起发热,体温可在 1~2 天内迅速上升至 39~40℃以上,呈弛张热型,常伴有畏寒或寒战、头痛、全身酸痛、疲乏、食欲减退等非特异性急性感染症状。重者可有表情淡漠、谵妄,甚至昏迷、抽搐、脑膜刺激征等中枢神经系统毒血症;心率快、心音弱、心律紊乱等心肌炎表现;以及咳嗽、胸痛、气促等肺炎症状。如不治疗,发热可持续超过 2 周以上,并可出现多器官损害。

2. 体征

(1) 焦痂与溃疡:焦痂对诊断最具特征性,其外观呈圆形或椭圆形,直径 3~15 mm,焦黑色,边缘整齐稍隆起呈堤围状,周围有红晕,如无继发感染,则不痛不痒,无渗液。痂皮脱落后,中央凹陷形成溃疡,基底部呈现淡红色肉芽创面。多数患者只有一个焦痂(或溃疡)。因人体内较湿润、气味较浓、较隐蔽的部位易受恙螨侵袭,焦痂(或溃疡)多见于腹股沟、肛周、会阴、外生殖器、腋窝等处。

(2) 淋巴结肿大:焦痂(或溃疡)附近的局部淋巴结明显肿大,可大如核桃,有压痛,可移动,不化脓,消退较慢(可借肿大的淋巴结寻找其附近的焦痂或溃疡)。全身浅表淋巴结可呈轻度肿大。

(3) 皮疹:常出现于病程的第 4~6 天,多为暗红色充血性斑丘疹,少数呈出血性,直径 0.2~0.5 cm,不伴瘙痒,多散发于躯干,向四肢扩展,面部很少,手掌和足底缺如。皮疹持续 3~7 天后消退,可遗留少许色素沉着。有些患者于病程第 7~10 天可在口腔软、硬腭及颊部黏膜上发现黏膜疹或出血点。

(4) 肝脾肿大:肝肿大占 10%~30%,脾肿大占 30%~50%,质软,表面平滑,可有轻微触痛。

【辅助检查】

1. 血常规检查 血白细胞计数减少或正常,重型患者或有并发症时可增多,分类常有中性粒细胞核左移、淋巴细胞数相对增多。

2. 血清学检查 ①变形杆菌 OX_K凝集反应(外斐反应):患者最早可于病程第 4 天出现阳性。一般凝集效价在 1∶160 才有诊断意义,双份血清抗体滴度有 4 倍升高有诊断意义。本试验的特异性较低,其他疾病如钩端螺旋体病也可出现阳性。②斑点免疫法、ELISA 法、酶免疫测定(EIA)等免疫学检查特异性 IgM 抗体,早期可有 70%以上的阳性率,且特异性强,可区分各种血清型。

3. 病原学检查 ①病原体分离:取高热患者全血0.3~0.5 ml作小白鼠腹腔内接种,小白鼠一般于第7~10天发病、死亡。取脾、肝或腹膜涂片或印片,作吉姆萨染色,可在细胞浆内找到病原体。②分子生物学检查:PCR技术检测血液中恙虫病东方体基因,有助于早期诊断,具有敏感度高、特异性强的特点,对于本病诊断及血清型的鉴定有一定价值。

【诊断要点】

根据流行季节,发病前3周内有户外工作、露天野营或在田边草丛上坐、卧休息等流行病学史;临床表现为急性起病,发热、寒战、特异性焦痂或溃疡、淋巴结肿痛、皮疹、肝脾大等可作临床诊断;外斐反应阳性有辅助诊断价值。小白鼠接种分离到病原体可明确诊断。

【治疗原则】

氯霉素对此病有特效,服药后体温大多在1~3天内下降至正常。氯霉素剂量为成人2 g/d,儿童25~40 mg/(kg·d),4次分服,退热后剂量减半,再用7~10天,以免复发。四环素族中以多西环素(强力霉素)较好,成人剂量为0.2g,每天1次,连服5~7天。罗红霉素亦有较好疗效。

【护理评估】

1. 健康史 询问患者的性别、年龄、职业等;患者有无鼠类、家畜如猪、家禽及候鸟等接触史;有无被恙螨叮咬史;有户外工作、露天野营或在田边草丛上坐、卧休息等病史;有无发热;有无畏寒或寒战、头痛、全身酸痛、疲乏、食欲减退等。

2. 身心状况 查体有无表情淡漠、谵妄、脑膜刺激征;有无心率快、心音弱、心律紊乱;有无咳嗽、胸痛、气促;有无皮疹、淋巴结肿大、肝脾大等。患者和家属对本疾病的认知、心理承受程度、有无异常情绪和心理反应等。

3. 辅助检查 评估血象、血清学检查、病原学等辅助检查结果。

【常见的护理诊断/问题】

1. 体温过高 与恙虫病立克次体血症有关。

2. 皮肤完整性受损 与恙螨叮咬后导致焦痂形成、皮疹有关。

3. 潜在并发症 支气管肺炎、心肌炎、心力衰竭、出血、中毒性肝炎。

【护理目标】

1. 患者体温逐渐恢复正常。
2. 患者皮疹消退,受损组织恢复正常,未发生继发感染。
3. 患者无支气管肺炎、心肌炎、心力衰竭、出血、中毒性肝炎等并发症的出现。

【护理措施】

1. 一般护理 发病初期患者因高热、肌肉酸痛、全身乏力,应卧床休息,减少机体消耗,防止并发症的发生。病情逐渐好转,全身症状缓解后可适当下床活动。进食易消化、富含维生素、足够热量及蛋白质的流质或软食,少量多餐,以补充机体营养需求。嘱患者多饮水。昏迷患者鼻饲饮食。病情观察:注意生命体征变化。若有心率增快、心律失常、咳嗽频繁伴胸痛、气促、神志改变以及出现谵妄、抽搐等表现时,可能并发心肌炎、肺炎、脑膜炎等,应及时通知医生,配合处理。

2. 发热的护理 参见第一章第八节“发热”的护理措施。

3. 用药护理 遵医嘱使用氯霉素或四环素族药物。注意观察药物的不良反应,如使用氯霉素时应注意观察血象的变化,若有粒细胞及血小板减少或皮肤紫癜等出血倾向时,应通知医生。服用四环素族抗生素(强力霉素)应观察消化道症状,如恶心、呕吐、食欲不振等。还应注意有无过敏反应。四环素族药物易与牛奶、钙、镁、铁、铝、铋等生成不溶性的络合物,故不宜与上述食物或含上述成分的药物同服。此外四环素族药物还能影响婴幼儿骨骼生长、牙齿釉质发育不良、致畸,故孕妇及7岁以下儿童禁用,酌情使用解热药物,但慎用大量发汗的解热药。

4. 皮肤的护理

(1) 观察皮肤受损情况:①对疑诊恙虫病的患者应仔细观察皮肤有无皮疹或溃疡,注意焦痂和溃疡的部位、大小、形状,是否继发感染。②观察皮疹的性质、形态、分布及消长情况。

(2) 局部处理:如无自觉不适时,皮疹无需特殊处理。保持局部皮肤清洁,防止继发感染是焦痂、溃疡护理的关键,可用75%乙醇涂擦溃疡周围皮肤,用过氧化氢溶液、生理盐水涂擦溃疡面,然后用庆大霉素注射液湿敷创面,每天3次,直至痊愈。

【护理评价】

1. 患者体温恢复正常,未发生并发症。
2. 皮疹完全消退,受损组织恢复正常,未发生继发感染。
3. 患者无支气管肺炎、心肌炎、心力衰竭、出血、中毒性肝炎等并发症的出现。

【健康指导】

开展预防恙虫病的卫生宣传工作。在流行季节和流行地区工作者,应加强个人防护,避免在草地上坐、卧、晾晒衣被。从事野外作业者为防止恙螨叮咬,应束紧袖、领及裤脚口,可在外露皮肤上涂抹驱避剂如5%邻苯二甲酸二甲酯。注意改善环境卫生,清除杂草,消灭恙螨和野鼠、家鼠。

(王 健)

思 考 题

患者,男,22岁,学生,以寒战高热伴剧烈头痛一周入院。起病前10天曾在校园内草坪的石凳上睡过午觉。入院检查,体温39.5℃,烦躁,头面及颈胸皮肤潮红,左会阴处有1个焦痂,左腹股沟淋巴结肿大,有触痛,眼结膜充血,双瞳孔等圆等大,对光反射存在,颈软,心肺正常,腹软,肝右肋下15 mm,质软、触痛。四肢肌力肌张力正常,神经系统检查:克氏征阴性,布氏征阴性,巴氏征阴性。胸透:心肺正常,肝功ALT 120 IU/L;尿检:蛋白(+),血常规:血红蛋白100 g/L,粒细胞5.4×10^9/L,中性细胞0.72,淋巴细胞0.28,外斐氏反应:OX_{K1}:160。问题:

(1) 此患者的医疗诊断是什么?

(2) 此患者的护理问题有哪些?

(3) 根据上述病期制定出有关的护理措施。

(4) 如何做好此种疾病的预防和健康教育。

第四章 细菌感染

学习目标

识记：伤寒、细菌性食物中毒、细菌性痢疾、霍乱、布鲁菌病、鼠疫、猩红热、流行性脑脊髓膜炎、结核性脑膜炎、新生儿细菌感染性疾病的病原学、流行病学。

理解：伤寒、细菌性食物中毒、细菌性痢疾、霍乱、布鲁菌病、鼠疫、猩红热、流行性脑脊髓膜炎、结核性脑膜炎、新生儿细菌感染性疾病的病理生理、辅助检查、临床表现、治疗原则。

运用：运用护理措施对伤寒、细菌性食物中毒、细菌性痢疾、霍乱、布鲁菌病、鼠疫、猩红热、流行性脑脊髓膜炎、结核性脑膜炎、新生儿细菌感染性疾病进行整体护理。

第一节 伤　　寒

伤寒(typhoid fever)是由伤寒沙门菌(*Salmonella typhi*)引起的急性肠道传染病。临床以持续发热、相对缓脉、神经系统中毒症状、消化道症状、玫瑰疹、肝脾大及白细胞减少为主要特征。肠出血和肠穿孔是本病最严重的并发症。

【病原学】

伤寒沙门菌属沙门菌属D组，革兰染色阴性，菌体呈短杆状，有鞭毛，能运动，为需氧和兼性厌氧菌，在普通培养基上可生长，在含有胆汁的培养基上更易生长。主要抗原有菌体“O”抗原、鞭毛“H”抗原和体表“Vi”抗原，三者都能刺激机体产生相应抗体，但均为非保护性抗体。该菌在外界环境中生命力较强，耐低温，在-20℃可长期存活，在水中存活2~3周。对热抵抗力不强。60℃ 5分钟即可杀死，煮沸后迅速死亡。对一般消毒剂都敏感，5%的石炭酸5分钟可杀灭。

【流行病学】

1. 传染源　患者和带菌者为传染源。患者从潜伏期末即可从粪便排菌，病程2~4周内粪、尿排菌最多，传染性最大，恢复期排菌减少，2%~5%的患者可持续排菌3个月以上，称为慢性带菌者。胆石症或慢性胆囊炎等胆道系统疾病的女性或老年患者容易成为慢性带菌者，少数患者可成为终生排菌者。慢性带菌者是引起伤寒不断传播或流行的主要传染源，有重要的流行病学意义。

2. 传播途径　伤寒沙门菌随患者或带菌者的粪、尿排出后，通过污水、食物、日常生活接触及苍蝇、蟑螂等媒介经消化道传播。食物被污染是主要的传播途径。水源和食物污染可引起暴发流行。散发病例的主要传播方式是以日常生活接触、苍蝇和蟑螂为媒介的传播。

3. 人群易感性　患过伤寒和未接种过伤寒菌苗的个体，均属易感。伤寒发病后可获得较稳固的免疫力。伤寒与副伤寒之间无交叉免疫力。

4. 流行特征　伤寒可发生于任何季节，但以夏秋季最多。患者以儿童和青壮年居多。

在发达国家，伤寒的发病率维持在低水平。但是，在发展中国家伤寒仍然是一种常见的传染病。

【发病机制与病理特征】

伤寒的发病主要取决于伤寒沙门菌感染数量、致病性及人体的免疫力。伤寒沙门菌污染的水或食物进入消化道后，一般可被胃酸杀死。如伤寒沙门菌摄入量在 10^5 以上即可引起发病。而胃酸分泌减少和原有幽门螺旋杆菌感染等胃肠道非特异性防御机制异常时有利于伤寒沙门菌在肠道的定位和繁殖。未被消灭的病菌到达回肠下段，穿过黏膜上皮屏障，侵入回场集合淋巴结的单核吞噬细胞内繁殖形成初发病灶，进一步侵犯肠系膜淋巴结繁殖，经胸导管进入血流，引起第一次菌血症。此时临床上处于潜伏期，患者无症状。伤寒沙门菌被单核-巨噬细胞系统吞噬、繁殖后再次进入血流，引起第二次菌血症。伤寒沙门菌向肝、脾、胆、骨髓、肾等器官组织播散，肠壁淋巴结出现髓样肿胀、增生、坏死。临床上处于初期和极期（相当于病程第 1～3 周）。在胆道系统内大量繁殖的伤寒沙门菌随胆汁排到肠道，一部分随粪便排出体外，一部分经肠道黏膜再次侵入肠壁淋巴结，使原先致敏的淋巴组织发生更严重的炎症反应，可引起溃疡形成，临床上处于缓解期（相当于病程第 3～4 周）。在极期和缓解期，当坏死或溃疡的病变累及血管时可引起肠出血；当溃疡侵犯小肠肌层和浆膜层时，可引起肠穿孔。随着机体免疫力逐渐加强，血液和脏器中的细菌逐渐被消灭，肠壁溃疡愈合，临床上处于恢复期。少数患者由于免疫功能低下，潜伏在体内（如胆囊）的伤寒沙门菌可再度繁殖并侵入血流引起复发。

伤寒沙门菌释放脂多糖内毒素可激活单核吞噬细胞释放白细胞介素-1 和肿瘤坏死因子等细胞因子，引起持续发热、表情淡漠、相对缓脉、休克和白细胞减少等表现。

【临床表现】

潜伏期长短与感染细菌量以及机体免疫状态有关，波动范围为 3～60 天，一般为 7～14 天。

1. 典型伤寒的临床表现

（1）初期（病程第 1 周）：缓慢起病，发热是最早出现的症状，体温呈阶梯样逐渐上升，于 5～7 日可达 39～40℃。发热前可有畏寒而少有寒战，退热时出汗不多。常伴有全身不适、乏力、咽痛、咳嗽、食欲减退等症状。

（2）极期（病程第 2～3 周）：出现伤寒的典型表现。肠出血、肠穿孔等并发症多在本期发生。

1）持续发热：多数呈稽留热，持续 10～14 日，少数呈弛张热或不规则热。

2）消化道症状：明显食欲不振，腹胀，腹部不适，多有便秘。少数患者以腹泻为主，右下腹可有轻压痛。

3）神经系统中毒症状：患者表情淡漠、反应迟钝、听力下降、耳鸣，重症可出现严重意识障碍。神经系统症状多随体温下降而消失，与疾病的严重程度成正比。

4）循环系统症状：多有相对缓脉，即体温升高 1℃，每分钟脉搏增加少于 15～20 次，是因为副交感神经兴奋性增强所致。并发心肌炎时，脉搏可增快，甚至血压下降，严重者可出现循环衰竭。

5）肝脾大：多数患者有脾大，质软，有压痛。部分患者亦可有肝大，并发中毒性肝炎患者可见黄疸或肝功能异常。

6）玫瑰疹：部分患者于病程 7～13 日，皮肤出现直径 2～4 mm 的淡红色小斑丘疹，称为“玫瑰疹”。多分布在胸、腹部或背部，压之褪色，一般在 10 个以下，分批出现，多在 2～4 日内消退。

（3）缓解期（病程第 3～4 周）：体温逐渐下降，症状减轻，肿大的肝脾开始回缩，患者仍有肠出血或肠穿孔的危险。

（4）恢复期：相当于病程第 4 周末开始，体温恢复正常，症状消失，食欲好转，约 1 个月左右完全康复。

2. 临床类型 由于致病因素、患者年龄及免疫力等因素的不同，以及近年来预防注射和抗生素的广泛使用，且少数患者因抗菌治疗不彻底，临床除可出现典型（普通型）病例以外，还可见轻型、迁延型、逍遥型、暴发型、小儿伤寒、老年伤寒、顿挫型等多种类型。

3. 并发症

（1）肠出血：为最常见的并发症，多见于病程第 2～4 周，轻重不等，少量出血可无症状，大量出血时，体温骤降后很快回升，脉搏增快，并有头晕、面色苍白、烦躁、出冷汗、血压下降等休克表现。过早活动、大量饮食或饮食中含固体及纤维较多、排便用力等常为诱因。

（2）肠穿孔：为最严重的并发症，多发生在病程 2～4 周。穿孔部位多在回肠末段，常出现腹膜刺激征。X 线检查命膈下有游离气体。

（3）其他：部分病例可发生中毒性心肌炎、中毒性肝炎、支气管肺炎、胆囊炎、溶血性尿毒综合征等并发症。

【辅助检查】

1. 血常规 白细胞计数多为 $(3\sim5)\times10^9/L$，中性粒细胞可减少，嗜酸粒细胞减少或消失，其消长情况可作为判断病情与疗效的指征之一。尿常规检查常出现轻度蛋白尿和少量管型。粪便检查在腹泻患者可见少量白细胞，并发肠出血时粪便潜血试验可为阳性。

2. 细菌培养 血培养为最常用的确诊依据，病程第 1～2 周的阳性率可达 90%，骨髓培养阳性率较血培养高，病程各期均可进行，且较少受抗菌药物的影响；粪便培养第 3～4 周阳性率可达 80%，病后 6 周阳性率迅速下降，尿培养早期常为阴性，第 3～4 周可有 25% 的阳性率，注意避免粪便污染。十二指肠胆汁引流培养不作为常规诊疗手段，适用于慢性带菌者。玫瑰疹刮取液培养亦可获伤寒杆菌。

3. 血清学检查 伤寒血清凝集试验（Widal reaction，肥达反应）具有辅助诊断价值，病程第 7～10 日出现阳性反应，第 3～4 周阳性率最高，可持续数月。单份血清抗体效价 O≥1∶80及 H≥1∶160 者有诊断价值。“Vi”抗体的检测可用于慢性带菌者的检查，效价在 1∶40 以上有诊断意义。肥达反应可出现假阳性或假阴性，应予以注意。

【诊断要点】

根据流行病学资料、临床症状和体征、实验室检查结果等作出临床诊断，但确诊伤寒应以检出致病菌为依据。伤寒流行季节和地区有持续性高热 1～2 周以上，并出现全身中毒症状，表情淡漠、食欲下降、腹胀、腹痛、腹泻以及相对缓脉，玫瑰疹，肝脾大，外周血白细胞数减少、淋巴细胞相对增多、嗜酸粒细胞减少或消失。血和骨髓培养阳性有确诊意义。肥达氏反应阳性有辅助诊断意义。

【治疗原则】

1. 病原治疗

(1) 第三代喹诺酮类药物:目前治疗伤寒的首选抗菌药物为第三代喹喏酮类,该类药物具有抗菌谱广,杀菌作用强,细菌对其耐药的发生率低、体内分布广、使用方便等特点。但因其影响骨骼发育,孕妇、儿童、哺乳期妇女慎用。常用的有左旋氧氟沙星、环丙沙星(环丙氟哌酸)等。

(2) 第三代头孢菌素:第三代头孢菌素在体外具有强大的抗伤寒杆菌作用,临床应用效果良好。儿童和孕妇可作为首选药。常用有头孢噻肟、头孢哌酮、头孢他啶、头孢曲松(头孢三嗪)等。

(3) 氯霉素、氨苄西林、复方磺胺甲基异恶唑等仅用于敏感菌株的治疗。

2. 对症治疗 毒血症状严重者,可在适量、有效抗生素治疗的同时,加用肾上腺糖皮质激素。

3. 带菌者治疗 可选择氧氟沙星 300mg,每天 2 次或环丙沙星 500~700mg,每天 2 次口服。

4. 并发症治疗

(1) 肠出血:禁食,静卧,注射镇静剂及止血剂。大出血者酌情多次输新鲜血,注意水、电解质平衡。大量出血者经内科积极治疗无效时,可考虑手术处理。

(2) 肠穿孔:确诊后应及早处理。禁食,胃肠减压,加用对肠道菌敏感的抗生素,以加强腹膜炎的控制,视患者具体情况,尽快手术治疗。

【护理评估】

1. 健康史

(1) 流行病学特点:是否为发病的季节;是否当地有伤寒流行;或是否到过伤寒流行地区;患者的饮食、饮水、个人卫生及生活环境;有无与伤寒患者接触史;既往伤寒病史、是否接种过伤寒菌苗。

(2) 患病及治疗经过:患者的起病经过,如发病前是否摄入不洁饮食、起病时间、主要症状及其特点,病情的进展情况。询问患者的食欲与摄入量,有无便秘或腹泻,便血,有无腹胀、腹痛及其部位、性质、程度。起病后经过何种处理、服药情况及其效果如何。

2. 身心状况

(1) 身体评估

1) 生命体征:监测体温、脉搏、呼吸、血压,面色、神志状态;体温升高的特点、发热程度及热型;注意有无相对缓脉、重脉或脉细速及血压下降等。

2) 神经精神状态:注意患者意识状态的改变,如有无表情淡漠、反应迟钝,甚至昏迷等;有无听力减退或重听,耳鸣;有无脑膜刺激征。

3) 皮肤黏膜:检查皮疹出现的部位、日数、颜色、大小、压之是否褪色;有无皮肤黏膜黄染;有无白痱及脱发现象。

4) 腹部情况:腹部有无压痛,其部位、性质、程度;有无腹膜刺激征;肝、脾大小、有无压痛等。

(2) 心理社会状况:评估患者有否抑郁、悲观、孤独、焦虑、恐惧等心理反应,对住院隔离治疗的认识及适应情况。患者及家属对伤寒知识的了解程度、对患者的心理支持等。

3. 辅助检查

(1) 血常规中白细胞计数是否减少及嗜酸粒细胞是否减少或消失。

(2) 细菌培养及药敏试验是否找到伤寒杆菌及对何种抗生素敏感。

(3) 血清肥达反应抗体效价是否升高。

【常见的护理诊断/问题】

1. 体温过高 与伤寒杆菌感染,释放大量内源性致热源有关。

2. 营养失调:低于机体需要量 与高热及消化道症状有关。

3. 潜在并发症:肠出血、肠穿孔。

【护理目标】

1. 患者能说出本病发热特点,配合治疗,体温降至正常范围。

2. 能说出营养失调发生的原因和饮食管理对本病的重要性,落实各项饮食措施,营养状况逐步改善。

3. 能说出常见并发症并能识别主要早期征象,主动避免诱因,配合治疗、护理,无肠出血、肠穿孔发生。

【护理措施】

1. 发热的护理

(1) 观察发热程度及热型,体温的升降特点。注意体温下降后,由于并发症和再燃、复发导致体温的再次升高。

(2) 降温措施:常用物理降温方法,如头部冰敷、温水或酒精擦浴等,尽量避免应用大剂量发汗退热药,以防体温骤降,大汗虚脱。擦浴时避免在腹部加压用力,以免引起肠出血或肠穿孔。

(3) 卧床休息:发热期间患者必须卧床休息至热退后 1 周,以减少热量和营养物质的消耗,同时减少肠蠕动,避免肠道并发症的发生。恢复期无并发症者可逐渐增加活动量。

(4) 保证液体入量:鼓励患者少量、多次饮水,足够的水分可使尿量增加,有利于伤寒杆菌内毒素的排出,从而减轻毒血症状。口服量不足者可静脉补充。

(5) 口腔、皮肤护理:发热患者食欲减退,消化功能低下,口腔自洁作用降低,易发生口腔炎症、溃疡,应协助患者饭后、睡前漱口,加强口腔护理。高热出汗后应及时温水擦拭,更换内衣,保持皮肤清洁、干燥,长期卧床者,定期翻身,以防压疮的发生。

(6) 用药护理:遵医嘱使用抗生素,观察用药后疗效及不良反应。应用喹诺酮类抗生素时要密切观察血象变化及胃肠道不适、失眠等不良反应的发生。氯霉素使用期间必须监测血象变化,尤其是粒细胞减少症的发生,偶见再生障碍性贫血。

2. 饮食护理

(1) 发热期间应给予营养丰富、清淡的流质饮食,如牛奶、豆浆、蛋汤、青菜汤、鲜果汁等,少量多餐。鼓励患者多饮水,入量不足者给予静脉补液,有肠出血时禁食 24 小时,静脉补充营养。

(2) 缓解期患者食欲好转,但肠道病变未愈,尤其应预防肠出血、肠穿孔,故应给予高热量、少渣、少纤维素、不易产生肠胀气的半流质的饮食,如软面条、米粥等,另加适量豆腐、瘦肉末等,观察进食后的反应。恢复期逐渐过渡至正常饮食。

(3) 观察进食后反应。切忌饮食不节制及食用生冷和粗糙不易消化的食物。腹胀者禁食易产气食物,如牛奶、糖类及高脂肪食物,并注意补充钾盐。

3. 并发症护理

(1) 避免诱因:常见诱因包括病程中过早下床活动或随意起床、过量饮食、饮食中含固体及纤维渣滓较多、排便时用力过度、腹胀、腹泻、治疗性灌肠或用药不当等。因此,除了保证休息、注意饮食和合理用药外,还应注意避免便秘、腹泻和腹胀的发生。

(2) 观察并发症的征象:密切观察生命体征,及早识别肠道并发症的征象,如血压下降、脉搏增快、出冷汗、便血、腹部压痛、腹肌紧张等。发现异常时,及时通知医生并配合处置。

【护理评价】

1. 患者及家属能否说出本病的发热特点,能落实降温措施,体温降至正常。
2. 每天摄入是否所需营养物质,营养状况是否改善。
3. 患者是否积极配合治疗和护理,未发生肠出血、肠穿孔。

【健康指导】

1. 疾病知识指导 指导患者和家属学习与本病的有关知识和自我护理方法,使患者了解本病,有助于树立治病信心。

2. 生活指导 保证足够的休息和睡眠,出院后应继续休息 1~2 周,逐渐增加活动量。注意个人卫生。向患者及家属说明饮食治疗的重要性、饮食与并发症的关系,切实遵循饮食治疗原则。

3. 病情观察指导 指导患者及家属细心观察病情变化,重点观察脉搏、神志变化、便血、腹痛等情况,指导患者定期复查,如有发热等不适表现,应及时就诊,以防止复发。

4. 用药指导 向患者详细介绍所用药物的名称、剂量、给药时间和方法及可能出现的副作用,教会其观察药物疗效和不良反应。

5. 预防疾病指导 加强公共饮食卫生的管理、水源的保护和粪便的管理,注意个人卫生,消灭苍蝇、蟑螂。高危人群应定期普查、普治。与带菌者一起生活,或在进入伤寒流行地区之前,可以接受伤寒菌苗注射,增加对伤寒的抵抗力或应急性的预防服药,口服复方新诺明 2 片,每天 2 次,3~5 天。易感人群可用伤寒,副伤寒甲、乙三联菌苗进行预防接种。

(张慧影)

第二节 细菌性食物中毒

细菌性食物中毒(bacterial food poisoning)系指由于进食被细菌或其细菌毒素所污染的食物而引起的急性感染性中毒性疾病,一般包括细菌感染与细菌毒素的中毒过程。病原体有沙门氏菌、副溶血性弧菌(嗜盐菌)、大肠杆菌、变形杆菌等;细菌性食物中毒的特征为:①在集体用膳单位常呈暴发性起病,发病者与食入同一污染食物有明显关系;②潜伏期短,突然发病,临床表现以急性胃肠炎为主;③病程较短,多数在 2~3 日内自愈;④多发生于夏秋季,根据临床表现的不同,分为胃肠型食物中毒和神经型食物中毒。胃肠型食物中毒在临床上最为多见,本节主要阐述此型。

【病原学】

1. 沙门氏菌(*Salmonella*) 是引起胃肠型食物中毒最常见的病原菌之一。为肠杆菌科沙门氏菌属,根据其抗原结构和生化试验,目前已有2000余种血清型,其中以鼠伤寒沙门氏菌、肠炎沙门氏菌和猪霍乱沙门氏菌较为多见。该菌为革兰阴性杆菌,需氧,不产生芽孢,无荚膜,绝大多数有鞭毛,能运动。对外界的抵抗力较强,在水和土壤中能活数月,粪便中能活1~2个月,在冰冻土壤中能越冬。不耐热,60℃ 25~30分钟死亡。多种家畜(猪、牛、马、羊)、家禽(鸡、鸭、鹅)、鱼类、飞鸟、鼠类及野生动物的肠腔及内脏中能查到此类细菌。细菌由粪便排出,污染饮水、食物、餐具以及新鲜蛋品等,人进食后造成感染。值得注意的是该类细菌在食品中繁殖后,并不影响食物的色、香、味。

2. 副溶血性弧菌(*Vibrio parahaemolyticus*) 为革兰阴性、椭圆形、荚膜球杆菌。菌体两端浓染,一端有鞭毛,运动活泼。本菌广泛存在于海水中,偶亦见淡水。在海水中能存活47日以上,淡水中生存1~2日,故又称嗜盐杆菌。在37℃、pH 7.7、含氯化钠3%~3.5%的环境中生长最好。对酸敏感,食醋中3分钟即死。不耐热,56℃5分钟即可杀死。带鱼、黄鱼、乌贼、梭子蟹等海产品带菌率极高。被海水污染的食物、某些地区的淡水产品如鲫鱼、鲤鱼等易被污染,其他含盐量较高的食物如咸菜、咸肉、咸蛋亦可带菌。

3. 金黄色葡萄球菌(*Staphylococcus aureus*) 简称金葡菌,革兰染色阳性球菌。引起食物中毒的金葡菌只限于能产生肠毒素的菌株,包括A、B、C、D、E五个血清型,以A型最常见。本菌广泛存在于外界环境、人体的皮肤、鼻咽部黏膜、指甲下及各种皮肤化脓性感染灶内。可污染牛奶、蛋类、淀粉类食物等,在适宜的温度下大量繁殖并产生肠毒素,是致病的主要原因。此菌污染食物后,在37℃经6~12小时繁殖而产生肠毒素,此毒素耐高温,煮沸30分钟仍保持毒性,能致病。

4. 大肠杆菌(*E. coli*) 为革兰阴性短杆菌,多数菌株有鞭毛,能运动,可有荚膜。体外抵抗力较强,在水和土壤中能存活数月。本菌属以菌体(O)抗原分群,以荚膜(K)抗原(A、B、L)和鞭毛(H)抗原分型,引起食物中毒的大肠杆菌有下列几种类型:①产肠毒素大肠杆菌(ETEC),是导致发展中国家的婴幼儿和旅游者腹泻的重要原因。②致病性大肠杆菌(EPEC),是引起婴儿腹泻和大规模食物中毒的重要致病菌。③侵袭性大肠杆菌(EIEC),可累及成人和较大儿童,引起类似细菌性痢疾的症状。④肠出血性大肠杆菌(EHEC),表现为出血性肠炎。

5. 其他 蜡样芽胞杆菌等也可导致胃肠型食物中毒。

【流行病学】

1. 传染源 带菌的动物和人。如家畜、家禽及其蛋品、海产品及野生动物为本病主要传染源。患者带菌时间较短,作为传染源意义不大。

2. 传播途径 经粪-口途径消化道传播,被细菌及其毒素污染的食物经口进入消化道而致病。

3. 人群易感性 普遍易感,病后无明显免疫力。

4. 流行特征 本病在5~10月较多,7~9月尤易发生,此与夏季气温高、细菌易于大量繁殖密切相关。常因食物采购疏忽、保存不好、烹调不当或剩余物处理不当而引起。发病者一般比较集中,有共同的传染源,往往食用被细菌或毒素污染的同一食物,多以暴发和集体发病的形式出现。

【发病机制与病理特征】

细菌性食物中毒根据发病机制可分为毒素型、感染型和混合型。细菌或毒素随受污染的食物进入人体，是否发病和病情轻重与食物受细菌和毒素污染的程度、进食量（即进食的活菌数和毒素量）、机体抵抗力等因素有关。肠毒素可激活肠上皮细胞膜上的腺苷酸环化酶，从而引起一系列酶反应，抑制肠上皮细胞对钠和水的吸收、促进肠液和氯离子的分泌，导致水样腹泻。细菌内毒素可引起发热等全身中毒症状和胃肠黏膜炎症，并使消化道蠕动增快产生相应症状，部分细菌如侵袭性大肠杆菌，还可侵袭肠黏膜上皮细胞，造成侵袭性损坏，主要病理变化为肠黏膜充血、水肿、上皮细胞变性、坏死、脱落并形成溃疡，导致黏液血便。重症病例可有胃肠黏膜糜烂、出血，肺、肝、肾等器官中毒性病变。

【临床表现】

潜伏期短，金黄色葡萄球菌食物中毒由积蓄在食物中的肠毒素引起，潜伏期1~6小时。副溶血弧菌为6~12小时，大肠杆菌为2~20小时，沙门菌为4~24小时等。

临床表现以急性胃肠炎为主，如恶心、呕吐、腹痛、腹泻等。葡萄球菌食物中毒呕吐较明显，呕吐物含胆汁，有时带血和黏液。腹痛以上腹部及脐周多见。腹泻频繁，多为黄色稀便和水样便。侵袭性细菌引起的食物中毒，可有发热、腹部阵发性绞痛和黏液脓血便。副溶血弧菌食物中毒的部分病例大便呈血水样。产气荚膜杆菌A型菌病情较轻，少数C型和F型可引起出血性坏死性肠炎。剧烈吐泻可引起脱水、酸中毒，甚至周围循环衰竭。查体见下腹部、脐周轻度压痛，肠鸣音亢进。少数患者出现畏寒、发热、乏力、头痛等全身中毒症状。病程短，多在1~3天内恢复。

【辅助检查】

对患者的食物、呕吐物、粪便等作细菌培养，如分离到同一病原菌即可确诊。

【诊断要点】

根据集体伙食单位短期内暴发大批急性胃肠炎患者，结合季节及饮食情况（厨房卫生情况、食物质量、保管及烹调方法的缺点），同食者在短期内出现相似胃肠炎症状，如恶心、呕吐、腹痛、腹泻等。一般表现为先吐后泻。对可疑食物、患者呕吐物及粪便作细菌培养，各种标本获得相同病原菌，即可做出临床诊断。

【治疗原则】

1. 暴发流行时应做好思想工作和组织工作 将患者进行分类，轻者在原单位集中治疗，重症患者送往医院治疗，即时收集资料，进行流行病学调查及细菌学的检验工作，以明确病因。

2. 对症治疗 卧床休息，执行消化道隔离措施。流食或半流饮食，多饮盐糖水。腹痛剧烈者给普鲁本辛口服或注射山莨菪碱。及时纠正水与电解质紊乱及酸中毒。血压下降者给予升压药。高热者用物理降温或退热药。必要时加用肾上腺皮质激素。精神紧张不安时应给镇静剂。

3. 病原治疗 症状较重考虑为感染性食物中毒或侵袭性腹泻者，应及时选用抗菌药物，如喹诺酮类、呋喃唑酮、氯霉素、庆大霉素等。

【护理评估】

1. 健康史 ①流行病学特点：发病的季节；是否伙食单位短期内暴发大批急性胃肠炎

患者；患者的饮食、饮水、个人卫生及生活环境。②患病及治疗经过：患者的起病经过，如发病前是否摄入不洁饮食、起病时间、主要症状及其特点，病情的进展情况。询问患者的摄入量，有无腹泻、腹胀、腹痛及其部位、性质、程度。起病后经过何种处理、服药情况及其效果如何。

2. 身心状况 ①生命体征：监测体温、脉搏、呼吸、血压，面色、神志状态；体温是否升高、发热程度；注意有无脱水征象、脉细速及血压下降等。②神经精神状态；如有无表情淡漠、反应迟钝，甚至昏迷等。③腹部情况：腹部有无压痛，其部位、性质、程度；有无腹膜刺激征；肝、脾大小、有无压痛等。

3. 辅助检查 细菌培养是否为阳性结果。

【常见的护理诊断/问题】

1. 有体液不足的危险 与细菌及毒素作用于胃肠道黏膜，导致呕吐，腹泻引起大量体液丢失有关。

2. 腹泻 与细菌和毒素导致消化道蠕动增加有关。

3. 疼痛：腹痛 与胃肠道炎症及痉挛有关。

4. 潜在并发症：酸中毒、电解质紊乱、休克。

【护理目标】

1. 患者没有出现体液不足的危险。
2. 腹痛、腹泻好转并停止。
3. 并发症未发生。

【护理措施】

1. 休息 急性期卧床休息，以减少体力消耗。

2. 病情观察 严密观察呕吐和腹泻性质、量、次数，及时协助患者将呕吐物和粪便送检。注意观察伴随症状，如畏寒、发热，腹痛的部位及性质，严重患者定时监测生命体征，尤其注意观察患者的血压、神志、面色、皮肤黏膜弹性及温湿度；严格记录出入量和血液生化检查结果，及时发现脱水、酸中毒、周围循环衰竭等征象。

3. 对症护理 因呕吐有助于清除胃肠道内残留的毒素，故呕吐者一般不予止吐处理。但应帮助患者清理呕吐物、清水漱口，保持口腔清洁和床单位整洁。①呕吐严重者应暂时禁食，待呕吐停止后给予易消化、清淡流质或半流质饮食。②腹痛者应注意腹部保暖，禁食冷饮。剧烈吐泻、腹痛者遵医嘱口服普鲁本辛或注射阿托品，以缓解疼痛。③腹泻有助于清除胃肠道内毒素，故早期不用止泻剂。④鼓励患者多饮水或淡盐水，以补充丢失的水分、电解质。呕吐明显者应少量多次饮水，有脱水者应及时口服补液盐，或遵医嘱静脉滴注0.9%氯化钠或和葡萄糖盐水。休克者迅速协助抗休克治疗。

4. 用药护理 使用敏感抗生素者，要注意观察疗效和不良反应。

【护理评价】

1. 患者是否有体液不足的危险出现。
2. 腹痛、腹泻是否好转、恶心呕吐是否减轻。
3. 是否有酸中毒、电解质紊乱、休克等并发症的出现。

【健康指导】

做好饮食卫生，加强食品卫生管理是预防本病的关键措施。

（1）发现可疑病例及时送诊，沙门菌感染所致者应严格执行消化道隔离措施。

（2）预防疾病指导：向群众宣传预防细菌性食物中毒的卫生知识。尤其在夏秋季节，应注意不要暴饮暴食，不食用不洁和腐败变质食物。开展爱国卫生运动，消灭蟑螂、苍蝇、老鼠等传播媒介，防止食品被污染。贯彻《食品卫生法》，对从事服务性行业的人员应定期作健康检查，及时发现和治疗带菌者。

（张慧影）

第三节 细菌性痢疾

细菌性痢疾（bacillyary dysentery）简称菌痢，是由痢疾杆菌引起的常见急性肠道传染病。临床上以发热、腹痛、腹泻、里急后重及黏液脓血便为特征。其基本病理损害为乙状结肠、直肠黏膜的充血、水肿、出血等渗出性炎症及溃疡改变。因各型菌痢毒力不同，临床表现轻重各异。

【病原学】

痢疾杆菌（*dysentery bacilli*）为肠杆菌科志贺菌属（*genus shigellae*），革兰阴性杆菌，无鞭毛及荚膜，不形成芽胞，有菌毛。依据抗原结构不同，分为A、B、C、D四群，即A群痢疾志贺菌（*S. dysenteriae*）、B群福氏志贺菌（*S. flexneri*）、C群鲍氏志贺菌（*S. boydii*）及D群宋内志贺菌（*S. sonnei*），以及47个血清型。其流行菌群随地域和时间的推移不断变迁，目前欧美国家主要以D群宋内志贺菌感染为主，我国则仍以B群福氏志贺菌感染为主，但近年来少数地区也有A群、D群流行。各菌群及血清型之间无交叉免疫。痢疾杆菌主要致病力是其侵袭力。各血清型均可产生内毒素，是引起全身毒血症的主要因素。痢疾杆菌还可产生外毒素（志贺毒素），具有神经毒、选择性细胞毒和肠毒素样作用，引起更严重的临床表现。

痢疾杆菌对外界环境有一定抵抗力，其中以D群最强，B群次之，A群最弱。日光照射30分钟、加热至60℃ 10分钟或100℃ 2分钟即可杀灭。对酸及一般消毒剂均很敏感。在蔬菜、瓜果及被污染物品上可存活1~2周，但在阴暗、潮湿、冰冻条件下能生长数周。

【流行病学】

1. 传染源 传染源包括患者和带菌者。患者中以急性非典型菌痢与慢性菌痢为重要传染源。

2. 传播途径 痢疾杆菌随患者或带菌者的粪便排出，通过污染的手、食品、水源或生活接触，或苍蝇、蟑螂等间接方式传播，经口通过消化道传播。

3. 人群易感性 人群对痢疾杆菌普遍易感，学龄前儿童患病多，与有无良好卫生习惯有关，成人患者同机体抵抗力降低、接触感染机会多有关，加之患同型菌痢后无巩固免疫力，不同菌群间以及不同血清型痢疾杆菌之间无交叉免疫，故造成重复感染或再感染而反复多次发病。

4. 流行特征 细菌性痢疾呈全年散发，以夏秋两季多见，主要原因是与苍蝇活动、气候条件、夏季饮食习惯、机体抵抗力等因素有关。在20~30℃左右痢疾杆菌在主食及肉类食品中4小时可增殖100~800倍，12小时超过50 000倍，在瓜果蔬菜中8~24小时可增殖20~800倍。

【发病机制与病理特征】

1. 发病机制 痢疾杆菌侵入机体后是否发病，取决于细菌数量、致病力和人体抵抗力。细菌致病力强或人体胃肠局部抵抗力弱，如致病力较强的志贺菌少量(10~100个)即可引起发病。痢疾杆菌有较强致病性，其致病作用主要是侵袭力和内毒素，只有能够黏附并能侵入结肠黏膜上皮细胞，在细胞内增殖的痢疾杆菌才引起发病。痢疾杆菌进入胃内，易被胃酸杀灭，未被杀灭的细菌到达肠道。正常人肠道菌群对外来菌有拮抗作用，肠黏膜表面可分泌特异性IgA，阻止细菌吸附侵袭。当机体抵抗力下降，或病原菌数量多时，痢疾杆菌借助于菌毛黏附并侵入结肠黏膜上皮细胞，在细胞内繁殖，然后通过基底膜进入固有层内继续增殖、裂解、释放内毒素、外毒素，引起局部炎症反应和全身毒血症。大部分细菌在固有层被单核-巨噬细胞所吞噬，少量可达肠系膜淋巴结，也很快被网状内皮系统消灭，因此痢疾杆菌菌血症少见。当肠黏膜固有层小血管循环障碍，水肿、渗出、肠黏膜细胞变性、坏死，形成浅表性溃疡等炎性病变时，刺激肠壁神经丛使肠蠕动增加，临床上表现为腹痛、腹泻、里急后重，由黏液、细胞碎屑、中性粒细胞、渗出液和血液形成黏液脓血便等。

中毒型菌痢是志贺菌释放内毒素入血后通过释放各种血管活性物质引起急性微循环障碍进而引起感染性休克、DIC以及重要脏器功能衰竭。慢性菌痢发生机制尚不明了，可能与急性期治疗不及时、不彻底，或者机体抵抗力下降，尤其胃肠道的原有疾患或营养不良等因素有关。

2. 病理特征

(1) 急性菌痢：急性病变可累及整个结肠，尤其以乙状结肠与直肠显著，呈弥漫性纤维蛋白渗出性炎症。肠腔充满黏液脓性渗出物，黏膜坏死脱落形成表浅溃疡。

(2) 慢性菌痢：可有轻度充血和水肿，黏膜苍白增厚感或呈颗粒状，血管纹理不清，溃疡修复过程中呈凹陷性疤痕，周围黏膜呈息肉状，但肠壁因瘢痕组织收缩呈肠腔狭窄者属少见。

【临床表现】

潜伏期一般为1~4天(数小时至7天)。菌痢患者潜伏期长短和临床症状的轻重取决于患者的年龄、抵抗力、感染细菌的数量、毒力及菌型等因素。临床上依据其病程及病情分为以下临床类型。

1. 急性菌痢 可分为三种类型。

(1) 普通型(典型)：起病急，畏寒、发热，多为38~39℃以上，伴头昏、头痛、恶心等全身中毒症状及腹痛、腹泻，粪便开始呈稀水样，可迅速发展为黏液脓血便，量少，每日排便十次至数十次不等，伴里急后重。左下腹压痛。病程约一周左右。少数患者可因腹泻、呕吐严重而出现脱水、酸中毒、电解质紊乱，重型患者可出现中毒性肠麻痹、周围循环衰竭等。多见于老年、体弱、营养不良患者。

(2) 轻型(非典型)：一般不发热或有低热，腹痛轻，腹泻次数少，每日3~5次，粪便糊状或稀便。一般无肉眼脓血便，无里急后重。病程短，一般为3~7日。

(3) 中毒性菌痢：此型多见于2~7岁儿童，起病急骤，进展迅速，病情危重，病死率高。突然高热起病，以严重毒血症状、休克和(或)中毒性脑病为主要表现，而肠道症状不明显。依其临床表现分为三种临床类型。

1) 休克型(周围循环衰竭型)：较为常见的一种类型，以感染性休克为主要表现：①面色苍白,口唇或指甲发绀,四肢湿冷,皮肤呈花纹状。②血压下降,脉压差变小。③脉搏细速,心率快(>100 次/min),小儿多达 150~160 次/min,心音弱。④尿少(<30 ml/h)或无尿。⑤出现意识障碍。

2) 脑型(呼吸衰竭型):为严重的一种临床类型。以中枢神经系统症状为主要临床表现。由于脑血管痉挛,引起脑缺血、缺氧,导致脑水肿、颅内压升高甚至脑疝。早期可有剧烈头痛、频繁呕吐;面色苍白、口唇发灰;血压可略升高,呼吸与脉搏可略减慢;伴嗜睡或烦躁等不同程度意识障碍。晚期表现为反复惊厥、呼吸节律不齐、深浅不匀等中枢性呼吸衰竭;瞳孔不等大,或忽大忽小,对光反应迟钝或消失;肌张力增高,腱反射亢进,可出现病理反射;意识障碍明显加深,直至昏迷。

3) 混合型:以上两型同时或先后存在,是最为严重的一种临床类型,病死率极高(90%以上)。该型实质上包括循环系统、呼吸系统及中枢神经系统等多脏器功能损害与衰竭(MOF)。

2. 慢性菌痢　病情迁延不愈超过 2 个月以上者称作慢性菌痢,多与急性期治疗不及时或不彻底,细菌耐药或机体抵抗力下降有关,也常因饮食不当、受凉、过劳或精神因素等诱发。依据临床表现分为以下三型:

(1) 急性发作型:此型约占 5%,其主要临床表现同急性典型菌痢,但程度轻,恢复不完全,一般是半年内有痢疾病史或复发史。

(2) 慢性迁延型:发生率约 10%,常有腹部不适或隐痛,腹胀、腹泻、黏液脓血便等消化道症状时轻时重,迁延不愈,亦可腹泻与便秘交替出现,病程久之可有失眠、多梦、健忘等神经衰弱症状,以及乏力、消瘦、食欲下降、贫血等表现。

(3) 慢性隐匿型:此型发生率为 2%~3%,一年内有菌痢史,粪便培养可检出痢疾杆菌,乙状结肠镜检查可见肠黏膜病变。此型在流行病学上具有重要意义。

【辅助检查】

1. 一般检查　急性期外周血白细胞计数可轻至中度增高,多在$(10\sim20)\times10^9$/L 以上,以中性粒细胞升高为主。慢性菌痢可有贫血。粪便检查外观多为黏液脓血便,量少,无粪质。镜检可见成堆的脓细胞、白细胞、分散的红细胞,如有吞噬细胞更有助于诊断。

2. 病原学检查

(1) 细菌培养:确诊依据为粪便培养出痢疾杆菌。早期、连续多次、抗菌治疗前、采新鲜粪便的脓血部分、用适当培养基可提高培养阳性率。粪便培养同时可做药物敏感试验以指导临床合理选用抗菌药物治疗。

(2) 特异性核酸检测:采用核酸杂交或 PCR 可直接检测出粪便中的痢疾杆菌核酸,具有灵敏度高、特异性强、简便、快速、对标本要求低等特点。但必须在具备检测条件的单位应用,故尚未广泛应用。

3. 免疫学检查　与细菌培养比较具有早期快速诊断的优点。但由于粪便中抗原成分复杂,易出现假阳性反应,故目前临床上尚未广泛应用。

【诊断要点】

通常根据流行病史,症状体征及实验室检查进行综合诊断。确诊依赖于病原学的检测。菌痢多发于夏秋季,有不洁饮食或与菌痢患者接触史。急性期临床表现为发热、腹泻、里急后重及黏液脓血便,左下腹有明显压痛。慢性菌痢患者则有急性痢疾史,病程超过 2 个月而病情未愈。中毒性菌痢以儿童多见，起病时胃肠道症状轻微，甚至无腹痛、腹泻，有高热、惊厥、意识障碍及呼吸衰竭、循环衰竭，常需盐水灌肠或肛拭子行粪便检查方可诊断。粪便镜检有大量白细胞，确诊有赖于粪便培养出志贺菌。

【治疗原则】

1. 急性菌痢的治疗

(1) 一般治疗：卧床休息、消化道隔离。饮食以流食为主，忌食生冷、油腻及刺激性食物。

(2) 病原治疗：由于耐药菌株增加，故用药时应注意参考当前菌株药物敏感情况，选择易被肠道吸收的口服药物，病情重或口服吸收不良时，可静脉滴注，疗程一般为3~5天。

1) 喹诺酮类：为人工合成的广谱抗菌药物，作用于细菌DNA旋转酶，阻止DNA合成，有杀菌效果。此外组织渗透性强，少有耐药产生。如诺氟沙星(氟哌酸)，成人每次0.2~0.4 g，每天4次口服，疗程5~7天。亦可选用其他喹诺酮类药物，如环丙沙星、氧氟沙星、因影响骨骺发育，故孕妇、儿童及哺乳期妇女慎用。

2) 其他WHO推荐的二线用药：头孢曲松、阿奇霉素等。

3) 黄连素：使用抗生素时同时使用。

(3) 对症治疗：高热可用退热药及物理降温，腹痛剧烈可用解痉药如阿托品、普鲁本辛。只要有水和电解质丢失，均应口服补液盐(ORS)，脱水严重需静脉补液，每日1500~3000ml，小儿按150~200ml/(kg·d)以5%葡萄糖盐水为主。中毒症状严重时可酌情小剂量应用肾上腺糖皮质激素，以减轻中毒症状。

2. 慢性菌痢的治疗

(1) 寻找诱因，对症处置。避免过度劳累，勿使腹部受凉，勿食生冷饮食。当出现肠道菌群失衡时，切忌滥用抗菌药物，立即停止耐药抗菌药物使用。改用双歧杆菌制剂或乳酸杆菌，以利肠道厌氧菌生长。加用B族维生素、维生素C、叶酸等。

(2) 做病原菌分离及细菌药敏试验，以合理选择有效的抗菌药物。可联合应用2种不同类型的抗菌药物，疗程延长，重复1~3个疗程。亦可应用药物保留灌肠疗法，灌肠液内加用小量肾上腺糖皮质激素，以增加其渗透作用而提高疗效。

3. 中毒性菌痢的治疗

(1) 病原治疗：抗感染选择敏感抗菌药物，联合用药，静脉给药，待病情好转后改口服。具体抗菌药物同上。如选用环丙沙星或氧氟沙星，或选用第三代头孢菌素如头孢噻肟。亦可两类药物联合应用。

(2) 对症治疗

1) 降温：可用物理降温，或酌情加退热剂。

2) 镇静：躁动不安或反复惊厥者，采用亚冬眠疗法，氯丙嗪和异丙嗪1~2mg/kg，肌内注射，2~4小时可重复一次，共2~3次。必要时加苯巴比妥钠盐，5mg/kg肌内注射，或水合氯醛，每次40~60mg/kg，灌肠，或安定，每次0.3mg/kg，肌内注射或缓慢静脉推注。

3) 休克型的治疗：基本同感染性休克的治疗。主要有：①扩充有效血容量；②纠正酸中毒；③强心治疗；④解除血管痉挛；⑤维持酸碱平衡；⑥应用糖皮质激素。

4) 脑型的治疗：①脑水肿可用20%甘露醇脱水，及时应用血管扩张剂以改善脑血管痉挛，亦可应用肾上腺糖皮质激素。②防治呼吸衰竭：吸氧，如出现呼吸衰竭则可用呼吸兴奋剂，必要时气管切开及应用机械通气。

【护理评估】

1. 健康史 同本章第二节“细菌性食物中毒”。

2. 身心状况 同本章第二节“细菌性食物中毒”。

3. 辅助检查 评估患者血象、粪便镜检及粪便培养等检查结果。

【常见的护理诊断/问题】

1. 体温过高 与痢疾杆菌内毒素激活细胞释放内源性致热原,作用于体温中枢导致体温升高有关。

2. 腹泻 与肠道炎症、广泛浅表性溃疡形成导致肠蠕动增强、肠痉挛有关。

3. 组织灌注无效 与中毒性菌痢导致微循环障碍有关。

4. 潜在并发症:中枢性呼吸衰竭。

【护理目标】

1. 患者及家属能说出本病的发热特点,能落实降温措施,体温降至正常。

2. 腹痛、腹泻减轻或消失,补充足够的液体量。

3. 能说出常见并发症的诱因、征象,积极配合治疗和护理,未发生休克。

【护理措施】

1. 发热护理 护理措施参见第一章第八节“发热”的护理。

2. 腹泻的护理

(1) 隔离措施:严格执行消化道隔离。

(2) 休息:急性期患者腹泻频繁、全身症状明显者应卧床休息,避免烦躁、紧张、焦虑等不良情绪。频繁腹泻伴发热、疲乏无力、严重脱水者应做好生活护理,协助患者床边排便,以减少体力消耗。

(3) 腹泻的观察:密切观察排便次数、量、性状及伴随症状,采集含有脓血、黏液部分的新鲜粪便作为标本,及时送检,以提高阳性率。观察治疗效果。慢性菌痢者注意一般状况的改善,如体重、营养状况等。

(4) 皮肤护理:每次排便后清洗肛周,并涂以润滑剂,预防刺激。每天用温水或1∶5000高锰酸钾溶液坐浴,防止感染。伴明显里急后重者,嘱患者排便时不要过度用力,以免脱肛。发生脱肛时,可戴橡胶手套助其回纳。

(5) 饮食护理:严重腹泻伴呕吐者暂禁食,静脉补充所需营养,使肠道得到充分休息。能进食者,以进食高热量、高蛋白、高维生素、少渣、少纤维素,易消化清淡流质或半流质饮食为原则,避免生冷、多渣、油腻或刺激性食物,少量多餐,可饮糖盐水。病情好转逐渐过渡至正常饮食。

(6) 保持水、电解质平衡:根据患者每天出入量情况及血液生化检查结果补充水及电解质,避免发生脱水及电解质紊乱。轻者可口服补液盐溶液,严重者静脉补液。

(7) 用药护理:遵医嘱使用有效抗菌药物,如诺氟沙星等。注意观察胃肠道反应、肾毒性、过敏、粒细胞减少等不良反应。早期禁用止泻药,便于毒素排出。

3. 休克的护理

(1) 病情观察:对休克型患者应严密观察生命体征、神志、尿量、有无面色苍白、四肢湿冷、血压下降、脉细速、尿少、烦躁等休克征象,及早通知医生,配合抢救。

(2) 休息及体位:患者应绝对卧床休息,专人监护。患者平卧或置于休克体位(头部和下肢均抬高30°)，小儿去枕平卧，头偏向一侧。因抬高头部有利于膈肌活动，增加肺活量，使呼吸运动更接近于生理状态。抬高下肢有利于下肢静脉的血液回流，从而相应增加循环血量。

(3) 保暖：循环衰竭患者肢端循环不好，应注意保暖。可调高室温，减少暴露部位，加盖棉被，放置热水袋，喝热饮料。

(4) 氧疗：给予吸氧，持续监测血氧饱和度，并监测动脉血气分析，观察氧疗效果。

(5) 抗休克治疗的护理：迅速建立静脉通路以便及时用药，必要时开放两条通路。记录24小时液体出入量有利于判断病情和调整补液速度。遵医嘱予以扩容、纠正酸中毒等抗休克治疗。补充液体时，应根据血压、尿量随时调整输液速度。在快速扩容阶段，应观察脉搏、呼吸次数，注意有无呼吸困难、咳泡沫痰及肺底湿啰音，防止肺水肿及左心衰竭的发生。应用血管活性药物时，维持适当的浓度和速度。注意观察药物的疗效和不良反应。

4. 中枢性呼吸衰竭的护理 具体护理措施参见呼吸、循环、血液系统分册第三篇呼吸系统疾病患者的护理第十五章“呼吸衰竭”的护理。

【护理评价】

1. 患者体温是否恢复正常。
2. 腹痛、腹泻是否好转、恶心呕吐是否减轻，是否有体液不足的危险出现。
3. 是否有酸中毒、电解质紊乱、休克等并发症的出现。

【健康指导】

1. 对患者的指导 菌痢患者应及时隔离、治疗。粪便消毒对于传染源的控制极为重要，应向患者及家属说明。要按时、按量、按疗程坚持服药，急性期彻底治愈，以防转变为慢性菌痢。慢性菌痢患者可因进食生冷食物、暴饮暴食、过度紧张和劳累、受凉、情绪波动等诱发急性发作，应注意避免诱发因素。养成良好的个人卫生习惯，餐前便后洗手，不饮生水，不摄入不洁食物，把住“病从口入”关。加强体育锻炼，保持生活规律，复发时及时治疗。

2. 疾病预防指导 做好饮水、食品、粪便的卫生管理及防蝇灭蝇工作，改善环境卫生条件。严格执行食品卫生管理法及有关制度，凡从事炊事、加工或生产食品以及饮食服务的人员，在工作时必须勤洗手，从事服务性行业(尤其饮食业)者定期健康检查，发现慢性带菌者应暂时调换工种，接受治疗。在痢疾流行期间，易感者口服多价痢疾减毒活菌苗，提高机体免疫力。

(张慧影)

第四节 霍 乱

霍乱(cholera)是由霍乱弧菌(*Vibrio cholerae*)引起的烈性肠道传染病。典型的临床表现为：急性起病，剧烈的腹泻、呕吐以及由此引起严重脱水、酸碱失衡、周围循环衰竭及急性肾功能衰竭。经污染的水和食物传播，起病急，传播快，治疗不及时病死率极高。属于国际检疫的传染病，在《中华人民共和国传染病防治法》中，被列为甲类传染病。

【病原学】

霍乱的病原体为霍乱弧菌，霍乱弧菌属于弧菌科弧菌属，依其生物学性状可分为古典生物型和埃尔托生物型。菌体短小,稍弯曲,革兰染色阴性,无芽胞和荚膜,长1.5~2.0μm,宽0.3~0.4μm。菌体尾端有鞭毛,运动极为活泼,在暗视野显微镜下呈流星样一闪而过,粪涂片可见弧菌呈鱼群样排列。在碱性培养基,如37℃、pH 8.4~8.6的1%碱性蛋白胨水或碱性琼脂平板中,可以快速增菌。霍乱弧菌具有耐热的菌体(O)抗原和不耐热的鞭毛(H)抗原。根据霍乱弧菌的抗原特异性、致病性的不同,将霍乱弧菌分类为:①O_1群霍乱弧菌:包括古典生物型和埃尔托生物型。②不典型O_1群霍乱弧菌:不产生肠毒素,故无致病性。③非O_1群霍乱弧菌:为不凝集弧菌,一般无致病性。O_{139}血清型霍乱弧菌则是1992年于孟加拉流行霍乱时发现的一种产生毒素的、能引起流行性腹泻的新型非O_1群霍乱弧菌。

古典型弧菌在外环境中存活力很有限,但埃尔托型抵抗力较强。一般在未经处理的河水、海水和井水中,埃尔托型可存活1~3周甚至更长时间。两者对热、干燥、直射日光和一般消毒剂都很敏感,加热100℃ 1~2分钟或日光下暴晒1~2小时即死亡。

【流行病学】

自1817以来,霍乱发生过七次世界大流行。目前认为第六次大流行与古典生物型霍乱弧菌有关。1961年以来的第七次大流行则以埃尔托生物型为主。1992年在印度、孟加拉等地发生霍乱暴发流行,已证实是由新血清群—O_{139}群霍乱弧菌引起,有形成第八次大流行的趋势。自从1820年该病传入我国后,每次世界大流行均波及我国,曾引起上百次大小流行,新中国成立后古典生物型霍乱在我国的流行得到了控制。但近年与国外交往频繁,20世纪60年代埃尔托生物型霍乱传入我国沿海一带。1993年5月起出现O_{139}群霍乱病例。

1. 传染源 患者和带菌者是霍乱的传染源。中、重症患者吐泻物带菌较多,极易污染环境,是重要传染源。轻型患者和无症状感染者作为传染源的意义更大。

2. 传播途径 消化道传播。本病主要通过水、食物、生活密切接触和苍蝇媒介而传播,以经水传播最为重要。患者吐泻物和带菌者粪便污染水源后易引起局部暴发流行。通常先发于边疆地区、沿海港口、江河沿岸,然后再借水路、陆路、空中交通传播。

3. 人群易感性 人群普遍易感。新疫区成人发病多,而老疫区儿童发病率高。病后可获一定的免疫力。

4. 流行季节与地区 我国发病季节一般在5~11月,而流行高峰多在7~10月。流行地区主要是沿海一带如广东、广西、浙江、江苏等省份为多。

【发病机制与病理特征】

霍乱弧菌侵入人体后是否发病,取决于机体胃酸分泌程度和霍乱弧菌致病力。霍乱弧菌经口进入人体胃部,当胃酸缺乏或被稀释或入侵菌量较多时,弧菌即进入小肠,黏附于小肠上皮细胞表面,在小肠的碱性环境中大量繁殖,并产生大量的肠毒素。霍乱肠毒素由亚单位A和B组成。首先B亚单位识别肠黏膜上皮细胞膜表面受体-神经节苷脂并与之结合,接着A亚单位移行至细胞内,激活腺苷酸环化酶,从而促使三磷酸腺苷(ATP)转变为环磷酸腺苷(cAMP)。当黏膜细胞内cAMP浓度升高时,即发挥其第二信使作用,刺激隐窝细胞过度分泌氯化物、水及碳酸氢盐,同时抑制肠绒毛细胞对氯及钠的正常吸收,导致大量水分与电解质聚积在肠腔,形成了本病特征性的剧烈水样腹泻及呕吐。霍乱肠毒素还能促使肠黏膜杯状细胞分泌黏液增多,使腹泻水样便中含大量黏液。剧烈吐泻导致的失水使胆汁分泌减少,故典型的泻吐物呈白色"米泔水"样。患者因严重脱水引起皮肤干燥,组织器官干瘪缩小。由于剧烈的呕吐和腹泻丢失大量水分、碳酸氢盐,引起水、电解质平衡紊乱、代谢性酸中毒。严重脱水患者可出现循环衰竭。由于肾缺血、低钾及毒素对肾脏的作用,可发生急性肾衰竭,肾衰竭也是引起酸中毒的原因。

本病病理改变不显著,仅见脱水、皮肤干燥。皮下组织和肌肉极度干瘪,内脏浆膜呈深红色、无光泽,死后尸体迅速僵硬,肠腔内充满"米泔水"样液体,偶见血水样内容物。心、肝、脾等脏器多见缩小,肾小球及肾间质毛细血管扩张,肾小管变性及坏死。

【临床表现】

潜伏期1~3天,短者数小时,长者5~7天。典型患者多急骤起病,少数病例病前1~2天有头昏、倦怠、腹胀及轻度腹泻等前驱症状。

1. 典型霍乱 病程通常分为三期。

(1) 泻吐期:多数患者无前驱症状,突然发生剧烈腹泻,继之呕吐,少数先吐后泻,多无发热,无里急后重,多数不伴腹痛。腹泻每日10余次至数10次,甚至大便失禁。大便初为黄色稀便,迅速变为"米泔水"样或无色透明水样,少数重症患者可有洗肉水样便。呕吐多为喷射性,呕吐物初为胃内食物,继之呈"米泔水"样或清水样。部分患者可伴腓肠肌痛性痉挛,而腹直肌痉挛者可引起"腹痛"。

(2) 脱水期:剧烈吐泻,机体丧失大量水分和电解质,出现脱水、电解质紊乱和代谢性酸中毒,严重者出现循环衰竭。本期病程的长短主要取决于治疗是否及时、正确。一般持续数小时至2~3天。表现为:

1) 脱水:轻度脱水患者皮肤黏膜稍干燥,弹性略差。失水量约1000 ml,儿童为70~80ml/kg。中度脱水患者皮肤弹性差,眼窝凹陷,声音轻度嘶哑,血压下降和尿量减少。失水量约3000ml,儿童为80~100ml/kg。重度脱水患者皮肤无弹性,眼窝凹陷眼睑不能紧闭,指纹干瘪,舟状腹,烦躁不安、表情恐慌或神志淡漠,出现周围循环衰竭。重度脱水者失水量约4000ml,儿童100~120ml/kg。

2) 周围循环衰竭:严重失水导致低血容量性休克。患者表现为四肢厥冷、脉搏细速、血压下降,甚至测不出。肾衰竭表现为少尿或无尿、尿比重增高、血尿素氮、肌酐增高,二氧化碳结合力下降。脑功能障碍表现为意识障碍、烦躁不安,继而转为呆滞、嗜睡,甚至昏迷。

3) 肌肉痉挛:严重低血钠导致腓肠肌和腹直肌痉挛,呈痉挛性疼痛,且肌肉呈强直状态。

4) 低钾综合征:肌张力减弱、肌腱反射消失、鼓肠、心动过速、心律不齐、心电图QT延长、T波平坦或倒置、出现U波。

5) 代谢性酸中毒:呼吸增快,严重者出现意识障碍,甚至昏迷。

(3) 恢复期或反应期:随着腹泻停止及脱水被纠正后,患者症状逐渐消失,体温、脉搏、血压恢复正常,尿量增多,体力逐步恢复。约1/3患者由于大量输液后使循环改善,残存的肠内毒素继续吸收,出现反应性发热,一般波动在38~39℃,持续1~3天后自行消退。

除了典型病例外,临床上有一种罕见的暴发型霍乱,又称"干性霍乱",起病急骤,发展迅速,尚未出现吐泻症状即发生循环衰竭而死亡。

2. 并发症

(1) 急性肾衰竭:是最常见的严重并发症,也是常见的死因。表现为少尿、无尿和氮质血症。

(2) 急性肺水肿:腹泻呕吐导致严重脱水,往往需要快速补液,若不注意同时纠正酸中毒,则容易发生肺水肿。

【辅助检查】

1. 一般检查

(1) 血常规及生化检查:红细胞计数和白细胞计数均升高。血清钠、钾降低,输液后更明显,并发肾功能衰竭者血尿素氮、肌酐升高。

(2) 尿常规检查:多数患者尿液呈酸性,少数患者尿中可有少量蛋白、红细胞、白细胞和管型。

(3) 粪常规检查:粪便呈水样,镜检可见少量白细胞。

2. 血清学检查 霍乱弧菌感染后可产生抗菌抗体和抗肠毒素抗体。血清学检查主要用于流行病学的追溯诊断和粪便培养阴性可疑患者的诊断。

3. 病原学检查

(1) 涂片染色:取粪便作革兰染色镜检,可见革兰阴性稍弯曲弧菌,呈鱼群状排列。

(2) 动力试验及制动试验:将新鲜粪便滴于玻片上,作暗视野镜检,可见运动活跃呈穿梭状的弧菌。当滴入 O_1 群多价免疫血清 1 滴后,由于抗原抗体作用使运动停止,可作为 O_1 群霍乱弧菌的初筛诊断;若不能制止运动,则换为 O_{139} 血清重做试验。出现制动试验阳性反应时,临床需按霍乱诊断并进行治疗。

(3) 粪便培养:将粪便接种于 pH 8.4 的碱性蛋白胨水增菌,在 36~37℃下培养 6~8 小时再分离培养。可采用的选择性培养基有碱性琼脂、碱性胆盐琼脂,如采用庆大霉素琼脂、亚碲酸盐琼脂则选择性更强。增菌培养和分离培养可为明确诊断提供依据,并可对其生物型和血清型做出鉴定。

(4) 核酸检测:应用 PCR 检测霍乱弧菌,毒素基因,特异性和灵敏度均较高。

【诊断要点】

1. 确诊病例 符合下列各项之一者,即可确诊为霍乱:①凡有泻吐症状,粪便、呕吐物或肛拭子细菌培养分离到 O_1 群和(或)O_{139} 群霍乱弧菌。②在流行病学调查中,粪便培养检出 O_1 群和(或)O_{139} 群霍乱弧菌前后各 5 天内有腹泻症状者。

2. 临床诊断病例 符合下列两项之一者,即为临床诊断病例:①有轻、中、重或干性霍乱的临床表现,并在其日常生活用品或家居环境中检出 O_1 群和(或)O_{139} 群霍乱弧菌。②在一起确认的霍乱暴发疫情中,暴露人群中具备轻、中、重或干性霍乱的临床表现者。

3. 带菌者 无霍乱的临床表现,但可在呕吐物或肛拭子细菌培养分离到 O_1 群和(或)O_{139} 群霍乱弧菌者。

【治疗原则】

本病的治疗原则是严格隔离,迅速补充水及电解质,纠正酸中毒,辅以抗菌治疗及对症处理。

1. 一般治疗 我国《传染病防治法》将本病列为甲类传染病,故对患者应严密隔离,至症状消失后,隔天粪便培养一次,连续三次阴性为止。对患者吐泻物及食具等均须彻底消毒。可给予流质饮食,但剧烈呕吐者禁食,恢复期逐渐增加饮食,重症者应注意保暖、给氧、监测生命体征。

2. 补液治疗 补充液体和电解质是治疗霍乱的关键。补充疗法分为口服补液和静脉补液。现代医学倡导口服补液治疗霍乱,轻度脱水患者以口服补液为主,中、重度脱水患者或呕吐剧烈不能口服补液患者进行静脉补液,待病情稳定,脱水程度减轻,呕吐停止尽快开始口服补液。

（1）静脉补液：适合于重度脱水、不能口服的中度脱水及少数轻度脱水患者。补液的原则是：早期、快速、足量；先盐后糖，先快后慢，纠酸补钙；见尿补钾。

1）静脉补液的种类：静脉补液可采用541溶液，即每升液体含氯化钠5g，碳酸氢钠4g和氯化钾1g，另加50%葡萄糖20 ml，亦可按0.9% NaCl 550ml、1.4% $NaHCO_3$ 300ml、10% KCl 10ml加10%葡萄糖140ml的比例组合。

2）输液量及速度：输液量与速度应根据患者失水程度、血压、脉搏、尿量等而定，严重者开始每分钟可达40~80ml，24小时总入量按轻、中、重分别给3000~4000ml、4000~8000ml、8000~12000ml。小儿补液量按年龄、体重计算，一般轻、中度脱水以24小时总入量按100~180ml/kg计算。快速输液过程中应防止发生心功能不全和肺水肿。

（2）口服补液法：霍乱患者肠道对氯化钠的吸收较差，但对钾、碳酸氢盐仍可吸收，对葡萄糖吸收亦无影响，而且葡萄糖的吸收能促进水和钠的吸收。WHO口服补液盐（ORS）配方为：葡萄糖20g、氯化钠3.5g、碳酸氢钠2.5g、氯化钾1.5g，溶于1000ml可饮用水内。

口服补液适用于轻、中度脱水患者，也适用于重度脱水者，因其能减少静脉补液量，从而减少静脉输液的不良反应，对于老年体弱、心功能不良患者尤为重要。ORS用量在最初4~6小时，成人每小时服750ml，体重不足25kg的儿童每小时服250ml，后依泻吐量增减，一般用量为腹泻量1.5倍。

3. 病原治疗 早期应用抗菌药物有助于缩短腹泻期，减少腹泻量，缩短排菌时间。常用药物有多西环素、复方磺胺甲噁唑、喹诺酮类如环丙沙星和诺氟沙星等。

4. 对症治疗 重症患者经补液后，血压仍较低，可加用血管活性药物，如多巴胺、间羟胺，至血压恢复正常并维持稳定。对急性肺水肿及心力衰竭应暂停输液，给予强心剂、利尿剂、镇静剂治疗。对低钾血症，轻者口服氯化钾或枸橼酸钾，严重者静脉滴注氯化钾。对急性肾衰竭者，应纠正酸中毒及电解质紊乱，伴有高血容量、高血钾、严重酸中毒者，采用透析治疗。

【护理评估】

1. 健康史

（1）流行病学特点：是否为发病的季节；是否当地有霍乱流行；或是否到过霍乱流行区；患者的饮食、饮水、个人卫生及生活环境；有无与霍乱患者接触史。

（2）患病及治疗经过：患者的起病经过，如发病前是否摄入不洁饮食、起病时间、主要症状及其特点、病情的进展情况。询问患者有无腹泻、呕吐、性质、程度。起病后经过何种处理、服药情况及其效果如何。

2. 身心状况

（1）身体评估

1）生命体征：监测体温、脉搏、呼吸、血压，观察面色，注意是否有脉细速及血压下降等。

2）神经精神状态：注意患者意识状态的改变，如有无表情淡漠、反应迟钝，甚至昏迷等。

3）准确评估脱水程度。

（2）心理社会状况：评估患者有否抑郁、悲观、孤独、焦虑、恐惧等心理反应，对住院隔离治疗的认识及适应情况。患者及家属对霍乱知识的了解程度、对患者的心理支持等。

3. 辅助检查 血常规、尿常规、便常规及病原菌检查阳性结果。

【常见的护理诊断/问题】

1. 腹泻　与霍乱肠毒素作用于肠道有关。

2. 组织灌注无效　与频繁剧烈的泻吐导致严重脱水、循环衰竭有关。

3. 恐惧　与突然起病、病情发展迅速、严重脱水及实施严格隔离有关。

【护理目标】

1. 患者腹泻和呕吐症状减轻或消失。
2. 无体液及组织灌注不足。
3. 焦虑、恐惧减轻或消失。

【护理措施】

1. 一般护理　严格按甲类传染病进行严密隔离。严格卧床休息,协助床旁排便,严重者最好卧有孔床,床下对孔放置便器。做好口腔、臀部及肛周皮肤护理等。

2. 腹泻的护理　护理措施参见本章第三节中"细菌性痢疾"的腹泻的护理。

3. 组织灌注无效的护理

(1) 病情观察:密切观察病情,每0.5~1小时测生命体征一次;注意神志、尿量、皮肤黏膜弹性变化;观察吐泻物的量、次数、性状、颜色等;严格记录24小时出入量;注意观察水、电解质、酸碱平衡失调症状,特别要注意低钾的表现,监测血清钠、钾、钙、氯、二氧化碳结合力、尿素氮等化验结果;注意患者的不良情绪反应等。

(2) 补液的护理:遵医嘱进行补液治疗,是治疗抢救霍乱患者的关键。迅速建立至少两条静脉通路,有条件可作中心静脉穿刺,输液的同时监测中心静脉压的变化,为判断病情和疗效提供依据。根据脱水程度和病情轻重确定输液量和速度,制订周密的输液计划,可应用输液泵以保证及时准确地输入液体。加压输液或快速输液时,应加温至37~38℃,以免因快速输入大量液体出现不良反应,应监测患者是否出现烦躁、胸闷、咳嗽、心悸、颈静脉充盈、肺部出现湿性啰音等急性肺水肿先兆,应及时做出相应的处理。观察输液效果。

(3) 饮食护理:剧烈泻吐时,应暂时禁食。当临床症状逐渐好转,可给予少量多次饮水。病情控制后逐步过渡到温热低脂流质饮食,如果汁、米汤、淡盐水等,尽量避免应用牛奶、豆浆等易引起肠胀气的食物。

4. 心理护理　因霍乱起病迅猛、病情发展快,剧烈吐泻引起严重脱水,尤其腓肠肌与腹直肌痉挛性疼痛,导致患者极度不适,且实施消化道严格隔离等,给患者带来极度紧张和恐惧。患者迫切需要得到多方位的关心和及时有效的护理和治疗。所以应积极向患者及家属讲述严格隔离的重要性,主动、热情地接待患者,与患者进行有效沟通,了解患者顾虑、困难,满足合理需要。热心帮助患者及时清除排泄物、更换污染的床单,创造清洁舒适的环境,增强安全感,消除紧张与恐惧感。工作中不可有嫌厌之表情,帮助患者树立战胜疾病的信心。

【护理评价】

1. 评价患者吐泻是否逐渐减轻、消失。
2. 是否有循环衰竭发生。
3. 焦虑、恐惧是否减轻或消除。

【健康指导】

1. 疾病知识指导　指导患者和家属学习、认识本病的有关知识,以帮助患者去除恐惧心理,积极配合治疗与护理,促进康复。

2. 生活指导 指导患者严格卧床休息,保持生活规律,养成良好个人卫生习惯,不喝生水、不吃不洁及腐败食物。

3. 病情观察指导 指导患者和家属密切观察病情,学会观察病情变化,特别要注意生命体征与低钾的表现。指导患者家属注意患者的不良情绪反应。

4. 用药指导 指导患者遵医嘱用药,向患者介绍服用药物的名称、剂量、给药时间和方法,教会其观察药物疗效和不良反应。

(张慧影　周　影)

第五节　布鲁菌病

布鲁菌病(brucellosis)又称地中海弛张热、马耳他热或波状热,是由布鲁菌引起的人畜共患的动物源性传染病,以长期发热、多汗、关节疼痛及肝脾淋巴结肿大为临床特征。易转变为慢性,复发率高。

【病原学】

布鲁菌为革兰阴性短小杆菌,初次分离时多呈球状,球杆状和卵圆形,故称“布鲁菌”。该菌传代培养后渐呈短小杆状,菌体无鞭毛,不形成芽胞,毒力菌株可有菲薄的荚膜。布鲁菌属分为6个种19个生物型,即马尔他布鲁菌(羊种)、流产布鲁菌(牛种)、猪布鲁菌、绵羊附睾布鲁菌、沙林鼠布鲁菌和犬布鲁菌。临床上以羊、牛、猪、犬4种对人类致病,其中羊为宿主的马尔他布鲁菌致病性最强,对人畜危害最大。

【流行病学】

1. 传染源 目前已知有60多种家畜、家禽,野生动物是布鲁菌的宿主。与人类关系密切的传染源主要是羊、牛、猪其次是犬、鹿、马等。被感染的动物首先在同种动物间传播,造成带菌和发病,随后波及人类。

2. 传播途径 ①经皮肤黏膜接触传染:直接接触病畜或其排泄物,阴道分泌物,娩出物;或在饲养、挤奶、剪毛、屠宰以及加工皮、毛、肉等过程中没有注意防护,可经皮肤微伤或眼结膜受染;也可间接接触病畜污染的环境及物品而受染。②经消化道传染:食用被病菌污染的食品、水或食生乳以及未熟的肉、内脏而受染。③经呼吸道传染:病菌污染环境后形成气溶胶,可发生呼吸道感染。这三种途径在流行区可两种或三种途径同时发生。④其他:如苍蝇携带,蜱叮咬也可传播本病。

3. 人群易感性 人类普遍易感,病后可获得一定免疫力,不同种布鲁菌间有交叉免疫,再次感染发病者有2%~7%,疫区居民可因隐性感染而获免疫。

4. 流行特征 本病一年四季均可发病,以春末夏初家畜繁殖季节为多。发病率牧区高于农区,农区高于城市。流行区在发病高峰季节(春末夏初)可呈点状暴发流行。患病与职业有密切关系,兽医、畜牧者、屠宰工人、皮毛工等明显高于一般人群。发病年龄以青壮年为主,男多于女。牧区存在自然疫源地,但疫区流行强度受布鲁菌种、型及气候,人们的生活水平与对牧畜、牧场管理情况的影响。

【发病机制与病理特征】

细菌、毒素以及变态反应均不同程度地参与疾病的发生和发展过程。

病菌自皮肤或黏膜侵入人体，随淋巴液到达淋巴结，生长繁殖，形成局部原发病灶。细菌在吞噬细胞内大量繁殖导致吞噬细胞破裂、随之大量细菌进入淋巴液和血循环形成菌血症。在血液里细菌又被血流中的单核细胞吞噬，并随血流带至全身，在肝、脾、淋巴结、骨髓等处的单核-吞噬细胞系统内繁殖，形成多发性病灶。在机体各因素的作用下，病原菌释放出内毒素及菌体其他成分，造成临床上菌血症、毒血症和败血症。内毒素在病理损伤、临床症状方面起着重要作用。机体免疫功能正常，通过细胞免疫及体液免疫清除病菌而获痊愈。如果免疫功能不健全，或感染的菌量大、毒力强，则部分细菌逃脱免疫，又可被吞噬细胞吞噬带入各组织器官形成新感染灶。经一定时期后，感染灶的细菌生长繁殖再次入血，导致疾病复发。如此反复成为慢性感染。组织病理损伤广泛，临床表现也就多样化。

本病病理变化广泛，受损组织不仅包括肝、脾、骨髓、淋巴结，还累及骨、关节、血管、神经、内分泌及生殖系统。损伤涉及间质细胞和实质细胞，其中以单核-吞噬细胞系统的病变最为显著。肝、脾、淋巴结、心、肾等处，以浆液性炎性渗出为主，还可见有少许坏死细胞，淋巴、单核-吞噬细胞增生，疾病早期尤为显著。常呈弥漫性，稍后常伴纤维细胞增殖，病灶中可见由上皮样细胞、巨噬细胞及淋巴细胞、浆细胞组成的肉芽肿。肉芽肿进一步发生纤维化，最后造成组织器官硬化。

【临床表现】

本病临床表现复杂多变、症状各异，轻重不一，呈多器官病变或局限性感染和复发。潜伏期为1~3周，平均两周。少数患者可长达数月或1年以上。

1. 亚临床感染 常发生于高危人群，血清学检测30%以上有高水平的抗布鲁菌抗体，不能追溯明确的临床感染史。

2. 急性和亚急性感染 80%起病缓慢，常出现前驱症状，其表现颇似重感冒。全身不适，疲乏无力，纳差，头痛肌痛，烦躁或抑郁等。持续3~5天。10%~27%患者急骤起病，以寒战高热，多汗，游走性关节痛为主要表现。

(1) 发热：以不规则热型多见，典型病例呈波状热，已不多见。发热前多有寒战或畏寒，初始体温逐日升高，达高峰后缓慢下降，其发热期平均为2~3周，间歇3~5天至2周后，发热再起，如此循环起伏呈波状型。高热时可无明显不适，体温下降后自觉症状反而加重，这种现象有一定辅助诊断意义。

(2) 多汗：是本病的突出症状之一。多于夜间或凌晨，热退时大汗淋漓，甚至不发热时亦多汗，有酸臭味。大汗后软弱无力，可发生虚脱。

(3) 骨关节和肌肉疼痛：病变主要累及大关节，如髋、肩、膝等，单个或多个，非对称性，局部红肿。也可表现为滑膜炎、腱鞘炎、关节周围炎。少数表现为化脓性关节炎。急性期患者疼痛多呈游走性，与发热并行。全身长骨如胫骨、肱骨等处常有剧痛，呈锥刺样，患者常辗转呻吟。两侧臀部及大腿肌肉常呈痉挛性疼痛。

(4) 泌尿生殖系统症状：男性患者可发生睾丸炎或附睾炎导致睾丸肿痛，多为单侧，也可发生精索炎、前列腺炎等。女性患者可发生卵巢炎、输卵管炎或子宫内膜炎，偶可导致流产。少数患者可有肾炎、膀胱炎。

(5) 神经系统症状：由于神经根或神经干受累可导致坐骨神经痛、腰骶神经痛、肋间神经痛、三叉神经痛等。少数患者可发生脑膜脑炎、脊髓炎,表现为剧烈头痛和脑膜刺激征。

(6) 肝脾及淋巴结肿大:半数患者可有肝、脾大。淋巴结肿大多与感染方式有关,常见于颈、颌下、腋窝和腹股沟等处,一般无明显压痛,可自行消散,偶见化脓和破溃。

3. 慢性感染 由急性期发展而来,也可缺乏急性病史由无症状感染者或轻症者逐渐变为慢性。慢性期症状多不明显,也有典型,呈多样表现。

4. 复发 约10%的患者经治疗后复发。复发时间可在初次治疗后的数月内,亦可在多年后发生。其机制与致病菌在细胞内寄生有关。

5. 局灶性感染 病变局限于某一器官中,引起相应的临床表现。

【辅助检查】

1. 血常规 白细胞计数正常或轻度减少,淋巴细胞相对或绝对增多,分类可达60%以上。血沉在各期均增速。久病者有轻或中度贫血。

2. 细菌学检查 患者血液、骨髓、组织、脑脊液做细菌培养,急性期阳性率高。

3. 免疫学检查

(1) 平板凝集试验:虎红平板(RBPT)或平板凝集试验结果为阳性,用于初筛。

(2) 试管凝集试验(SAT):滴度为1:100++及以上或病程一年以上滴度1:50++及以上;或半年内有布鲁菌疫苗接种史,滴度达1:100++及以上者。

(3) 补体结合试验(CFT):滴度达1:10++及以上。

(4) 布鲁菌病抗-人免疫球蛋白试验(Coomb):滴度达1:400++及以上。

【诊断要点】

急性、亚急性诊断:①流行病学资料:有流行地区居留史与病畜接触史,进食未严格消毒的乳制品及未煮熟的畜肉史;②临床表现有反复发作的发热,伴有多汗、游走性关节痛等该病的临床症状和体征并排除其他疑似疾病;③实验室检查:病原分离、试管凝集试验等检查阳性。凡具备①、②项和第③项中的任何一项检查阳性即可确诊为布鲁菌病。慢性感染和局灶性感染者诊断困难,获得细菌培养结果最为可靠。

【治疗原则】

1. 急性和亚急性感染

(1) 一般对症治疗:注意休息、在补充必需营养的基础上,给予对症治疗。进易消化食物,高热患者用物理降温,剧烈头痛、关节痛者用止痛剂,有明显中毒症状和睾丸炎者可短期内用肾上腺糖皮质激素。

(2) 病原治疗:应选择能进入细胞内的抗菌药物。成人及8岁以上儿童:世界卫生组织把利福平(每次600~900mg,每天1次,口服,6周)联合多西环素(每次100mg,每天2次,口服,6周)作为首选方案。亦可选用多西环素(每次100mg,每天2次,口服,6周)联合链霉素(每次1000mg,每天一次,肌内注射,2~3周)。如果不能使用上述药物或效果不佳,可采用利福平联合喹诺酮类药物。8岁以下儿童:利福平联合复方磺胺甲噁唑,或利福平联合氨基糖苷类药物治疗。

2. 慢性感染 治疗较为复杂,包括病原治疗、脱敏治疗及对症治疗。

(1) 病原治疗:与急性和亚急性感染者治疗相同,必要时需要重复治疗几个疗程。

(2) 脱敏治疗(菌苗治疗):采用少量多次注射布鲁菌抗原避免引起剧烈的组织损伤,又起到一定的脱敏作用。

(3) 对症治疗：根据患者的具体情况采取相应的治疗方法，如可以应用理疗等减轻症状。

【护理评估】

1. 健康史

(1) 流行病学特点：是否为发病的季节；是否当地家畜中有布鲁菌病流行；或是否到过流行区。

(2) 患病及治疗经过：患者的起病经过，如发病前是否经皮肤黏膜、呼吸道、消化道及其他途径直接或间接接触病畜的分泌物、排泄物和污染的物品、环境等。询问患者有无发热及热型的特点、多汗、骨关节和肌肉疼痛。起病后经过何种处理、服药情况及其效果如何。

2. 身心状况 监测体温的变化和热型的特点，多汗、肌肉关节疼痛情况、泌尿生殖系统、神经系统症状等。评估患者有否抑郁、悲观、孤独、焦虑、恐惧等心理反应，患者及家属对布鲁菌病的了解程度、对患者的心理支持程度等。

3. 辅助检查 血常规、病原菌培养阳性结果及免疫学检查结果。

【常见的护理诊断/问题】

1. 体温过高 与布鲁菌引起毒血症有关。

2. 疼痛：骨关节、肌肉、神经痛 与布鲁菌病变累及骨关节、肌肉和神经有关。

3. 焦虑 与持续发热、疼痛反复发作、知识缺乏、担心预后有关。

4. 躯体活动障碍 与慢性期骨、关节、肌肉受损有关。

【护理目标】

1. 体温波动在正常范围内。
2. 骨关节、肌肉、神经疼痛缓解。
3. 情绪稳定，治疗信心增强，焦虑程度减轻或消失。
4. 未出现或较少出现躯体活动受限。

【护理措施】

1. 发热的护理 护理措施参见第一章第八节“发热”的护理。

2. 疼痛的护理

(1) 休息和体位：急性期患者疼痛明显时应卧床休息，减少活动，注意保暖。帮助患者采取舒适体位，保持关节的功能位置。关节肿胀严重时，嘱患者行动缓慢，避免肌肉及关节损伤。

(2) 疼痛的护理：局部用5%～10%硫酸镁热敷，每天2～3次。也可用短波透热疗法、水浴疗法等以减轻疼痛。协助按摩、肢体被动运动或采用针刺疗法等，以防止关节强直、肌肉萎缩、关节活动障碍。神经痛明显者，遵医嘱使用消炎止痛剂或采用0.25%～0.5%普鲁卡因20～40ml局部封闭。对睾丸胀痛不适者，可用“十”字吊带托法。并发关节腔积液者，配合医生行关节腔穿刺，抽出积液。对慢性期患者，教会其使用放松术，如深呼吸、听音乐、肌肉放松等方法，以缓解疼痛。

3. 用药护理 对高热伴明显毒血症、睾丸肿胀、脑膜脑炎者，遵医嘱使用肾上腺糖皮质激素治疗，注意观察用药效果及不良反应。向患者介绍治疗本病的常用抗生素及其作用、疗程、使用方法，长期和联合用药的重要意义，指导患者识别常用抗生素的不良反应，如链霉素有唇周或指端麻木感，耳鸣、听力减退、平衡失调等。一旦出现上述现象，须通知医生停药。

4. 脱敏疗法的护理 脱敏疗法的主要作用是降低机体的敏感性，使用时注意：①剂量准确，方法正确。一般以静注效果较好，但全身反应较重，常有心、肝、肾功能损害，孕妇不宜使用。②使用菌苗治疗后，应加强病情观察，重点观察寒战、高热、大汗淋漓、全身关节肌肉疼痛加剧等现象，及时配合医生处理。③指导患者卧床休息，以减轻用药过程中的不适。

5. 心理护理 评估焦虑程度，与患者进行有效的交流，鼓励患者说出自身的感受，和患者一起分析产生焦虑的原因，正确采取有效的应对措施。建立有效的心理应对机制，由于持续高热、疼痛不适、病情反复，加之某些治疗能引起机体的强烈反应，患者多有焦虑等不良情绪。因此，应多关心和巡视患者，向患者解释本病产生的原因，临床表现及主要治疗方法和预后，使其能主动配合治疗和护理。应理解同情患者。耐心听取患者的诉说，建立良好的护患关系，使患者产生安全感、信任感。教会患者处理高热、疼痛的方法，解除患者的顾虑，帮助患者树立战胜疾病的信心。对于过度焦虑的患者，按医嘱应用镇静剂以缓解焦虑心情。

【护理评价】

1. 评价患者体温是否恢复正常。
2. 骨关节、肌肉、神经疼痛是否缓解或消失。
3. 是否积极配合治疗、焦虑情绪是否减轻或消失。
4. 躯体活动功能是否恢复。

【健康指导】

1. 对患者的指导 除急性期症状较重者需住院治疗外，一般可在家中护理治疗。帮助患者和家属认识此病，说明急性期彻底治疗的重要性，以免复发和慢性化。家属应关心、体谅患者，鼓励患者接受并坚持进行针灸、理疗等康复治疗，保证患者休息、增加营养以增强机体抗病能力，减少复发和并发症。

2. 对疾病的预防 开展有关布鲁菌病的知识宣传工作，宣传对象主要是与牲畜密切接触的职业人群及疫区和牧区的居民，检疫淘汰或隔离疫畜、保护健康畜以及畜群免疫接种等是预防布鲁菌病的重要措施。劝告进入牧区的旅游者，避免过于密切接触牲畜。

3. 加强卫生防疫 ①严格管理传染源，对接触羊、牛、猪等牲畜的饲养员、屠宰工人、兽医、皮毛加工员等，在工作中应加强防护，对有可能感染的人员或牲畜应行菌苗接种。②加强对畜产品的卫生监督，须定期检查畜牧产品，防止病畜或患者排泄物污染水源、食物，禁食病畜肉及乳品，对牲畜开展普查普治，必要时应宰杀。对病畜污染的环境应用20%漂白粉或10%石灰乳消毒，以切断传播途径。

（张慧影）

第六节 鼠 疫

鼠疫（plague）是由鼠疫耶尔森菌亦称鼠疫杆菌引起的自然疫源性烈性传染病。临床主要表现为高热、淋巴结肿痛、出血倾向、肺部特殊炎症等。人间主要通过带菌的鼠蚤为媒介，经人的皮肤传入引起腺鼠疫，经呼吸道传入发生肺鼠疫，均可发展为败血症，传染性强，病死率高，是危害人类最严重的传染病之一，属国际检疫传染病。我国将其列为法定甲类传染病。它在公元6世纪、14世纪和19世纪末有过3次世界性大流行，进入20世纪以后，世界上仍然有60多个国家和地区曾有过鼠疫流行。我国从50年代开始，也开展过大规模鼠疫自然疫源地的根除和防治工作，使人间疫情得以控制，但是近年来由于它的自然疫源性，在一些静息了多年的疫源地又相继发现了新的鼠疫疫情，并呈逐年上升的趋势，应予足够重视。

【病原学】

鼠疫耶尔森菌亦称鼠疫杆菌，为两端钝圆，两极浓染椭圆形小杆菌。革兰染色阴性，无鞭毛，无芽胞，不活动，在动物体内和早期培养中有荚膜。在普通培养基上生长良好。培养的最适温度为28~30℃，培养基的最适酸碱度为pH 6.9~7.2，通常需24小时便可形成典型的灰白或淡青色半透明中间隆起的小菌落。

细菌的抗原成分：①荚膜FI(fraction Ⅰ)抗原，分为两种，一种是多糖蛋白质(F-I)，另一种为蛋白质(F-Ⅱ3)。抗原性较强，特异性较高，有白细胞吞噬作用，可用凝集试验、补体结合试验或间接血凝试验检测。②毒力V/W抗原，在细胞表面，V抗原是蛋白质，可使机体产生保护性抗体，W抗原为脂蛋白，不能使机体产生保护力。V/W抗原结合物有促使产生荚膜，抑制吞噬作用，并有在细胞内保护细菌生长繁殖的能力，故与细菌的侵袭力有关。

鼠疫杆菌产生两种毒素，一种为鼠毒素或外毒素(毒性蛋白质)，对小鼠和大鼠有很强毒性，另一种为内毒素(脂多糖)，较其他革兰阴性菌内毒素毒性强，能引起发热、DIC、组织器官内溶血、中毒休克、局部及全身施瓦茨曼(Shwartzman)反应。

该菌对外界抵抗力较弱，对光、热、干燥及一般消毒剂均敏感。日光直射4~5小时即死，加热55℃15分钟或100℃1分钟、5%苯酚、5%甲酚皂，1L汞、5%~10%氯胺均可将病菌杀死。但在潮湿、低温与有机物内存活时间则较久。

【流行病学】

1. 传染源 主要是鼠类和其他啮齿动物。主要宿主以黄鼠属和旱獭属最为重要，由于它们是冬眠啮齿类动物，感染后可越冬至翌春发病，再感染幼鼠，对鼠的自然疫源的形成和鼠疫耶尔森菌种族延续均起重要作用。褐家鼠、黄胸鼠是次要储存宿主，但却是人间鼠疫的主要传染源。其他如猫、羊、兔、骆驼、狼、狐等也可能成为传染源。各型患者均为传染源，以肺鼠疫最为重要。败血症型鼠疫早期的血液有传染性。腺鼠疫仅在脓肿破溃后或被叮咬时才起传染源作用。带菌者(包括健康带菌和恢复期带菌)可作为传染源。

2. 传播途径

(1) 经鼠蚤为媒介传播：构成“啮齿动物→蚤→人”的传播方式。鼠蚤叮咬是主要传播途径。

(2) 经皮肤传播：少数可因直接接触患者的痰液、脓液或病兽的皮、血、肉经破损皮肤或黏膜感染。

(3) 呼吸道飞沫传播：肺鼠疫患者痰中的鼠疫耶尔森菌可借飞沫构成人—人之间的传播，造成人间的大流行。

3. 人群易感性 人群对鼠疫普遍易感，无性别年龄差别。病后可获持久免疫力。预防接种可获一定免疫力，使易感性降低，可发生隐性感染。

4. 流行特征 人间鼠疫耶尔森菌感染以非洲、亚洲、美洲发病最多。亚洲主要在越南、尼泊尔、缅甸、印度、俄罗斯和蒙古有流行或病例发生。我国主要发生在云南和青藏高原。发病最多是云南西部黄胸鼠疫源地和青藏高原喜马拉雅旱獭疫源地。季节性与鼠类活动和鼠蚤繁殖情况有关。人间鼠疫多在6~9月。肺鼠疫多在10月以后流行。

【发病机制与病理特征】

鼠疫耶尔森菌经皮肤侵入后,经由淋巴管至局部淋巴结繁殖,引起原发性淋巴结炎(腺鼠疫)。鼠疫耶尔森菌侵入血液,形成败血症。经血液循环进入肺组织,则引起“继发性肺鼠疫”。由呼吸道排出的鼠疫耶尔森菌通过飞沫传入他人体内,则可引起“原发性肺鼠疫”。各型鼠疫均可发生全身感染、鼠疫败血症和严重中毒症状。

鼠疫的基本病理改变为血管和淋巴管内皮细胞损害和急性出血性、坏死性病变。腺鼠疫表现为淋巴结的出血性炎症和凝固性坏死;肺鼠疫呈支气管或大叶性肺炎,支气管及肺泡有出血性浆液性渗出以及散在细菌栓塞引起的坏死性结节;鼠疫败血症则全身各组织、脏器均可有充血、水肿、出血及坏死改变,浆膜腔发生血性积液。

【临床表现】

潜伏期一般为2~5日。腺鼠疫或败血型鼠疫2~7天;原发性肺鼠疫数小时~3天;曾预防接种者,可长至12天。临床上有腺型、肺型、败血型及轻型等四型,除轻型外,各型初期的全身中毒症状大致相同。

1. 腺鼠疫 占85%~90%,除全身中毒症状外,以急性淋巴结炎为特征。因下肢被蚤咬机会较多,故腹股沟淋巴结炎最多见,约占70%,其次为腋下,颈及颌下多为单侧。也可几个部位淋巴结同时受累。局部淋巴结起病即肿痛,病后第2~3天症状迅速加剧,红、肿、热、痛并与周围组织黏连成块,剧烈触痛,患者处于强迫体位。4~5日后淋巴结化脓溃破,随之病情缓解。部分可发展成败血症、严重毒血症及心力衰竭或肺鼠疫而死,用抗生素治疗后,病死率可降至5%~10%。

2. 肺鼠疫 是最严重的一型,病死率极高。根据传播途径不同,肺鼠疫分原发性和继发性两种类型。原发性肺鼠疫起病急骤,发展迅速,除严重中毒症状外,在起病24~36小时内出现剧烈胸痛、咳嗽、咳大量泡沫血痰或鲜红色痰;呼吸急促,并迅速呈现呼吸困难和发绀;肺部可闻及少量散在湿啰音、可出现胸膜摩擦音;胸部X线呈支气管炎表现。较少的肺部体征与病情严重程度极不一致。如抢救不及时,多于2~3日内,因心力衰竭,出血而死亡。

继发性肺鼠疫是在腺鼠疫或败血症型鼠疫症状基础上,病情突然加剧,出现原发性肺鼠疫呼吸系统表现。

3. 败血症型鼠疫 又称暴发型鼠疫。可分为原发性或继发性两种类型。原发性败血症型鼠疫毒力强,病情发展迅猛。常突然高热或体温不升,神志不清,谵妄或昏迷,进而发生感染性休克。多在发病后24小时内死亡,很少超过3天。病死率极高。因皮肤广泛出血、瘀斑、发绀、坏死,故死后尸体呈紫黑色,俗称“黑死病”。继发性败血症型鼠疫,可由肺鼠疫、腺鼠疫发展而来。

4. 轻型鼠疫 又称小鼠疫,发热轻,患者可照常工作,局部淋巴结肿大,轻度压痛,偶见化脓。血培养可阳性。多见于流行初、末期或预防接种者。

【辅助检查】

1. 血常规检查 血象白细胞总数大多升高,常达(20~30)×10^9/L 以上。中性粒细胞显著增高,红细胞、血红蛋白与血小板减少。

2. 病原学检查

(1) 涂片检查:用血、尿、粪及脑脊液作涂片或印片,革兰染色,可找到G^-两端浓染的短杆菌。

(2) 细菌培养:动物的脾、肝等脏器或患者的淋巴结穿刺液、脓、痰、血、脑脊液等,接种于普通琼脂或肉汤培养基可分离出鼠疫耶尔森菌。

3. 血清学检查 间接血凝法用 F1 抗原检测患者或动物血清中 F1 抗体常用于流行病学调查;酶联免疫吸附试验(ELISA),适合大规模流行病学调查;荧光标记的特异性抗血清检测可疑标本,可快速准确诊断。

【诊断要点】

起病前 10 天内曾到过鼠疫流行区,有鼠疫动物或患者接触史。突然发病,高热,病情迅速恶化并具有下列症候群之一者,应做出鼠疫的疑似诊断。①起病急剧,高热,白细胞剧增,在未用抗菌药物或仅使用青霉素族抗菌药物情况下,病情在 24 小时内迅速恶化,在 48 小时内进入休克或更严重的状态。②急性淋巴结炎,淋巴结肿胀,剧烈疼痛并出现强迫体位。③出现重度毒血症、休克症候群而无明显淋巴结肿胀。④咳嗽、胸痛、痰中带血或咯血。⑤重症结膜炎伴有严重的上下眼睑水肿。⑥剧烈头痛、昏睡、颈部强直、谵语妄动、颅压高、脑脊液混浊。⑦未接种过鼠疫菌苗,F1 抗体效价在 1∶20 以上。

本病应先做出疑似诊断,以便早期治疗,提高治愈率。对疑似诊断病例在获得明确病原学诊断依据前或该区域有人间鼠疫流行,亦可对继发病例作出疑似鼠疫的诊断。

【治疗原则】

凡确诊或疑似鼠疫患者,均应迅速组织严密的隔离,就地治疗,不宜转送。

1. 病原治疗 治疗原则是早期、联合、足量、应用敏感的抗菌药物。

(1) 腺鼠疫:链霉素成人首剂量 1g,以后每次 0.5g,每 6 小时 1 次肌内注射。根据体温下降至 37.5℃以下,全身症状和局部症状好转逐渐减量。疗程一般 10~20 天。

(2) 肺鼠疫和败血症型鼠疫:链霉素成人首剂量 2g,以后每次 1g,每 6 小时 1 次肌内注射,全身症状和呼吸道症状好转后逐渐减量。疗程一般 10~20 天。

(3) 皮肤鼠疫:按一般外科疗法处置皮肤溃疡,必要时局部滴注链霉素或敷磺胺软膏。

(4) 有脑膜炎症状的患者:在特效治疗的同时,辅以氯霉素治疗,成人 50mg/(kg·d),静脉注射,疗程 10 天。

亦可选用氨基糖苷类、喹诺酮类、第三代头孢菌素类和四环素等。

2. 对症治疗 高热者给予物理降温。体温>38.5℃或全身酸痛明显者,可使用解热镇痛药。儿童禁用水杨酸类解热镇痛药。烦躁不安或疼痛者用镇静止痛剂。注意保护心肺功能,有心衰或休克者,及时强心和抗休克治疗。有 DIC 者采用肝素抗凝疗法。中毒症状严重者可适当使用肾上腺皮质激素。

【护理评估】

1. 健康史

(1) 流行病学特点:是否为发病的季节;是否到过流行病区;当地是否有鼠疫流行。

（2）患病及治疗经过：患者的起病经过，如发病前是否经皮肤黏膜、呼吸道、消化道及其他途径直接或间接接触鼠蚤和病鼠的皮、血、肉及患者的脓血或痰等分泌物等。起病时主要临床表现、病情进展情况。发热、中毒症状、淋巴结肿痛情况。是否有咳嗽、胸痛、咳泡沫血性痰及（或）神志不清、皮肤黏膜出血等表现。起病后经过何种处理，用药情况及效果。

2. 身心状况 评估患者局部淋巴结炎和中毒症状；急性支气管肺炎及痰中带血、咯血、呼吸急促、严重的毒血症状；高热、谵妄、昏迷、皮肤黏膜及多脏器出血、脉搏细速、血压下降等败血症、DIC、休克征象。评估患者是否抑郁、悲观、孤独、焦虑、恐惧等心理反应，患者及家属对鼠疫病的了解程度、对患者的心理支持程度等。

3. 辅助检查 血常规、病原菌培养阳性结果等。

【常见的护理诊断/问题】

1. 体温过高 与鼠疫耶尔森菌引起出血性、坏死性炎症反应有关。

2. 疼痛 全身疼痛、淋巴结肿痛与鼠疫耶尔森菌感染致全身中毒、出血性坏死性淋巴结炎有关。

3. 皮肤完整性受损 与皮肤型鼠疫局部红斑、疱疹、皮肤坏死等有关。

4. 恐惧 与此烈性传染病导致死亡率高有关。

5. 知识缺乏 缺乏本病预防、治疗、护理的知识。

6. 潜在并发症：感染性休克、败血症、DIC。

【护理目标】

1. 体温维持在正常范围内。
2. 疼痛减轻或消失
3. 瘀点、瘀斑消失，皮肤未发生破溃和继发感染。
4. 患者情绪稳定，积极配合治疗。
5. 患者和家属了解本病预防、治疗、护理的知识。
6. 组织灌注量正常，血压稳定，尿量正常，未发生其他潜在并发症。

【护理措施】

1. 严格隔离 患者于单独隔离病区，病区内必须做到无鼠无蚤。入院时对患者做好卫生处理（更衣、灭蚤及消毒）。住单人房间，定时空气消毒，如紫外线空气消毒或1%～2%过氧乙酸作喷雾消毒，禁止任意开启门窗。患者所用物品、呼吸道分泌物及污染物品按要求消毒。医护人员接触患者严格自我防护，穿严密隔离衣、隔离鞋，戴口罩、帽子、护目镜、手套。医护人员有呼吸道感染或手部皮肤破损时，应停止护理患者。

2. 急性期处理 应给患者流质饮食，或给予葡萄糖和生理盐水静脉滴注，维持水电解质平衡。

3. 严密监测病情变化 密切监测生命体征，肺鼠疫患者应注意其肺部体征是否与全身中毒症状不相符合，注意有无败血症征象。败血症鼠疫应注意识别高热、谵妄、昏迷、气急、脉搏细速、血压下降等感染性休克征象，还要密切监测有无黏膜瘀点、瘀斑、皮肤坏死、呕血、便血等DIC的表现。一旦出现上述征象，应立即配合医生及时抢救。

4. 用药护理 早期应用抗生素对提高治疗效果、降低病死率极为关键。因此应向患者说明应用抗生素控制感染的重要性，取得患者的配合。熟悉治疗鼠疫的常用抗生素的使用方法，注意联合应用的配伍禁忌，观察药物的过敏反应和毒副作用，如链霉素可引起听力障碍，氯霉素可导致骨髓抑制等。应用时注意链霉素可以单独应用，不需联合其他抗生素。

5. 疼痛护理

（1）全身疼痛的护理：观察全身疼痛的部位，注意疼痛的程度、性质、持续时间，全身疼痛明显者，遵医嘱使用解热镇痛药。

（2）淋巴结肿痛的护理：观察患者疼痛的淋巴结数量、部位，质地和肿大程度、有无与周围组织黏连、是否有化脓。患者因淋巴结疼痛出现强迫体位时，可以协助患者用枕头和毛毯支撑疼痛部位，以减轻肌肉张力缓解疼痛。淋巴结肿痛早期可给予热敷，或用5%～10%鱼石脂酒精或0.1%依沙吖啶外敷，周围注射链霉素0.5～1.0g。禁止挤压受感染的淋巴结。

6. 皮肤护理　保持床单清洁、平整，给患者床上擦浴，更换柔软宽松内衣，减少对皮肤刺激和摩擦，每2～4小时翻身按摩皮肤受压部位，预防压疮的发生。皮肤型鼠疫患者可用0.1%依沙吖啶洗涤创面，并涂以0.5%～1.0%链霉素软膏或新霉素软膏保护创面。

【护理评价】

1. 患者体温是否已逐渐下降或已恢复正常。
2. 疼痛是否减轻或消失。
3. 皮肤瘀点、瘀斑是否增减或消失，皮肤是否有破溃和感染。
4. 患者情绪是否稳定，能否积极配合治疗。
5. 患者和家属对本病预防、治疗、护理的知识是否了解。
6. 有无感染性休克及其他并发症的发生。

【健康指导】

1. 疾病疫区的处理　车、船、飞机进行严格检疫并灭鼠灭蚤。对可疑旅客应隔离检疫，加强个人防护，参与治疗或进入疫区的医护人员必须穿防护服和长筒靴，戴面罩、医用防护口罩、防护眼镜、橡胶手套等。

2. 保护易感人群　预防接种的主要对象是疫区及其周围的人群，参加防疫工作人员及进入疫区的医务工作者。非流行区人员应在鼠疫菌苗接种10天后方可进入疫区。使用鼠疫活菌苗皮下注射1次，6岁以下0.3ml，7～14岁0.5ml，15岁以上1ml。亦可用划痕法：6岁以下1滴疫苗，7～14岁2滴，在每滴菌苗上各划“#”字痕。通常于接种后10天产生抗体，1个月后达高峰，免疫期1年，需每年加强接种1次。

3. 预防性服药　鼠疫患者的直接接触者、被疫区跳蚤叮咬者、接触了染疫动物分泌物及血液者，以及鼠疫实验室工作人员操作鼠疫菌时发生意外事故者，均应进行鼠疫预防性治疗。常用药物有四环素、多西环素（强力霉素）、磺胺、环丙沙星等。如磺胺嘧啶，成人1.6g/d，分2次口服；或四环素，成人1～2g/d，分2次或4次口服，连续服用7天。必要时可肌内注射链霉素，疗程为7天。

4. 控制传染源　严格隔离患者，患者和疑似患者应分别隔离。腺鼠疫隔离至淋巴结肿大完全消散后再观察7天。肺鼠疫隔离至痰培养6次阴性。接触者医学观察9天，曾接受预防接种者应检疫12天。患者的分泌物与排泄物应彻底消毒或焚烧。死于鼠疫者的尸体应用尸袋严密包扎后焚烧。

（张慧影）

第七节 猩 红 热

猩红热(scarlet fever)为β溶血性链球菌A组引起的急性呼吸道传染病。临床特征是突发高热、咽峡炎、全身弥漫性充血性点状皮疹和退疹后明显的脱屑。少数患者可引起心、肾、关节的损害。

【病原学】

A组溶血性链球菌直径0.5~2.0μm，革兰染色阳性，球形或卵圆形，无芽胞，无鞭毛，在有血或血清的培养基中生长良好。β型溶血性链球菌按其细胞壁上所含多糖抗原的不同，又分为19个组，猩红热主要由A组引起。A组链球菌约有80多种血清型。任何一种血清型的A组菌，只要能产生足够的红疹毒素，都可以引起猩红热。已知该细菌有M、R、T、S四种表面抗原，M蛋白是细菌的菌体成分，M蛋白是链球菌有致病能力的重要因素，它可抵抗机体白细胞对它的吞噬作用。机体感染后可获得对M蛋白的特异性免疫力，且可保持数年，但只对同型菌株免疫。

A组β型溶血性链球菌的致病力来源于细菌本身及其产生的毒素和蛋白酶类。如红疹毒素(Erythrogenic toxins)，能致发热及猩红热皮疹。该毒素有4种不同的抗原性，其抗体无交叉保护力，可使易感者数次患猩红热。溶血素O和S能破坏红细胞、白细胞、血小板并能引起组织坏死。透明质酸酶，可溶解组织间质的透明质酸，使细菌易于在组织中扩散。链激酶(溶纤维蛋白酶)，使血液中纤维蛋白溶酶原转变为纤维蛋白溶酶，从而阻止血液凝固或可溶解已凝固的血块。链道酶，又称脱氧核糖核酸酶，能溶解具有高度黏性的DNA，能分解相应的组织成分，从而破坏机体的某些防卫能力。

该菌体外抵抗力强，加热56℃30分钟即被杀死。

【流行病学】

1. 传染源 患者和带菌者。正常人鼻咽部，皮肤可带菌。猩红热患者自发病前24小时至疾病高峰时期的传染性最强，脱皮时期的皮屑无传染性。

2. 传播途径 主要是空气飞沫传播。偶可通过污染的牛奶或其他食物传播。个别情况下，病菌可由皮肤伤口或产妇产道侵入，而引起“外科猩红热”或“产科猩红热”。

3. 人群易感性 人对猩红热普遍易感，感染后人体可产生2种免疫力。

(1) 抗菌免疫力：A组链球菌感染后机体主要产生抗M蛋白的抗体，它能消除M蛋白抗原对机体吞噬功能的抵抗作用，但只具有型特异性。

(2) 抗毒免疫力：机体感染猩红热后可产生抗红疹毒素的抗体，但不同抗原性的红疹毒素间无交叉免疫。因而患一次猩红热后，若感染了另一种红疹毒素的A组链球菌仍可再发病。

(3) 流行特征：猩红热系温带疾病，热带、寒带少见。在我国一年四季均可发病。但以冬春季多见。

【发病机制与病理特征】

A 组链球菌由咽峡部侵入,在咽部黏膜及局部淋巴组织不断增殖产生毒素,造成对机体的感染性、中毒性和变态反应性病变。

1. 化脓性病变 病原体通过 M 抗原黏附于咽部黏膜使局部产生炎性变化,使咽部和扁桃体红肿,表面被覆炎性渗出物,可有溃疡形成。细菌可由局部经淋巴间隙进入附近组织,引起扁桃体周围脓肿、鼻窦炎、中耳炎、乳突炎、颈部淋巴结炎、蜂窝织炎等,少数重症患者细菌可侵入血流,出现败血症及迁徙性化脓病灶。

2. 中毒性病变 链球菌产生的毒素自局部进入血循环后,引起发热、头痛等全身中毒症状。红疹毒素使皮肤充血、水肿、白细胞浸润,形成典型的猩红热样皮疹。最后表皮死亡脱落。黏膜充血,有时呈点状出血,形成黏膜内疹。肝、脾、淋巴结等有不同程度的单核细胞浸润、充血及脂肪变性。心肌混浊肿胀和变性,严重者有坏死。肾脏呈间质性炎症。偶见中枢神经系统有营养不良变化。

3. 变态反应性病变 部分患者在病期第 2~3 周时出现心、肾、滑膜组织等处的非化脓性炎症。心脏受累可出现心肌炎、心包炎和心内膜炎,其发生机制可能是链球菌的酶使心脏释放自身抗原,导致自身免疫。多发性关节炎可能由链球菌的抗原与特异性抗体结合形成复合物引起。肾小球肾炎的发生可能为抗原抗体复合物沉积于肾小球引起。

【临床表现】

潜伏期为 1~7 天,一般为 2~3 天。

1. 普通型 在流行期间大多数患者属于此型。典型临床表现为:①发热:多为持续性,体温可达 39℃左右,可伴有头痛、全身不适等全身中毒症状。②咽峡炎:表现为咽痛、吞咽痛,局部充血并可有脓性渗出液,颌下及颈淋巴结呈非化脓性炎症改变。③皮疹:发热后 24 小时内开始发疹,始于耳后、颈部及上胸部,然后迅速蔓及全身,典型的皮疹为在皮肤上出现均匀分布的弥漫充血性针尖大小的丘疹,压之褪色,伴有痒感。部分患者可见带黄白色脓头且不易破溃的皮疹,称为“粟粒疹”。严重的患者出现出血性皮疹。在皮肤皱褶,皮疹密集或由于摩擦出血呈紫色线状,称为“线状疹”(又称 pastia 线,帕氏线)。颜面部位仅有充血而无皮疹,口鼻周围充血不明显,相比之下显得发白,称为“口周苍白圈”,腭部可见有充血或出血性黏膜内疹。病程初期舌面覆盖白苔,红肿的乳头凸出于白苔之外,称为“草莓舌”。2~3 天后白苔开始脱落,舌面光滑呈肉红色,乳头仍凸起,称为“杨梅舌”。多数情况下,皮疹于 48 小时达高峰,然后按出疹顺序开始消退,2~3 天内完全消退,但重者可持续 1 周左右。疹退后开始皮肤脱屑,皮疹密集处脱屑更为明显,尤以粟粒疹为重,可呈片状脱皮,手、足掌、指(趾)处可呈套状,而面部、躯干常为糠屑状。近年来以轻症患者较多,常常仅有低热、轻度咽痛等症状;皮疹稀少,消退较快,脱屑较轻,但仍可引起变态反应性并发症。

2. 脓毒型 咽峡炎中的化脓性炎症,渗出物多,往往形成脓性假膜,局部黏膜可坏死而形成溃疡。细菌扩散到附近组织,形成化脓性中耳炎、鼻窦炎、乳突炎及颈淋巴结炎,甚至颈部软组织炎,还可引起败血症,目前已罕见。

3. 中毒型 临床表现主要为毒血症明显。高热、头痛、剧烈呕吐,甚至神志不清、中毒性心肌炎及感染性休克。咽峡炎不重但皮疹很明显,可为出血性。但若发生休克,则皮疹常变成隐约可见。病死率高,目前亦很少见。

4. 外科型 包括产科型，病原菌从伤口或产道侵入而致病，故没有咽峡炎。皮疹首先出现在伤口周围，然后向全身蔓延。一般症状较轻，预后也较好。可从伤口分泌物中培养出病原菌。

【辅助检查】

1. 一般检查

（1）血常规检查：白细胞总数升高可达（10~20）×10^9/L，中性粒细胞在80%以上，严重患者可出现中毒颗粒。出疹后嗜酸粒细胞增多占5%~10%。

（2）尿液常规检查：一般无明显异常。如果发生肾脏变态反应并发症，则可出现尿蛋白、红细胞、白细胞及管型。

2. 血清学检查 可用免疫荧光法检测咽拭子涂片进行快速诊断。

3. 病原学检查 可用咽拭子或其他病灶的分泌物培养溶血性链球菌。

【诊断要点】

有猩红热特征性临床表现，实验室检查白细胞数高达（10~20）×10^9/L，中性粒细胞占80%以上，胞质内可见中毒颗粒。出疹后嗜酸粒细胞增多，可占5%甚至10%。咽拭子、脓液培养获得A组链球菌为确诊依据。结合病史中有与猩红热或咽峡炎患者接触者或当地有流行的流行病学史，有助于诊断。

【治疗原则】

1. 一般治疗 急性期卧床休息，给予呼吸道隔离措施。

2. 病原治疗 多数A组链球菌对青霉素仍较敏感。可用青霉素，每次80万U，2~3次/天，肌内注射，连用5~7天。80%左右的患者24小时内即可退热，4天左右咽炎消失，皮疹消退。脓毒型患者应加大剂量到800万~2000万U/d，分2~3次静脉滴注，儿童每天20万U/(kg·d)，分2~3次静脉滴入，连用10天，或热退后3天。对青霉素过敏者，可用红霉素，剂量成人1.5~2g/d，静脉滴入，儿童每天30~50mg/(kg·d)，静脉滴入。也可用复方磺胺甲基异恶唑（SMZ-TMP），成人每日4片，分2次口服，小儿酌减。对带菌者可用常规治疗剂量青霉素连续用药7天，一般均可转阴。

3. 对症治疗 若发生感染中毒性休克，要积极补充血容量，纠正酸中毒，给血管活性药等。对已化脓的病灶，必要时给予切开引流或手术治疗。

【护理评估】

1. 健康史

（1）流行病学特点：是否是流行季节；是否与猩红热或咽峡炎患者有接触史。

（2）患病及治疗经过：如是否有急性发热、咽峡炎、典型皮疹及脱皮、口周苍白圈、帕氏线、草莓舌等，起病后经过何种处理、服药情况及其效果如何。

2. 身心状况 体温的变化、咽和扁桃体的变化、皮疹的性质、部位、形态、全身浅表淋巴结有无肿大等。评估患者是否焦虑、恐惧等心理反应，患者及家属对本病的了解程度等。

3. 辅助检查 血常规、病原菌培养阳性结果及血清学检查结果。

【常见的护理诊断/问题】

1. 体温过高 与A组β型溶血性链球菌感染有关。

2. 皮肤完整性受损 与细菌产生红疹毒素引起皮肤损害有关。

3. 疼痛:咽痛 与咽及扁桃体炎症有关。

【护理目标】

1. 患者及家属了解发热相关知识,体温得到有效控制,并恢复正常。
2. 皮疹消退,受损组织恢复,未发生感染。
3. 咽痛缓解并消失。

【护理措施】

1. 一般护理 严格执行呼吸道隔离措施,患者卧床休息。发热期间给予营养丰富、高维生素的流食、半流食。保证足够入量。

2. 病情观察 应注意体温变化,咽痛症状及咽部分泌物的变化,皮疹变化,并发症的观察,如有无其他部位脓性病灶,注意定时检查尿常规,及时发现肾损害。

3. 对症护理

(1) 发热:护理措施参见第一章第八节"发热"的护理。

(2) 皮疹:护理措施参见第一章第八节"发疹"的护理。

(3) 咽痛:注意口腔卫生,给予口腔护理,咽痛明显者可用洗必泰或硼酸液漱口。

4. 药物治疗护理 应用青霉素治疗时,注意观察疗效及过敏反应。

【护理评价】

(1) 评估患者体温是否恢复正常。

(2) 皮肤组织是否恢复完整,没有感染发生。

(3) 咽痛是否减轻或消失。

【健康指导】

(1) 预防措施的健康教育:流行季节特别要做好儿童的预防工作,幼儿园、托儿所等儿童集中的机构应加强空气消毒等。

(2) 轻型患者可在家中治疗及护理,应向患者和家属讲解猩红热的临床表现、治疗药物及疗程。对发热及皮疹的护理方法给予具体指导。

(3) 在病程第2~3周易出现并发症,其中以急性肾小球肾炎多见,应每周查一次尿常规,以便及时发现、早期治疗。

(张慧影)

第八节 流行性脑脊髓膜炎

流行性脑脊髓膜炎(epidemic cerebrospinal meningitis, meningococcal meningitis)简称流脑,是由脑膜炎奈瑟菌引起的急性化脓性脑膜炎,主要临床表现为突发高热,剧烈头痛、频繁呕吐、皮肤黏膜瘀点、瘀斑及脑膜刺激征。严重者可出现败血症休克和脑实质损害。

【病原学】

脑膜炎奈瑟菌(又称脑膜炎球菌)属奈瑟氏菌属,革兰染色阴性,呈肾形双球菌,常呈凹面相对成对排列或呈四联菌排列。有荚膜,无芽胞,不活动。该菌仅存在于人体,可从带菌者鼻咽部及患者血液、脑脊液、皮肤瘀点中发现。多数存在于中性粒细胞中,裂解时能产生毒力较强的内毒素,是致病的重要因素。为专性需氧菌,在普通培养基上该细菌不易生长,在巧克力或血培养基或卵黄培养基上生长良好。

脑膜炎奈瑟菌具有下列主要抗原:血清群特异性荚膜多糖、主要外膜蛋白、脂寡糖及菌毛抗原等。按表面特异性荚膜多糖抗原之不同分为 A、B、C、D、X、Y、Z、29E、W135、H、I、K、L13 个亚群(90% 以上为 A、B、C 3 个亚群)。

本菌对干燥、湿热、寒冷、阳光、紫外线及一般消毒剂均极敏感,在体外易自溶而死亡。

【流行病学】

1. 传染源 带菌者和患者。患者从潜伏期末开始至发病 10 天内具有传染性。本病隐性感染率高,在流行期间,人群带菌率高达 50%,感染后病原菌寄生于人的鼻咽部,无症状不易被发现,而患者经治疗后细菌很快被消灭,所以带菌者作为传染源的意义更重要。

2. 传播途径 病原菌借咳嗽、打喷嚏由飞沫直接从空气中传播,因其在外界生活力极弱,故通过日常用品间接传播的机会极少。但密切接触如同睡、怀抱、喂乳、接吻等对 2 岁以下婴儿传播本病有重要意义。

3. 人群易感性 人群普遍易感,感染后仅 1% 出现典型临床表现。新生儿有来自母体抗体故很少发病,6 个月至 2 岁时抗体降到最低水平故发病率最高,以后随年龄增长因隐性感染而逐渐获得免疫力故发病率逐渐下降。人感染后产生特异性免疫力,各群间有交叉免疫,但不持久。

4. 流行特征 本病遍及全球,在温带地区可出现地方性流行,全年经常有散发病例出现,但多见于冬春季节,从每年 11 月至次年 5 月,流行高峰为 3、4 月,5 月开始下降。我国曾发生多次全国性大流行,流行株以 A 群为主,自 1985 年开展 A 群菌苗注射后,发病率持续下降,未再出现全国性大流行。近几年有上升趋势,尤其是 B 群和 C 群有增多的趋势。

【发病机制与病理特征】

病原菌侵入鼻咽部后,如免疫力低下,细菌可在鼻咽部繁殖而成为无症状带菌者,或仅有轻微的上呼吸道感染症状而获得免疫力。少数情况下,当人体免疫力明显低下或细菌毒力较强时,细菌可从鼻咽部进入血液循环,形成短暂菌血症,表现为皮肤黏膜出血点,仅极少数发展为败血症,继而侵犯脑脊髓膜,形成化脓性脑脊髓膜炎。

细菌释放的内毒素是本病致病的重要因素。败血症期间细菌侵袭皮肤血管内皮细胞,迅速繁殖并释放内毒素,引起全身中毒症状及皮肤、黏膜出血征象。内毒素引起全身的施瓦茨曼反应,激活补体,血清炎症介质明显增加,产生循环障碍和休克。脑膜炎球菌内毒素较其他内毒素更易激活凝血系统,因此在休克早期便出现 DIC,及继发性纤溶亢进,进一步加重微循环障碍、出血和休克,最终造成多器官功能衰竭。

细菌侵犯脑膜,进入脑脊液,释放内毒素等引起脑膜和脊髓化脓性炎症及颅内压增高,引起惊厥、昏迷等症状。严重脑水肿时形成脑疝,可迅速致死。

败血症期主要病变为血管内皮损害,血管壁炎症、坏死和血栓形成,组织、脏器出血,也可见心肌炎和肺水肿;脑膜炎期主要病变为软脑膜和蛛网膜的化脓性炎症;暴发休克型皮肤、内脏血管损害更加广泛、严重,造成组织的广泛出血;暴发脑膜脑炎型病变主要在脑实质,脑组织充血、出血、水肿、坏死,颅内压升高,严重者可有脑疝。

【临床表现】

潜伏期 1~7 日,一般为 2~3 日,据病情和病程分为下列临床类型。

1. 普通型　最常见占全部病例的 90% 以上。

(1) 前驱期(上呼吸道感染期):多数患者症状不明显,少数患者可出现低热、咽痛、咳嗽、鼻炎、全身不适等症状,持续 1~2 日。

(2) 败血症期:起病急,突起寒战、高热,体温 39~40℃,伴头痛、呕吐、全身痛、精神极度萎靡等明显的全身中毒症状。婴幼儿常表现哭闹、拒食、烦躁不安、皮肤感觉过敏和惊厥。70%~90%的患者出现皮肤、黏膜瘀点,初呈鲜红色,迅速增多,扩大,中央呈紫黑坏死,以四肢、软腭、眼结膜及臀等部位多见。其出现速度、范围大小及颜色与病情有关,本期持续 1~2 日。

(3) 脑膜炎期:除高热和中毒症状外,出现剧烈头痛、频繁呕吐、烦躁不安及脑膜刺激征等表现。重者谵妄、抽搐及意识障碍。此期持续 2~5 日。

(4) 恢复期:经治疗体温逐渐降至正常,意识及精神状态改善,皮肤瘀点、瘀斑吸收或结痂愈合,意识及精神状态改善,神经系统检查恢复正常。病程中约 10% 的患者可出现口周疱疹。在 1~3 周内痊愈。

2. 暴发型　起病急骤,病情凶险,多见于儿童,根据临床表现可分三型。

(1) 休克型:突发寒战、高热,伴头痛、呕吐。迅速出现精神萎靡,瘀点、瘀斑迅速增多并融合成大片伴中央坏死。循环衰竭为突出表现,可见面色苍白、四肢厥冷、尿量减少、血压下降、脉搏细速等。

(2) 脑膜脑炎型:以脑实质损害为主要表现,除高热、毒血症状、瘀斑外,严重颅内高压为突出表现,出现剧烈头痛、喷射性呕吐、意识障碍,可迅速出现昏迷,严重者可发生脑疝。

(3) 混合型:兼有上述两型表现,常同时或先后出现,为最严重的类型,病死率极高。

3. 轻型　多发生于流行后期,病变轻微,仅有较轻的上呼吸道感染症状,可出现皮肤少量出血点及脑膜刺激征。

【辅助检查】

1. 血常规检查　白细胞计数显著增高,多在 20×10^9/L 以上,中性粒细胞在 80% 以上,可出现中毒颗粒。并发 DIC 时血小板显著下降。

2. 脑脊液检查　病初期或休克型患者,脑脊液多无变化,应 12~24 小时后复查。典型的脑膜炎期,压力增高,外观变混浊如米汤样或呈脓样,白细胞数明显升高超过 1000×10^6/L,以中性粒细胞为主,蛋白含量增高,糖和氯化物明显减少。

3. 细菌学检查　是确诊的重要方法。

(1) 涂片:皮肤瘀点处的组织液或脑脊液离心沉淀物涂片染色镜检,可见革兰染色阴性球菌,有早期诊断价值,阳性率可达 60%~80%。

(2) 细菌培养:取血液、皮肤瘀点组织液或脑脊液进行培养。抗生素治疗之前进行标本采集并及时送检可提高阳性率。培养阳性者应进行抗菌药物敏感试验。

4. 血清免疫学检查　用对流免疫电泳法、乳胶凝集试验等进行脑膜炎奈瑟菌抗原检测,主要用于早期诊断,阳性率在 90% 以上。

【诊断要点】

1. 疑似病例

(1) 有流行病学史:冬春季节发病,1 周内有流脑患者密切接触史,或当地有流脑的发生或流行;既往未接种过流脑疫苗。

(2) 临床表现及脑脊液检查符合化脓性脑膜炎表现。

2. 临床诊断病例 在疑似病例的基础上,伴有临床表现及脑脊液检查符合化脓性脑膜炎表现,皮肤黏膜瘀点、瘀斑;或有流脑流行病学史,虽无化脓性脑膜炎表现,但在感染中毒性休克表现的同时伴有迅速增多的皮肤黏膜瘀点、瘀斑。脑膜刺激征阳性。严重患者出现感染性休克、意识障碍、惊厥及呼吸衰竭。

3. 确诊病例 在临床诊断病例的基础上,细菌学或流脑的特异性血清免疫学检查阳性。

4. 实验室检查 血白细胞计数和中性粒细胞数增高。脑脊液检查压力增高及化脓性改变。

【治疗原则】

1. 普通型

(1) 病原治疗:应早期、足量应用细菌敏感又能透过血脑屏障的抗生素。①青霉素:目前仍为高度敏感的杀菌药物。缺点为不易透过血脑屏障,即使在脑膜炎情况下脑脊液药物浓度仅为血液浓度的 10%~30%,故需大剂量使用才能达到有效治疗浓度。②头孢菌素:第三代头孢菌素,对脑膜炎球菌抗菌活性强,易透过血脑屏障,毒性低。③氯霉素:本药较易通过血脑屏障,脑脊液药物浓度是血浓度的 30%~50%,对脑膜炎球菌有良好的抗菌作用,适用于对青霉素过敏的患者。用药期间注意监测血象,防止出现骨髓抑制。

(2) 一般对症治疗:早期诊断,就地住院隔离治疗。维持足够液体量及电解质平衡。高热时给予物理降温和药物降温,惊厥者适当应用镇静剂。颅内压增高者应用脱水剂降颅压。

2. 暴发型

(1) 休克型

1) 病原治疗:尽早使用有效抗生素如青霉素、氯霉素或头孢菌素。

2) 抗休克治疗:①扩充血容量:可快速静脉滴注低分子右旋糖酐、平衡盐液、0.9%氯化钠等液体,改善微循环。②纠正酸中毒:根据血气分析结果,应用5%碳酸氢钠纠正酸中毒。③应用血管活性药物:在扩充血容量和纠正酸中毒基础上,应用血管活性药物,常用山莨菪碱。④肾上腺糖皮质激素:有减轻毒血症状、稳定细胞膜、解除小血管痉挛和增强心肌收缩力作用,有利于纠正休克。⑤抗 DIC 的治疗:皮肤瘀点、瘀斑迅速增多、扩大并有融合成大片瘀斑的倾向,有血小板明显减少者,是应用肝素治疗的指征。高凝状态纠正后,应输入新鲜血、血浆及维生素 K,以补充被消耗的凝血因子。⑥保护重要脏器功能:如心率明显增快可用强心剂。

(2) 脑膜脑炎型

1) 病原治疗:及早应用有效的抗菌药物,同休克型。

2) 防治脑水肿、脑疝:治疗关键是较早发现脑水肿,积极脱水治疗,预防脑疝。可快速静脉滴注 20%甘露醇,此外还可应用白蛋白、甘油果糖、呋塞米、激素等药物。

3) 防治呼吸衰竭:在积极治疗脑水肿的同时,保持呼吸道通畅,必要时气管插管,使用呼吸机治疗。

【护理评估】

1. 健康史 是否是流行季节;是否与流脑患者接触过;近期是否接种过流脑疫苗;既往是否得过流脑;注意患者发病年龄。

2. 身心状况 询问患者早期是否有发热、咽痛等呼吸道感染症状,评估是否有突然高热、头痛、呕吐、皮肤瘀点、瘀斑、剧烈的头痛、喷射状呕吐、意识障碍等症状。了解患者及家属心理状态。

3. 辅助检查 血常规、病原菌培养阳性结果及血清学检查结果。

【常见的护理诊断/问题】

1. 体温过高 与脑膜炎奈瑟菌感染有关。

2. 组织灌注量改变 与脑膜炎奈瑟菌内毒素引起微循环障碍有关。

3. 皮肤完整性受损 与内毒素作用于皮肤、毛细血管有关。

4. 潜在并发症:惊厥、脑疝、呼吸衰竭。

【护理目标】

(1) 体温维持正常范围内。

(2) 皮肤无破溃,瘀点、瘀斑消失。

(3) 血压稳定,组织灌注量正常。

(4) 无并发症发生。

【护理措施】

1. 发热的护理 护理措施参见第一章第八节“发热”的护理。

2. 微循环障碍的护理 护理措施参见本章第三节“细菌性痢疾”的有关内容。

3. 并发症护理

(1) 病情观察:严密监测生命体征、意识状态;瞳孔是否等大等圆,对光反应是否存在,有无抽搐、惊厥先兆;记录24小时出入量。一旦发现颅内高压、脑疝的症状体征,如意识障碍、烦躁不安、剧烈头痛、喷射状呕吐、血压升高等及时通知医生。

(2) 休息和体位:患者应绝对卧床休息,治疗护理操作要集中进行,尽量减少搬动患者,避免惊厥的发生。呕吐时,患者头偏向一侧。颅内高压的患者需抬高头部。腰椎穿刺后,协助患者去枕平卧6小时。

(3) 呼吸衰竭的护理:及时吸痰,保持呼吸道通畅,给予吸氧,准备好各种抢救物品和药品,如吸痰器、气管插管或气管切开包、呼吸兴奋剂等,做好抢救的准备。出现呼吸衰竭时,遵医嘱使用洛贝林等呼吸兴奋剂。若患者呼吸停止,应配合医生行气管切开、气管插管,施行机械通气。忌胸外按压。

(4) 用药护理:①若使用青霉素治疗,应注意观察有无青霉素过敏反应。应用氯霉素治疗,应注意有无胃肠道反应、骨髓抑制现象等。②应用甘露醇等脱水剂时,要注意观察呼吸、心率、血压、瞳孔的变化,颅内高压、脑膜刺激征表现有无改善,脱水的同时注意监测电解质平衡状况。颅内高压者行腰椎穿刺前应先脱水治疗,以免诱发脑疝。③使用强心剂时,严格掌握给药方法、剂量、间隔时间,观察心率、心律的变化。④应用肝素治疗DIC时,要注意用药剂量、用法、间隔时间,观察有无过敏反应及出血情况。

(5) 安全护理:意识障碍者,应使其头偏向一侧,避免呕吐物吸入,造成吸入性肺炎。

昏迷患者应注意有无尿潴留，及时给予排尿，以防患者躁动引起颅内压增高，对于烦躁不安者，应加床栏或四肢加以约束，防止患者坠床，必要时遵医嘱给予镇静剂。

4. 皮肤护理

（1）皮肤观察：注意全身皮肤有无瘀点、瘀斑，其部位、大小，进展或好转情况。

（2）皮肤护理：①重点保护出现瘀点、瘀斑的部位，病变局部不宜穿刺。②水疱发生溃破时，可用无菌生理盐水清洗，涂以抗生素软膏保护，以防止继发感染。③瘀点、瘀斑在吸收过程中，常有刺痒感，应修剪并包裹患者指甲，避免抓破皮肤。④昏迷患者应定时翻身、拍背，翻身时避免推、拉、拽等动作，防止擦伤皮肤。定时按摩受压部位，以防压疮发生，也可用气垫、空心圈等加以保护。⑤床褥保持清洁、平整，内衣裤应柔软、宽松、勤换洗，防止大小便后浸渍。

【护理评价】

1. 评估患者体温是否恢复正常。
2. 患者皮肤是否有破溃，感染情况发生。
3. 组织灌注量是否改变或恢复正常。
4. 是否有潜在并发症发生。

【健康指导】

1. 疾病知识指导 帮助患者和家属掌握本病的有关知识和皮肤护理及自我护理方法，积极配合治疗，促进早日康复。

2. 生活指导 患者要绝对卧床休息，保持室内通风、安静、清洁。少数患者可留有耳聋、失明或肢体瘫痪等神经系统后遗症，应指导进行切实可行的功能锻炼与康复保健治疗，以提高生活质量。

3. 病情观察指导 指导患者及家属细心观察、及早识别病情变化，定期门诊随诊，发现患者就地隔离治疗。

4. 用药指导 讲述流脑治疗的用药注意事项，嘱患者遵医嘱用药，教会其观察药物疗效和不良反应。

5. 安全指导 指导家属应注意及时给昏迷患者排尿。对于意识障碍或嗜睡者，避免呕吐物吸入，造成吸入性肺炎。烦躁不安者应加床档或四肢加以约束，防止患者坠床。

（张慧影　周　影）

第九节　结核性脑膜炎

结核性脑膜炎（tuberculous meningitis）简称结脑，是由结核杆菌引起的脑膜和脊膜的非化脓性炎症性疾病，是儿童结核病中最严重的类型。

【病原学】

参见血液、循环、呼吸系统分册第三篇呼吸系统疾病患者的护理第五章肺结核病因与发病机制部分。

【流行特征】

常在结核原发感染后 1 年内发生，尤其在初染结核 3～6 个月最易发生，多见于 3 岁以内婴幼儿，是儿童结核病致死的主要原因。

【发病机制与病理特征】

结脑常为全身性粟粒性结核病的一部分，通过血行播散而来。婴幼儿中枢神经系统发育不成熟、血脑屏障功能不完善、免疫力低下与本病的发生密切相关。结脑亦可由脑实质或脑膜的结核病灶溃破，结核菌进入蛛网膜下腔及脑脊液中所致。偶见脊椎、颅骨或中耳与乳突的结核灶直接蔓延侵犯脑膜。软脑膜弥漫充血、水肿、炎性渗出，并形成许多结核结节，大量炎性渗出物积聚于脑底部；浆液纤维蛋白渗出物的包围挤压引起脑神经损害，常见面神经、舌下神经、动眼神经、展神经障碍的症状；脑部血管病变早期主要为急性动脉炎，后期可见栓塞性动脉内膜炎，严重者可引起脑组织梗死、缺血、软化而致偏瘫；炎症亦可蔓延至脑实质、室管膜、脉络丛、脊髓等出现相应症状。

【临床表现】

典型结脑起病多较缓慢，病程大致可分为以下 3 期：

1. 早期（前驱期） 为 1~2 周，主要症状为患儿性格改变，如少言、懒动、易倦、烦躁易怒等，可有发热、食欲缺乏、盗汗、消瘦、呕吐、便秘等。年长患儿可自诉头痛，但多轻微或非持续性，婴儿则表现为蹙眉皱额、或凝视、嗜睡，或发育迟滞等。

2. 中期（脑膜刺激期） 为 1~2 周，因颅内压增高致剧烈头痛、喷射性呕吐、嗜睡或烦躁不安、惊厥等。出现明显脑膜刺激征，颈项强直，Kernig 征、Brudzinski 征阳性。幼婴则表现前囟膨隆、颅缝裂开。可出现脑神经障碍，最常见为面神经瘫痪，其次为动眼神经和展神经瘫痪。部分患儿出现脑炎体征，如定向、运动和（或）语言障碍。

3. 晚期（昏迷期） 为 1~3 周，上述症状逐渐加重，由意识模糊、浅昏迷继而昏迷。阵挛性或强直性惊厥频繁发作。患儿极度消瘦，呈舟状腹。常出现水、电解质代谢紊乱。最终因颅内压急剧增高导致脑疝，致使呼吸及心血管运动中枢麻痹而死亡。

【辅助检查】

1. 脑脊液检查 对本病的诊断极为重要，主要表现为脑脊液压力增高，呈无色透明或呈毛玻璃样，可呈黄色。静置 12~24 小时后，取脑脊液中蜘蛛网状薄膜涂片作抗酸染色，结核菌检出率高。白细胞多为$(50\sim500)\times10^6/L$，蛋白量增高，糖和氯化物均降低为结脑的典型改变。脑脊液（5~10ml）沉淀物涂片抗酸染色镜检阳性率可达 30%。

2. 结核分枝杆菌抗原检测 是敏感、快速诊断结脑的辅助方法。

3. 抗结核抗体测定 结脑患儿脑脊液 PPD-IgM 抗体和 PPD-IgG 抗体水平高于血清中的水平。

4. 结核菌素试验 阳性对诊断有帮助，但约 50% 的患儿可呈阴性反应。

5. 脑脊液结核分枝杆菌培养 是诊断结脑的可靠依据。

6. 胸部 X 线检查 约 85% 结脑患儿的胸片有结核病改变，其中 90% 为活动性病变，呈粟粒性肺结核者占 48%。胸片证明有血行播散性结核病对确诊结脑很有意义。

【诊断要点】

根据患者有结核患者密切接触史或有身体其他部位结核，营养不良、免疫功能低下者也易发生，结合患者的典型临床表现可诊断。临床诊断困难的病例，亦可结合患者的脑脊液检查、病原学检查、X 线胸片等辅助检查进行确诊。

【治疗原则】

应抓住抗结核治疗和降低颅内高压两个重点环节。

1. 抗结核治疗 联合应用易透过血脑屏障的抗结核杀菌药物,分阶段治疗。

(1) 强化治疗阶段:联合使用异烟肼(INH)、利福平(RFP)、吡嗪酰胺(PZA)及链霉素(SM)。疗程3~4个月。开始治疗的1~2周,将INH全日量的一半加入10%葡萄糖中静脉滴注,余量口服,待病情好转后改为全日量口服。

(2) 巩固治疗阶段:继续应用INH、RFP或EMB(乙胺丁醇)。RFP或EMB9~12个月。抗结核药物总疗程不少于12个月,或待脑脊液恢复正常后继续治疗6个月。

2. 降低颅内压 常用20%甘露醇,一般剂量每次0.5~1g/kg,于30分钟内快速静脉滴注,4~6小时一次。脑疝时可加大剂量至每次2g/kg。2~3日后逐渐减量,7~10日后停用。根据病情可行侧脑室穿刺引流、腰椎穿刺减压及鞘内注药、分流手术等。

3. 糖皮质激素 可降低颅内压,减轻中毒症状及脑膜刺激症状,减轻或防治脑积水的产生,早期使用效果好。一般使用泼尼松,每日1~2mg/kg(<45mg/d)1个月后逐渐减量,疗程8~12周。

4. 对症治疗 如对惊厥者进行止惊治疗,积极纠正水、电解质紊乱等。

5. 随访观察 停药后随访观察至少3~5年,凡临床症状消失、脑脊液正常、疗程结束后2年无复发者,方可认为治愈。

【护理评估】

1. 健康史 既往的生活习惯如饮食、休息情况,家族史,有无结核病接触史,既往是否患有结核病等。患者是否有发热、食欲减退、消瘦、乏力、纳差、盗汗等,是否有畏光、易激动、便秘、尿潴留。

2. 身心状况 患者是否有头痛、恶心、呕吐、颈强直等脑膜刺激征表现。是否有喷射性呕吐、意识障碍等;是否有单瘫、偏瘫、癫痫、四肢及手足徐动、震颤等脑实质损害的症状,是否有胸痛、腹痛、双下肢肌力减弱。是否有瞳孔不等大、呼吸加深加快、血压升高、意识障碍加深等表现。家庭成员及经济情况,家庭成员是否和睦,以及经济承受能力。

3. 辅助检查 评估脑脊液检查及影像学检查的结果,有助于判断结脑的病型、病期、病变程度及有无并发症,还可选择治疗方法,评价治疗效果并推测预后。

【常见的护理诊断/问题】

1. 营养失调:低于机体需要量 与摄入不足、消耗增多有关。

2. 有皮肤完整性受损的危险 与长期卧床、排泄物刺激有关。

3. 焦虑 与病情重、病程长、预后差有关。

4. 潜在并发症:颅内压增高、水电解质紊乱等。

【护理目标】

(1) 患儿能恢复并保持正常体重。

(2) 能定时翻身,及时清理排泄物,无皮肤破损发生。

(3) 通过治疗与护理,患儿及家长焦虑程度减轻。

(4) 预防颅内压增高、水电解质紊乱,发生颅内压增高、水电解质紊乱能及时发现。

【护理措施】

1. 密切观察病情变化，维持正常生命体征

(1) 密切观察体温、脉搏、呼吸、血压、神志、双侧瞳孔大小及对光反射、尿量等，早期发现颅内高压或脑疝，积极采取抢救措施。

(2) 保持室内安静，避免一切不必要的刺激，治疗、护理操作尽量集中完成。

(3) 惊厥发作时，应在上下臼齿之间安置牙垫，以防舌咬伤；放置床栏，移开患儿周围易致受伤的物品，避免受伤或坠床；保持呼吸道通畅，给予吸氧，必要时吸痰或行人工辅助呼吸。

(4) 遵医嘱给予脱水剂、利尿剂、肾上腺皮质激素、抗结核药物等，注意药物速度及观察药物副作用。

(5) 必要时配合医师行腰穿术、侧脑室引流术，做好术后护理，腰穿术后取去枕平卧位4~6小时。根据医嘱定期复查脑脊液结果。

2. 改善营养状况 评估患儿的进食及营养状况，提供营养丰富、易消化的食物，保证足够的热量、蛋白质及维生素。少量多餐，耐心喂养。清醒患儿采取舒适体位并协助进食；对昏迷、不能吞咽者，可鼻饲和静脉补液，维持水、电解质平衡，鼻饲时压力不宜过大，以免呕吐。

3. 保持皮肤、黏膜的完整性 及时清除呕吐物和大小便，保持皮肤清洁干燥，床铺整洁，昏迷和瘫痪患儿，每2小时予以翻身、叩背一次。昏迷不能闭眼患儿，可涂眼膏，用纱布覆盖，保护角膜。每日口腔护理2~3次。

4. 消毒隔离 对伴有肺部结核病灶的患儿，采取呼吸道隔离措施，并对患儿呼吸道分泌物、餐具、痰杯等进行消毒处理。

5. 心理护理 加强与患儿及家长的沟通，用通俗易懂的语言讲述疾病的一般知识，评估他们的心理状态，了解其心理需求，关心体贴患儿及家长，给予耐心解释和心理上的支持，及时解除患儿的不适，帮助患儿及家长克服焦虑，保持情绪稳定。

【护理评价】

(1) 患儿恢复正常体重。

(2) 通过定时翻身，及时清理排泄物，无皮肤破损发生。

(3) 通过治疗与护理，患儿及家长焦虑程度减轻。

(4) 能预防并及时发现颅内压增高、水电解质紊乱。

【健康指导】

患儿病情好转出院后，应给予家庭护理指导。

(1) 强调出院后坚持服药、定期到医院复查的重要性。指导患儿及家长严格执行治疗计划，坚持全程、合理用药，指导进行病情及药物毒副作用的观察，介绍结核病复发的时间多发生在停药后2~3年，复发的危险因素有营养不良、使用免疫抑制剂等。

(2) 与患儿及家长一起讨论制定良好的生活制度，保证足够的休息时间，适当进行户外活动。解释加强营养的重要性。

(3) 指导患儿避免与开放性结核患者接触，积极预防和治疗各种急性传染病。

(4) 对留有后遗症的患儿，指导家长对瘫痪肢体进行理疗、针灸、被动活动等功能锻炼，促进肢体功能恢复。对失语和智力障碍者，进行语言训练和适当教育。

(安 辉)

第十节 新生儿细菌感染性疾病

一、新生儿脐炎

脐炎(omphalitis)是由于断脐时或出生后处理不当而被金黄色葡萄球菌、大肠埃希菌、铜绿假单胞菌、溶血性链球菌等侵染脐残端所引起的急性炎症。

【病原学】

新生儿脐炎常见的病原菌:金黄色葡萄球菌、大肠埃希菌,其次为溶血性链球菌,或混合细菌感染等。

【发病机制与病理特征】

病原菌侵入脐部后,早期只限于局部感染,如果炎症未能得到控制,炎症范围扩大,可并发腹壁蜂窝织炎。感染沿淋巴扩散可造成上下腹壁甚至下胸部的广泛感染。感染局限后可能形成脐周脓肿,如果向深部侵犯可引起腹膜炎。新生儿感染尚可通过未闭的脐动、静脉进入血液,出现门静脉炎、门静脉栓塞或败血症,如血栓延伸至门静脉则可导致门静脉梗阻,造成肝外型门静脉高压。如果断脐带后局部创面愈合不良,遗留小肉芽肿,则经常有分泌物,即为慢性脐炎。

【临床表现】

脐带根部发红,或脱落后伤口不愈合,脐窝湿润。以后脐周围皮肤发生红肿,脐窝有浆液脓性分泌物,带臭味,脐周皮肤红肿扩散,或形成局部脓肿。病情危重者可形成败血症,并有全身中毒症状。可伴发热,吃奶差,精神不好,烦躁不安等。慢性脐炎时局部形成脐部肉芽肿,为一小樱红色肿物突出,常常流黏性分泌物,经久不愈。

【辅助检查】

血常规检查是最基本的检查。还可进行脐部分泌物的细菌培养或血培养。

【诊断要点】

根据脐部的炎症表现及局部分泌物培养可进行诊断。

【治疗原则】

(1) 轻症只需局部用3%过氧化氢和75%酒精消毒,或用抗生素局部湿敷或抗生素油膏外敷。

(2) 脓液较多,有局部扩散或有全身症状者,可根据涂片或细菌培养结果选用合适的抗生素静脉注射;如有脓肿形成,则需行切开引流。

(3) 脐部有肉芽肿可用10%硝酸银溶液局部涂擦。

【护理评估】

1. 健康史 断脐时或出生后脐带处理有无不当之处。

2. 身体评估 脐带根部及脐周围皮肤发生红肿,脐窝有带臭味的浆液脓性分泌物。发热、吃奶差、精神不好、烦躁不安等。

3. 辅助检查 血常规及脐部分泌物的细菌培养或血培养的情况。

【常见的护理诊断/问题】

1. 皮肤完整性受损　与脐部感染性病灶有关。

2. 潜在并发症：败血症、腹膜炎。

【护理目标】

(1) 通过治疗及护理，脐部感染性病灶缩小或消失。

(2) 能够主动避免败血症、腹膜炎，无败血症、腹膜炎发生。

【护理措施】

(1) 观察脐带有无潮湿、渗液或脓性分泌物，如有应及时治疗。

(2) 向家长宣教正确的消毒方法，必须从脐带的根部由内向外环形彻底消毒，保持局部干燥。

(3) 脐带残端脱落后，注意观察脐窝内有无樱红色的肉芽肿增生，应及早处理。

(4) 避免大小便污染，最好使用吸水、透气性能好的消毒尿布。

(5) 进行婴儿脐部护理时，应先洗手，注意婴儿腹部保暖。

(6) 脐带残端长时间不脱落，应观察是否断脐时结扎不牢，应考虑重新结扎。

【护理评价】

(1) 通过治疗及护理，脐部皮肤破损缩小或消失。

(2) 无败血症、腹膜炎发生。

【健康指导】

新生儿出生后，如果护理得当，一般1周左右脐带即可脱落干净，因个体差异或残端留的过长，在出院时未脱落者，应做好出院指导，并准备好75%酒精和消毒棉签交给产妇，教会她们消毒方法。嘱她们如在家中发现有渗出物和脓性分泌物，应立即来医院就诊，以便及时治疗。

二、新生儿败血症

新生儿败血症(neonatal septicemia)是指病原体侵入新生儿血液循环并生长、繁殖、产生毒素而造成的全身性炎症反应。

【病原学】

我国新生儿败血症的病原菌多年来一直以葡萄球菌最多见，其次为大肠埃希菌等革兰阴性杆菌。近年来随着围生医学的发展及NICU的建立，极低出生体重儿、超低出生体重儿出生率显著提高，长期住院及静脉留置针、气管插管和广谱抗生素的广泛应用，使凝固酶阴性的葡萄球菌成为新生儿血培养的首位菌。大肠埃希菌仍占有重要位置，克雷伯菌属在发达城市呈上升趋势，其次为铜绿假单胞菌。B族溶血性链球菌和李斯特菌在我国及发展中国家少见。

【流行病学】

新生儿败血症感染可以发生在产前、产时或产后。产前感染与孕妇有明显的感染有关，尤其是羊膜腔的感染更易引起发病；产时感染与胎儿通过产道时被细菌感染有关，如胎膜早破、产程延长等；产后感染往往与细菌从脐部、皮肤黏膜损伤处及呼吸道、消化道等侵入有关。近年来医源性感染有增多趋势。

【发病机制】

新生儿败血症引起炎性反应的主要机制是由两方面因素造成的。其一是由于屏障功能差,皮肤角质层薄,黏膜柔嫩易损伤;脐残端未完全闭合,离血管近;呼吸道纤毛运动差,胃液酸度低,胆酸少,杀菌力弱,肠黏膜通透性高,有利于细菌侵入血液循环;其二是由于新生儿血中补体含量低,中性粒细胞产生及储备均少,杀菌能力不足;淋巴结发育不全,缺乏吞噬细菌的过滤作用,细菌一旦侵入易致全身感染。另外,早产儿、低体重儿与未成熟儿免疫功能不完善,尤其是与炎性反应有关的免疫细胞功能不全,也可成为感染扩散和预后不良的重要因素。

【临床表现】

根据发病时间分为早发型和晚发型。出生后 7 天内出现症状者称为早发型败血症(early-onset sepsis syndrome),常由母亲垂直传播引起;7 天以后出现者称为迟发型败血症(late-onset sepsis syndrome),由水平传播引起,如环境因素或医源性感染等。早期症状、体征常不典型。一般表现为精神不佳、食欲不振、哭声弱、体温异常等,继而发展为精神萎靡、嗜睡、少吃、少哭、少动,面色欠佳及出现病理性黄疸、呼吸异常。少数严重者很快发展为循环衰竭、呼吸衰竭、DIC、中毒性肠麻痹、酸碱平衡紊乱和胆红素脑病。常并发化脓性脑膜炎。

【辅助检查】

1. 细菌学检查

(1) 血培养:应在使用抗生素之前进行,抽血时必须严格消毒。疑为肠源性感染者同时进行厌氧菌培养。

(2) 脑脊液、尿培养:除脑脊液培养外,还应涂片找细菌;尿培养阳性有助于诊断。

(3) 其他:可酌情行胃液和外耳道分泌物(应在生后 1 小时内)、咽拭子。皮肤拭子、脐残端、肺泡灌洗液(气管插管患儿)等细菌培养,阳性仅证实有细菌定植,但不能确立败血症的诊断。

(4) 病原菌抗原及 DNA 检测:采用对流免疫电泳(CIE)、酶联免疫吸附试验(ELISA)、乳胶颗粒凝集(LA)等方法,用已知抗体测血、脑脊液和尿中未知致病菌抗原;采用 16SrRNA 基因的 PCR 分型、DNA 探针等分子生物学技术协助诊断。

2. 非特异性检查

(1) 血常规:由于新生儿出生后早期白细胞总数正常范围波动很大,应根据采血的日龄进行具体分析。

(2) C-反应蛋白(C-reactive protein,CRP):是急相蛋白中比较灵敏的参数,在急性感染 6~8 小时后即上升,8~60 小时达高峰,感染控制后迅速下降。

(3) 血清降钙素原(PCT):细菌感染后 PCT 出现较 CRP 早,有效抗生素治疗后 PCT 水平迅速降低,特异性和敏感性更高,一般 PCT>2. 0μg/L,为临界值。

(4) 白细胞介素 6(IL-6):IL-6 敏感性为 90%,阴性预测值>95%。炎症发生后反应较 CRP 早,炎症控制后 24 小时内恢复正常。

【诊断要点】

1. 确诊败血症 具有临床表现并符合下列任意一条:

(1) 血培养或无菌体腔内培养出致病菌。

(2) 如果血培养培养出机会致病菌,则必须于另次(份)血或无菌体腔内,或导管头培养出同种细菌。

2. 临床诊断败血症 具有临床表现并具备下列任意一条:

(1) 非特异性检查两条以上。

(2) 血标本病原菌抗原或DNA检测阳性。

【治疗原则】

1. 选用合适的抗菌药物 早期、联合、足量、静脉应用抗生素,疗程要足,一般应用10~14天。病原菌已明确者可按药敏试验用药;病原菌未明确前,结合当地菌种流行病学特点和耐药菌株情况选择针对革兰阳性菌和革兰阴性菌的两种抗生素联合使用。

2. 对症、支持治疗 注意保暖,供给足够的热量和液体,纠正酸中毒及电解质紊乱;及时清除局部感染灶;必要时输注新鲜血、粒细胞、血小板,早产儿可静注免疫球蛋白。

【护理评估】

1. 健康史 有无产前感染、产时感染、产后感染。

2. 身心状况 精神不佳、少吃、少哭、少动、体温不升、体重不增等。皮肤、黏膜、脐部有无感染,有无黄疸、出血、硬肿,有无休克征象。

3. 辅助检查 血培养、脑脊液、尿培养情况及非特异性检查结果。

【常见的护理诊断/问题】

1. 体温调节无效 与感染有关。

2. 皮肤完整性受损 与脐炎、脓疱疮等感染性病灶有关。

3. 营养失调:低于机体需要量 与吸吮无力、食欲缺乏及摄入不足有关。

4. 潜在并发症:化脓性脑膜炎、感染性休克、DIC。

【护理目标】

(1) 通过治疗,患儿体温调节功能恢复正常。

(2) 患儿感染性病灶缩小或消失。

(3) 通过积极干预,营养状况逐步改善。

(4) 能避免化脓性脑膜炎、感染性休克、DIC的发生。

【护理措施】

1. 维持体温稳定 患儿体温易波动,除感染因素外,还易受环境因素影响。当体温低或体温不升时,及时给予保暖措施;当体温过高时,予物理降温及多喂温开水,一般不予退热药物。

2. 用药 保证抗菌药物有效进入体内,注意药物毒副作用。

3. 及时处理局部病灶 如脐炎、鹅口疮、脓疱疮、皮肤破损等,促进皮肤早日愈合,防止感染继续蔓延扩散。

4. 保证营养供给 除经口喂养外,还要结合病情给予静脉内营养。

5. 观察病情,加强巡视 如患儿出现面色青灰、呕吐、脑性尖叫、前囟饱满、两眼凝视,提示有脑膜炎的可能;如患儿面色青灰、皮肤发花、四肢厥冷、脉搏细弱、皮肤有出血点等,应考虑感染性休克或DIC,应立即通知医生,积极处理。必要时专人护理。

【护理评价】

(1) 患儿体温调节功能恢复正常。

(2) 患儿感染性病灶已缩小或消失。

(3) 患儿已营养状况得到改善。

(4) 无化脓性脑膜炎、感染性休克、DIC 的发生

【健康指导】

指导家长正确喂养和护理患儿,应特别注意保持口腔、皮肤、黏膜、脐部的清洁,避免感染或损伤。不要用粗糙不洁的布巾擦洗新生儿口腔,以免损伤口腔黏膜。如有感染性病灶,应及时来医院处理。

三、新生儿破伤风

新生儿破伤风(neonatal tetanus)是破伤风梭状杆菌由脐部侵入而引起的一种急性感染性疾病,常在生后 7 天左右发病。临床上以全身骨骼肌强直性痉挛和牙关紧闭为特征,故有“脐风”、“七日风”、“锁口风”之称。随着我国无菌接生的推广和医疗护理质量提高,其发病率和死亡率已明显下降。

【病原学】

破伤风梭状杆菌是一种革兰阳性厌氧菌,多存在于人畜肠道内,随粪便进入土壤和尘埃,亦可随尘土飞扬,故散播较广。破伤风杆菌有芽胞,芽胞对外界环境的抵抗力极强,存在于土壤中,数年仍有传染性,能耐煮沸 15~60 分钟,需高压消毒、碘酒或双氧乙烷才能将其杀灭。

【流行病学】

破伤风的感染途径为使用未经消毒的剪刀、线绳断脐或结扎脐带,接生者的手或覆盖脐带端的敷料未经严格消毒等,可使破伤风杆菌由脐带潜入,而发生感染。

新生儿普遍易感,但母体抗体和新生儿抗体呈正相关,在发展中国家新生儿破伤风是造成婴儿死亡的重要原因之一。我国农村地区发病率高于城市,边远落后地区家中接生及旧法接生、母乳抗体低者新生儿易得破伤风。

【发病机制】

接生时用未消毒的剪刀、线绳来断脐,结扎或包裹脐端时消毒不严,使破伤风杆菌侵入脐部。坏死的脐残端及其上面的覆盖物有利于破伤风杆菌繁殖并产生破伤风痉挛毒素。此毒素沿神经轴逆行至脊髓前角细胞和脑干运动神经核,也可经淋巴、血液至中枢神经系统,与神经苷脂结合,使后者不能释放甘氨酸等抑制性传递介质,导致全身肌肉强烈痉挛。活动频繁的咀嚼肌首先受累,使牙关紧闭而呈苦笑面容;腹背肌肉痉挛,因背肌较强呈角弓反张。此外,毒素还可兴奋交感神经,导致心动过速、血压升高、出汗等。

【临床表现】

潜伏期 3~14 天,大多为 4~7 天,发病越早,发作期越短,病情越重,死亡率也越高。起病时,患儿神志清醒,往往哭闹不安,口张不大,吸吮困难,随后牙关紧闭、面肌痉挛,出现苦笑面容,双拳紧握、上肢过度屈曲、下肢伸直,呈角弓反张。强直性痉挛阵阵发作,间歇期肌强直继续存在,轻微刺激可引起痉挛发作。咽肌痉挛使唾液充满口腔,呼吸肌、喉肌痉挛引

起呼吸困难、青紫、窒息，膀胱、直肠括约肌痉挛导致尿潴留和便秘。患儿早期多不发热，以后发热因肌肉痉挛或肺部继发感染所致。

【辅助检查】

1. 周围血象　可因脐带继发感染或持续痉挛引起的应激反应而呈感染性血象。

2. 脐部分泌物培养　可分离出破伤风杆菌，但仅部分患儿阳性。

3. X 线检查　可明确有无继发肺部感染。

4. 脑 CT　无明显异常，无颅内出血表现，可与新生儿颅内出血症引起的惊厥鉴别。

【诊断要点】

根据患儿有分娩过程及脐部消毒处理不严史或新生儿出生后有外伤局部未经消毒处理史及患儿的临床表现可诊断。

【治疗原则】

1. 中和毒素　破伤风抗毒素 1 万 U 立即肌内注射或静脉滴注，中和未与神经组织结合的毒素。

2. 控制痉挛　常需较大剂量药物才能生效。首选地西泮，其次为苯巴比妥、10% 水合氯醛等。各药可以交替、联合使用。

3. 控制感染　选用青霉素、甲硝唑等能杀灭破伤风杆菌的抗生素。

4. 保证营养　根据病情给予静脉营养和鼻饲喂养。

5. 对症治疗　处理脐部、给氧、人工呼吸等。

【护理评估】

1. 健康史　断脐时使用的剪刀、线绳、覆盖脐端的敷料的消毒情况。

2. 身体评估　患儿有无吸吮困难，痉挛等症状；查体有无苦笑面容、牙关紧闭、角弓反张、呼吸困难等。

3. 辅助检查　周围血象的变化，脐部分泌物培养有无分离出破伤风杆菌，X 线检查有无肺部感染。

【常见的护理诊断/问题】

1. 有窒息的危险　与呼吸肌、喉肌痉挛有关。

2. 喂养困难　与面肌痉挛、张口困难有关。

3. 有受伤的危险　与反复抽搐有关。

4. 体温过高　与骨骼肌强直性痉挛产热增加、感染有关。

【护理目标】

(1) 及早发现危险因素，采取干预措施，避免窒息的发生。

(2) 通过治疗，改善面肌痉挛、张口困难，使患儿能够顺利喂养。

(3) 患儿抽搐时，能采取可行措施，将受伤程度降到最低。

(4) 患儿体温下降或恢复正常。

【护理措施】

1. 控制痉挛，保持呼吸道通畅

(1) 药物应用：遵医嘱注射破伤风抗毒素（用前须做皮试）、镇静剂等。

(2) 建立静脉通路：尽可能应用留置针，避免反复穿刺给患儿造成不良刺激，保证止痉药物顺利进入体内。

(3) 病室环境:患儿应单独安置、专人看护。病室要求避光、安静。给患儿戴避光眼镜,减少不必要的刺激;必要的操作最好在使用止痉剂后有条理的集中完成。

(4) 用氧:有缺氧、发绀者间歇用氧,但避免鼻导管给氧(鼻导管的插入和氧气直接刺激鼻黏膜可使患儿不断受到不良刺激,加剧骨骼肌痉挛),可选用面罩给氧,氧流量至少5L/min,避免流量过低引起面罩内 CO_2 潴留。当病情好转,缺氧改善后应及时停止用氧,避免氧疗并发症。

(5) 密切观察病情变化:除专人护理外,应加强监护;详细记录病情变化,尤其是用止痉药后第一次抽搐发生时间、强度、持续时间和间隔时间,抽搐发生时患儿面色、心率、呼吸及血氧饱和度改变,发现异常,及时组织抢救。

2. 脐部护理

(1) 用消毒剪刀剪去残留脐带的远端并重新结扎,近端用3%过氧化氢或1∶4000高锰酸钾液清洗后涂以碘酒。保持脐部清洁、干燥。

(2) 遵医嘱用破伤风抗毒素3000U做脐周封闭,以中和未进入血流的游离毒素。

3. 保证营养 早期予静脉营养以保证能量供给。病情允许情况下,给予鼻饲喂养。病情好转后,以奶瓶喂养来训练患儿吸吮能力及吞咽功能,逐渐撤离鼻饲。

4. 防止继发感染和损伤

(1) 口腔护理:患儿唾液未能吞咽而外溢,病情需要处于禁食或鼻饲管喂养期,肌肉痉挛产热增加致体温升高,这些因素都可能使患儿口唇干裂易破,应及时清除分泌物,作好口腔清洁,涂石蜡油等保护口唇。

(2) 皮肤护理:由于患儿处于骨骼肌痉挛状态,易发热出汗,因此应适当松解包被降温、及时擦干汗渍保持患儿皮肤干燥。可在患儿手心放一纱布卷,既可保护掌心皮肤不受损伤,又可保持掌心干燥。定时翻身,预防坠积性肺炎。

【护理评价】

(1) 患儿无窒息的发生。

(2) 患儿能够顺利喂养。

(3) 患儿受伤程度已降到最低。

(4) 患儿体温下降或已恢复正常。

【健康指导】

对患儿家长讲述有关育儿知识,指导家长做好脐部护理。一旦接生时未严格消毒,需在24小时内将患儿脐带远端剪去一段,并重新结扎,消毒脐带,同时肌肉注射TAT 1500~3000 U,或注射TIG 75~250 U。在边远农村、医疗条件差的地区,有组织、有计划的培训基层接生员,推广无菌接生法。

(安 辉)

思 考 题

1. 患儿4岁,发热、抽搐、呕吐。体温40℃,血压30/20 mmHg;面色苍白,四肢冷,颈软。心肺正常;血象:白细胞 21.0×10^9/L,中性粒细胞0.9,淋巴细胞0.1,脑脊液压力140

mmHg,蛋白 30 mg、白细胞 8 个/mm^3。诊断考虑中毒性痢疾。问题:

(1) 该患儿主要护理诊断是什么?

(2) 采取什么护理措施?

2. 女,20 岁,民工,急起腹泻、呕吐 6 小时,共吐泻 30 余次,开始为黄色稀便,后转为清水样便,就诊时大便已无法计数,呈米泔水样,患者裤、被均被污染。查体:体温 36.5℃,脉搏 110 次/分,血压 68/46 mmHg。大便常规:米泔水样,RBC 0~2 个/HP,WBC 0~3 个/HP。大便悬滴可见穿梭状快速运动的细菌,临床诊断霍乱。问题:

(1) 霍乱的治疗原则?

(2) 该患者的护理诊断(至少 2 个)?

(3) 采取的相应护理措施有哪些?

3. 患儿,10 个月,高热,哭闹,萎靡,拒乳 2 天,呕吐,昏迷,抽搐,呼吸节律不齐,前囟膨隆,张力大,左侧瞳孔大于右侧,全身有散在瘀斑。临床诊断为:流脑。问题:

(1) 该患儿可能出现哪些并发症?

(2) 采取哪些护理措施?

4. 患儿,男性,出生于 2014 年 8 月 2 日,8 月 8 日患儿突然出现哭闹不安,口张不大,吸吮困难,随后牙关紧闭。查体:面肌痉挛,苦笑面容。患儿唾液充满口腔。体温 37℃,脉搏 130 次/分,呼吸 24 次/分,血压 100/70 mmHg。问诊患儿母亲是在家急产,断脐时使用的剪刀未消毒。问题:

(1) 此患儿的医疗诊断是什么?诊断依据有哪些?

(2) 此患者的护理问题有哪些?

(3) 根据上述病期制定出有关的护理措施。

第五章　螺旋体病

学习目标

识记：钩端螺旋体病、梅毒的病原学、流行病学。

理解：钩端螺旋体病、梅毒的病理生理、辅助检查、临床表现、治疗原则。

运用：运用护理措施对钩端螺旋体病、梅毒的患者进行整体护理。

第一节　钩端螺旋体病

钩端螺旋体病(leptospirosis)简称钩体病，是由致病性钩端螺旋体(简称钩体)引起的动物源性传染病。鼠类和猪是主要传染源。临床特征为早期钩体败血症，中期各脏器损害和功能障碍及后期各种变态反应后发症。重者可并发肝肾衰竭或肺弥漫性出血而危及生命。

【病原学】

钩体呈细长丝状，有12~18个螺旋，长6~20 μm，宽0.1 μm，菌体的一端或两端弯曲成钩状。钩体能扭转运动，穿透能力强。革兰染色阴性，镀银染色呈黑色或褐灰色，微嗜氧。常用含兔血清的柯氏培养基培养，培养的适宜温度为28~30℃，生长缓慢，约需1周以上。也可接种于幼龄豚鼠腹腔内分离。对日光、干燥、酸碱、消毒剂均敏感。

根据钩体群和型特异性抗原不同分24个血清群和200个血清型，新菌型仍在不断发现中。我国有多种血清型流行。常见的有黄疸出血群、波摩那群、犬群和七日热群。钩体不同型别，其分布及致病力不同，波摩那群分布最广，引起洪水型流行。黄疸出血群毒力最强，常引起稻田型流行。

【流行病学】

1. 传染源　多种动物可感染和携带钩体，但在本病流行中的意义不大，传染源主要是野鼠和猪。黑线姬鼠是稻田型钩体病的主要传染源，猪是洪水型钩体病的主要传染源。因患者尿中排出钩体的数量很少，故患者作为传染源造成人传人的可能性不大。

2. 传播途径　主要通过皮肤黏膜直接接触传播。感染动物通过尿液排出钩体，污染稻田中的水(疫水)和土壤。易感者接触疫水时，钩体直接侵入皮肤黏膜而使之感染。其次，可通过接触患病动物的皮毛、排泄物等而被感染。

3. 人群易感性　普遍易感。病后对同型钩体有较强的免疫力，但部分群间或型间有一定的交叉免疫力。

4. 流行特征　由于钩体在外界存活需适当温度及湿度，其感染的方式需在特定的条件和环境下发生，使本病的流行具有明显的季节性、地方性、流行性和一定的职业性。本病遍布世界各地，以热带和亚热带为主要流行区。我国以西南及南方各省多见。多于夏秋季(6~10月)发病，非流行期间常为散发，在秋收季节(稻田型)或洪水多雨季节(洪水型)，可有短期流行或大流行。农村人口的发病率高于城市。农民、牧民、屠宰工人及下水道工人等为易感人群。

【发病机制与病理特征】

本病的临床表现复杂,病情轻重差别很大,主要与入侵钩体的类别、数量和机体免疫力有关。侵入钩体毒力强或初入疫区、未接受过预防接种、缺乏免疫力者可出现严重临床表现。

钩体穿过正常或受损的黏膜与皮肤进入血流,迅速在血中大量繁殖,形成钩体败血症,产生钩体毒素,引起全身性毛细血管感染中毒性损伤,导致临床上早期钩体败血症的中毒症状。此后,钩体侵入全身各组织器官引起相应内脏的病变。多数患者为单纯败血症,内脏损害轻。少数伴有较重的内脏损害,如肺出血、肝炎、间质性肾炎、脑膜脑炎等。恢复期可出现免疫病理反应,引起眼及中枢神经系统等的后发症。

毛细血管损伤所致的严重功能紊乱是本病的基本病理改变,其突出特点是严重的器官功能障碍与轻微的组织形态变化的不一致性,即临床表现极为严重的病例,其组织病变仍相对较轻。此种轻微的组织结构变化如及时治疗可迅速恢复,故本病亦具有较易逆转而完全恢复的特点。

肺弥漫性出血的机制:肺微血管损伤所致,但未形成破口,红细胞是由微血管内皮细胞联结处的小穴渗出,故称之为非破裂性弥漫性毛细血管漏出性出血。流出的血液经久不凝,当聚积到一定量时,出现口鼻涌血的大出血。

【临床表现】

潜伏期一般7~13天,平均10天。整个病程可分为早期、中期和后期。

1. 早期(钩体败血症期) 在起病后3天内,为钩体病各型早期共有的钩体败血症阶段,主要为全身感染中毒表现。

(1) 症状:①发热:稽留热,部分为弛张热,1~2天达高峰,热程4~7天,也可达10天以上;②肌肉酸痛:全身酸痛和肌痛明显,多见于四肢和腰背肌,以腓肠肌为甚,1~6天最明显;③乏力:全身乏力、肢体软弱,难以下床站立和行动。部分患者全身乏力比临床体征更为突出。

(2) 体征:①结膜充血,第1天即可出现,无分泌物,少有畏光、疼痛,呈持续性,退热后仍可持续数天;②腓肠肌压痛,重者拒压;③浅表淋巴结肿大、压痛,第2天可出现以腹股沟和腋下淋巴结群常见。

2. 中期(器官损伤期) 起病后3~10天。为症状明显阶段。按临床表现的主要特点分为以下几型:

(1) 流感伤寒型:此型仅有早期钩体败血症表现,无内脏损害。病程5~10天,发热渐退而愈。

(2) 肺出血型:于早期败血症后3~5天病情加重,出现不同程度的肺出血。

1) 轻度肺出血型:咳嗽,痰中带血,肺部少许湿啰音。X线检查示双肺散在的点状或小片状阴影。

2) 肺弥漫性出血型:起病后3~4天出现大出血,亦可起病后很快发生。随着出血迅速扩大,患者出现进行性加重的呼吸循环功能障碍。其主要表现包括:①中毒症状进行性加重。②严重的缺血缺氧:可出现面色潮红、苍白、极度苍白至青灰和发绀,严重者可发生血压下降和出血性休克。③呼吸功能变化:可有胸闷、心悸、气促以及呼吸节律改变;肺部可闻及湿啰音,随病情进展表现为呼吸音粗糙、细湿啰音、局限性啰音至弥漫粗大湿啰音;可有血痰、咯血甚至口鼻涌血。④心脏功能变化：心率进行性加快，第一心音减弱，并可闻及奔马律。⑤神经系统的变化：可表现神志恍惚，烦躁不安，甚至昏迷。

肺弥漫性出血的发生与下列因素有关：①病原体毒力强，多为黄疸出血群钩体引起。②缺乏特异免疫力，如初入疫区者。③病后未及时治疗。④抗生素特别是青霉素治疗后发生赫氏反应（Jarisch-Herxheimer reactions）。

（3）黄疸出血型：于病程第 4～8 天出现黄疸、出血和肾损害。①肝损害：表现为黄疸、肝功能异常，可伴有恶心、呕吐等消化道症状。②出血倾向：可有鼻出血、咯血、呕血与便血。③肾损害：表现为尿蛋白阳性，镜检可见红细胞、白细胞与管型。重者发生少尿，氮质血症及尿毒症。本型严重者可出现肝衰竭、出血性休克及急性肾衰竭。其中，急性肾衰竭是黄疸出血型最主要的死亡原因。

（4）肾衰竭型：各型钩体病都可有尿蛋白阳性等肾损害的表现，肾衰竭常与黄疸出血型合并存在，单纯出现少尿、氮质血症与尿毒症等肾衰竭表现者少见。

（5）脑膜脑炎型：本型少见。病程 2～3 天出现头痛、呕吐、颈项强直等脑膜炎表现，或意识障碍、瘫痪、昏迷等脑炎的表现，严重者出现脑水肿、脑疝和呼吸衰竭。脑脊液检查见压力增高，白细胞数稍增多，以淋巴细胞为主，蛋白含量轻度增高，脑脊液中易分离出钩体。

3. 后期（恢复期或后发症期） 少数患者在发热消退，进入恢复期后可再次出现症状和体征，称为后发症。

（1）后发热：多在病情缓解 3～4 天后，再次出现发热 38℃左右，持续 1～3 天而自退。

（2）反应性脑膜炎：少数患者在后发热的同时出现脑膜炎症状与体征，但脑脊液钩体培养阴性，其预后较好。

（3）眼后发症：常见于波摩那群感染，主要表现为虹膜睫状体炎、脉络膜炎或葡萄膜炎，可影响患者的视力。多于退热后 1 周至 1 个月出现。

（4）闭塞性脑动脉炎：多见于波摩那群钩体隐性感染 2～5 个月后，表现为脑动脉炎致脑缺血，而引起渐进性偏瘫、失语，可为短暂的反复发作。脑脊液检查蛋白轻度增高，白细胞轻至中度增高。

【辅助检查】

1. 一般检查 血白细胞计数和中性粒细胞增高或正常，红细胞沉降率增快。尿常规可见轻度蛋白尿，尿中可有红细胞、白细胞或管型。

2. 特异性检查

（1）血清学检查：①显微镜下凝集试验（显凝试验）：为国内常用的诊断方法，其特异性和敏感性均较高。1 次凝集效价≥1∶400，或早、晚期两份血清比较，效价增加 4 倍以上有诊断意义。②酶联免疫吸附试验（ELISA）：其灵敏性和特异性均高于显凝试验和钩体培养，稳定性好，国内尚未开展。

（2）钩体培养：发病 1 周内抽血接种于柯氏培养基，28℃培养 1～8 周左右，阳性率为 20%～70%。

（3）核酸检测：聚合酶链反应（PCR）可以检测钩体 DNA，具有特异、敏感、快捷特点，有助于早期诊断。

【诊断要点】

根据流行病学资料，在流行地区、流行季节，病前 3 周内接触疫水史。临床表现为急性起病,发热,全身酸痛,腓肠肌疼痛和触痛,极度乏力,眼结膜充血,腹股沟淋巴结肿大及压痛,或伴有明显的多器官损害等可临床诊断本病。确诊有赖于病原学检测阳性及血清学检查特异性抗体阳性。

【治疗原则】

1. 一般治疗 早期卧床休息,易消化、高热量饮食,补充液体和电解质。高热酌情给予物理降温。加强病情观察和护理。

2. 病原治疗

(1) 青霉素:为首选药物。首剂40万U肌内注射,每6~8小时给药1次。用至热退后3天,一般疗程5~7天。

赫氏反应:部分患者接受青霉素首剂注射后2~4小时(15分钟~6小时),突然出现畏寒、寒战、体温骤升,持续30分钟~2小时,继之出冷汗,体温骤降至正常或以下,严重者出现低血压、休克、厥冷;或发生超高热(42℃或以上),伴神志不清、抽搐、呼吸心跳停止。赫氏反应的发生是因短时间内大量钩体被杀死而释放毒素引起的临床症状加重。预防赫氏反应可采用小剂量与分次给药的方案:首剂5万U,4小时后给10万U,渐过渡到每次40万U,然后每6~8小时给药1次。赫氏反应处理:立即使用镇静剂、激素,其他对症治疗如物理降温,适量输液,纠正酸中毒,强心,抗休克,使用呼吸兴奋剂。

(2) 其他抗生素:青霉素过敏者可考虑选用下列药物:庆大霉素8万U,肌内注射,每8小时1次;四环素0.5g,每天4次;多西环素100 mg,每天2次,连用5~7天。

3. 对症治疗

(1) 肺出血型:强调及早使用镇静剂及激素。①镇静剂:氯丙嗪、异丙嗪各25~50 mg肌内注射。②激素疗法:氢化可的松100~200 mg静脉注射。③强心剂:毛花苷C,可重复使用。④慎用升压药;⑤保持呼吸道通畅,必要时使用人工辅助呼吸。

(2) 黄疸出血型:参见第二章第一节中“急性黄疸型肝炎”的治疗。

(3) 脑膜脑炎型:参见第二章第七节中“流行性乙型脑炎”的治疗。

4. 后发症的治疗 钩体病后发症为机体变态反应所致,故多不需抗菌治疗。轻症者可自行缓解。眼后发症者,可酌情应用肾上腺糖皮质激素。闭塞性脑动脉炎,大剂量青霉素联合肾上腺糖皮质激素,辅以血管扩张药物等。

【护理评估】

1. 健康史 询问患者的年龄、职业、既往病史、药物过敏史及预防接种史;患者是否到过疫区;有无食欲减退、厌油、恶心、呕吐、黄疸及鼻出血、便血、呕血等;患者有无蛋白尿、血尿、少尿等肾脏损害的表现。

2. 身心状况 患者有无发热、乏力、肌肉酸痛、结膜充血、浅表淋巴结肿大;有无咳嗽、痰中带血、呼吸困难与发绀;有无神志恍惚、烦躁不安。患者和家属对本疾病的认知及对患者的关心与支持、患者的心理承受程度、有无异常情绪和心理反应等。

3. 辅助检查 询问肺部X线检查、血清学检查等。

【常见的护理诊断/问题】

1. 体温过高 与钩体败血症有关。

2. 活动无耐力 与钩体感染有关。

3. 疼痛:肌肉酸痛 与钩体毒血症和肌肉损害有关。

4. 气体交换受损:呼吸困难、发绀 与钩端螺旋体感染引起肺毛细血管损伤有关。

5. 焦虑、恐惧 与病情重或缺乏疾病的相关知识有关。

6. 潜在并发症:出血、肝衰竭、急性肾衰竭、呼吸衰竭、脑水肿。

【护理目标】

(1) 患者体温逐渐恢复正常。

(2) 患者活动耐力增加,能进行日常活动。

(3) 患者主诉疼痛减轻或消失。

(4) 患者自述呼吸困难程度减轻。

(5) 焦虑、恐惧程度减轻,心理上舒适感有所增加。

(6) 患者能积极配合治疗,采取正确、有效的预防措施,无出血、肝衰竭、急性肾衰竭、呼吸衰竭、脑水肿等并发症发生。

【护理措施】

1. 一般护理 各型钩体患者均应卧床休息。不宜搬动患者,以免加重疼痛,诱发大出血。病情重者恢复期亦不宜过早活动,直至临床症状与体征完全消失后再下床活动,注意逐渐增加活动量和延长活动时间。

2. 用药护理 首剂使用抗菌药物后,必须严密观察患者体温、脉搏及血压变化,用药6小时内加强监护。一旦发生赫氏反应,应积极配合医生采取镇静、降温、给氧等抢救措施,可遵医嘱静脉滴注或静脉注射氢化可的松,以降低机体的应激反应。钩体病一般不用退热剂,因服用退热药后,可使体温骤降,易引起周围循环衰竭。

3. 发热护理 高热时可予以冰敷和温水擦浴,如有皮肤出血倾向时,避免酒精擦浴。其他措施参见第一章第八节“发热”的护理。

4. 出血的护理

(1) 病情观察:①密切观察患者的生命体征,有无呼吸、心率加快、血压下降等出血性休克表现。②观察皮肤、黏膜有无出血点及瘀斑,有无鼻出血、呕血、便血、血尿等。如突然面色苍白、烦躁不安、呼吸急促、心率加快、肺部出现湿啰音以及咳血丝痰提示肺出血,应及时通知医生。③及时进行血常规、凝血功能检查。

(2) 对症护理:肺弥漫性出血为本病常见的死亡原因之一,须特别重视。一旦发生,应注意:①患者绝对静卧,并立即给苯巴比妥钠等镇静剂。②给予氧气吸入。③备好急救药物以及吸引器、气管切开包、人工呼吸囊等器械。④保持呼吸道通畅。如患者出现呼吸困难、烦躁、发绀等呼吸道阻塞征象,应及时吸出血块。必要时配合医生施行紧急气管切开。⑤遵医嘱使用止血药、氢化可的松等。静脉补液时速度不宜过多、过快,以免增加心脏负担及诱发出血。如出血严重或有失血性休克时,及时配血,争取少量多次输新鲜血,并用低分子右旋糖酐或平衡盐液等补足血容量,纠正循环衰竭。⑥做好患者及家属的心理护理,使其减轻紧张、焦虑情绪。

(3) 其他部位出血的护理:参见呼吸、循环、血液系统分册第三篇血液系统疾病患者的护理第二章第一节“出血与出血倾向”的有关内容。

【护理评价】

(1) 患者体温恢复正常,未发生并发症。

(2) 患者活动耐力提高,能完成日常生活料理。

(3) 患者主诉疼痛症状消失。

(4) 患者无发绀,呼吸频率、深度趋于正常或呼吸平稳。

(5) 能认识到焦虑、恐惧所引起的不良影响,并能够积极的应对,焦虑、恐惧程度减轻,心理上舒适感有所增加。

(6) 患者能积极配合治疗,采取正确、有效的预防措施,无并发症的发生。

【健康指导】

1. 对患者的指导 患者出院后仍需避免过劳,加强营养。如有视力障碍、发音不清、肢体运动障碍,可能是钩体病的“后发症”,应及时就诊。

2. 预防疾病指导 ①控制传染源:重点加强猪、犬、牛、羊等家畜粪尿的管理,消灭田鼠。②切断传播途径:从事污水作业和疫区从事生产劳动的人员应加强个人防护,防止和减少不必要的疫水接触。

3. 预防接种 在疫区流行季节前半月到1个月,可行钩体多价菌苗预防接种。一般成人第1针1 ml,第2针2 ml,相隔半月,皮下注射。当年保护率可达95%。在疫水接触期间亦可口服多西环素200 mg,每周1次,保护率达80%以上。对高度怀疑已受钩体感染者,可用青霉素G20~40万U肌内注射,每天2~3次,连续2~3天,可预防发病。

(王 健)

第二节 梅 毒

梅毒(syphilis)是由梅毒螺旋体(苍白螺旋体)引起的一种全身慢性传染病,主要通过性接触传播。临床表现复杂,可侵犯全身各器官,造成多器官损害。早期主要侵犯皮肤黏膜,晚期可侵犯血管、中枢神经系统及全身各器官。可通过胎盘传染给胎儿。根据传播途径的不同可分为获得性(后天)梅毒和胎传(先天)梅毒;根据病程的不同又可分为早期梅毒和晚期梅毒。

【病原学】

梅毒螺旋体(*treponemiapallidum*,TP),1905年被发现,在分类学上属螺旋体目(Spirochaetales),密螺旋体科(Treponemataceae),密螺旋体属(*Genus Treponema*)。TP通常不易着色,故又称苍白螺旋体,由8~14个整齐规则、固定不变、折光性强的螺旋构成,长4~14 μm,宽0.2 μm,以旋转、蛇行、伸缩三种方式运动。TP系厌氧微生物,离开人体不易生存。煮沸、干燥、日光、肥皂水和普通消毒剂均可迅速将其杀灭,但其耐寒力强。4℃可存活3天,-78℃保存数年仍具有传染性。

【流行病学】

梅毒呈世界性流行,据WHO估计,全球每年约有1200万新发病例,主要集中在南亚、东南亚和次撒哈拉非洲。于1505年经印度传入我国广东省,至今已近500年。

1. 传染源 梅毒是人类特有的疾病,显性和隐性梅毒患者均是传染源,感染者的皮损分泌物、血液中含大量TP。

2. 传播途径 患者的皮损、血液、精液、乳汁和唾液中均有TP存在。其常见传播途径有以下几种:

(1) 性接触传染:约95%患者通过性接触由皮肤黏膜微小破损传染。

(2) 垂直传播:妊娠4个月后TP可通过胎盘及脐静脉由母体传染给胎儿。分娩过程中新生儿通过产道时皮肤擦伤处发生接触性感染。

(3) 其他途径:冷藏3天以内的梅毒患者血液仍具有传染性,可经医源性途径输入此种血液发生感染;少数患者可通过接吻、握手、哺乳或接触污染衣物、用具而感染。

【发病机制与病理特征】

TP表面的黏多糖酶可能与其致病性有关。TP对皮肤、主动脉、眼、胎盘、脐带等富含黏多糖的组织有较高的亲和力,可借其黏多糖酶吸附到上述组织细胞表面,分解黏多糖造成组织血管塌陷、血供受阻,继而导致管腔闭塞性动脉内膜炎、动脉周围炎,出现坏死、溃疡等病变。

【临床表现】

潜伏期一般为9~90天,此期的临床血清反应呈阳性,但无明显症状。

1. 潜伏梅毒 感染梅毒后经过一定的活动期,由于机体免疫力增强或不规则治疗的影响,症状暂时消退,但未完全治愈,梅毒血清反应仍阳性,且脑脊液检查正常,此阶段称为潜伏梅毒。感染两年以内者称早期潜伏梅毒,感染两年以上者称晚期潜伏梅毒。

2. 一期梅毒 主要表现为硬下疳和硬化性淋巴结炎,常发生在外生殖器,同性恋男性常见于肛门或直肠。硬下疳常为单个,偶为多个,初为丘疹或浸润性红斑,继之轻度糜烂或呈浅表性溃疡,其上有少量黏液性分泌物或覆盖灰色薄痂,边缘隆起,周边及基底部呈软骨样硬度,直径为1~2 cm,圆形,呈牛肉色,局部淋巴结肿大。硬化性淋巴结炎发生于硬下疳出现1~2周后。常累及单侧腹股沟或患处附近淋巴结,呈质地较硬的隆起,表面无红肿破溃,一般不痛。

3. 二期梅毒 一期梅毒未经治疗或治疗不彻底,TP由淋巴系统进入血液循环形成菌血症播散全身,引起皮肤黏膜及系统性损害,称二期梅毒。可有低热、头痛、肌肉和关节痛等,也可伴肝脾肿大及全身淋巴结肿大。

(1) 皮肤黏膜损害:①梅毒疹:皮疹通常缺乏特异性,可为红斑、丘疹、斑丘疹、斑块、结节,脓疱或溃疡等,大多数泛发,不痒或轻微瘙痒。复发性梅毒疹:原发性梅毒疹自行消退后,约20%的二期梅毒患者将于1年内复发。二期梅毒的任何症状均可重新出现,以环状丘疹最为多见。②梅毒性秃发:表现为局限性或弥漫性脱发,呈虫蚀状,头发稀疏,长短不齐,可累及长毛和短毛。③黏膜损害:多见于口腔、舌、咽、喉或生殖器黏膜。损害表现为一处或多处境界清楚的红斑、水肿、糜烂,表面可覆有灰白色膜状物。

(2) 骨关节损害:骨膜炎、骨炎、骨髓炎及关节炎,伴有局部疼痛。

(3) 眼损害:主要表现为梅毒性虹膜炎、虹膜睫状体炎、脉络膜炎、视网膜炎等,常为双侧。

(4) 神经损害:多无明显症状,但脑脊液异常,脑脊液快速血浆反应素环状卡片试验(RPR)阳性。可有脑膜炎症状。

(5) 多发性硬化性淋巴结炎:表现为全身浅表淋巴结无痛性肿大。

4. 三期梅毒 1/3的显性梅毒螺旋体感染发生三期梅毒,其中晚期梅毒15%为良性,15%~20%为恶性。

(1) 皮肤黏膜损害:主要为结节性梅毒疹和梅毒性树胶肿。结节性梅毒疹好发于头皮、肩胛、背部及四肢的伸侧,树胶样肿常发生在下肢,表现为深溃疡形成,萎缩样瘢痕;发生在上额部时,常引起组织坏死、穿孔;发生于鼻中隔者则骨质破坏,形成马鞍鼻;发生于舌部者表现为穿凿性溃疡;阴道损害常形成溃疡,进而引起膀胱阴道漏或直肠阴道漏等。近关节结节是梅毒性纤维瘤缓慢生长的皮下纤维结节,呈对称性分布,大小不等,表皮正常,触之质硬,无痛,不活动,不破溃,无炎症表现,可自行消退。

(2) 骨损害:最常见的是长骨骨膜炎,表现为骨骼疼痛、骨膜增生,胫骨受累后形成佩刀胫;骨髓炎、骨炎及关节炎可导致病理性骨折、骨穿孔、关节畸形等。

(3) 心血管损害:主要侵犯主动脉弓部位,发生主动脉瓣闭锁不全,即梅毒性心脏病。

(4) 神经损害:发生率约10%,多发生于感染TP后10~20年,可无症状,也可发生梅毒性脑膜炎、脑血管梅毒、脑膜树胶样肿、麻痹性痴呆。

5. 先天性梅毒 是母体内的TP由血液通过胎盘传入到胎儿血液中,导致胎儿感染。多发生在妊娠4个月后。发病年龄小于2岁者称早期先天性梅毒,大于2岁者称晚期先天性梅毒。先天性梅毒不发生硬下疳,常有严重的内脏损害,对患儿的健康影响很大,病死率高。

(1) 早期先天性梅毒:多在出生后2周~3个月内出现症状。表现为消瘦,皮肤松弛多皱褶,貌似老人,哭声嘶哑,发育迟缓,常因鼻炎而导致呼吸、哺乳困难,严重者可导致鼻中隔穿孔、鼻梁塌陷,形成鞍鼻。皮肤损害可表现为斑疹、斑丘疹、水疱、脓疱等,多分布在头面、肢端、口周皮肤,口周可见皲裂,愈后留有辐射状瘢痕。骨损害可表现为软骨炎、骨髓炎、骨膜炎及梅毒性指炎等,引起肢体疼痛、活动受限。此外常有全身淋巴结肿大、肝脾肿大、肾病综合征、脑膜炎、血液系统损害等表现。

(2) 晚期先天性梅毒:患儿发育不良,智力低下,皮肤黏膜损害与成人相似,一般5~8岁发病,13~14岁才相继出现多种表现,以角膜炎、骨损害和神经系统损害常见。骨损害可形成佩刀胫和Clutton关节(较罕见,表现为双侧膝关节无痛性肿胀、轻度强直及关节腔积液)。标志性损害有哈钦森齿(门齿游离缘呈半月形缺损,表面宽基底窄,牙齿排列稀疏不齐)、桑葚齿(第一臼齿较小,其牙尖较低,且向中偏斜,形如桑葚)、胸锁关节增厚、神经性耳聋。

(3) 胎传潜伏梅毒:先天性梅毒未经治疗,无临床症状,而血清反应呈阳性。

【辅助检查】

1. 暗视野显微镜检查 它便于检查苍白螺旋体,对早期梅毒的诊断有十分重要的意义。早期梅毒皮肤黏膜损害可查到梅毒螺旋体。

2. 梅毒血清学检测

(1) 非梅毒螺旋体血清试验:这类试验的抗原分为心磷脂、卵磷脂和胆固醇的混悬液,用来检测抗心磷脂抗体,可用作临床筛选,并可做定量,用于疗效观察。

(2) 梅毒螺旋体血清试验包括:①荧光螺旋体抗体吸收试验(FTA-ABS);②梅毒螺旋体血凝试验(梅毒螺旋体HA);③梅毒螺旋体制动试验(梅毒螺旋体I)等。这类试验特异性高,主要用于诊断试验。

3. 梅毒螺旋体-IgM抗体检测 梅毒螺旋体-IgM阳性的一期梅毒患者经过青霉素治疗后,2~4周梅毒螺旋体-IgM消失。梅毒螺旋体-IgM阳性的二期梅毒患者经过青毒素治疗后,2~8个月IgM消失。由于IgM抗体分子较大。母体IgM抗体不能通过胎盘,因此如果婴儿梅毒螺旋体-IgM阳性则表示已被感染。

4. 脑脊液检查 脑脊液检查主要用于神经梅毒的诊断,包括:细胞计数、总蛋白测定、性病研究实验室试验(VDRL 试验)及胶体金试验。

【诊断要点】

仔细询问病史(包括有无不洁性交史,婚姻配偶或性伴侣有无梅毒,已婚妇女有无早产、流产、死产史,父母兄弟姐妹有无性病)、认真体格检查(对感染时间较短的患者应注意检查其皮肤,黏膜、外阴、肛门、口腔等处。对感染较长的患者除检查其皮肤黏膜外应注意检查心血管、神经系统、眼、骨骼等)。暗视野显微镜检查:早期梅毒皮肤黏膜损害可查到梅毒螺旋体;梅毒血清试验:用非螺旋体抗原试验做初试,如阴性,若怀疑为梅毒患者,应进一步检查;如果阳性,结合病史及体格检查符合梅毒,可以确定诊断。

【治疗原则】

强调早期诊断,早期治疗,疗程规则,剂量足够。青霉素,如水剂青霉素、普鲁卡因青霉素、苄星青霉素等为首选药物。四环素类和红霉素类通常作为青霉素过敏者的替代治疗药物。治疗方案的选择:

1. 早期梅毒 苄星青霉素 G 240 万 U,臀部肌内注射,1 次/周,连续 2~3 次;或普鲁卡因青霉素 G80 万 U/d 肌内注射,连续 10~15 天。青霉素过敏者可选用头孢曲松钠 1.0 g/d 静脉滴注,连续 10~14 天,或连续口服四环素类药物(多西环素 100 mg 每日 2 次;米诺环素 100 mg 每日 2 次)15 天;或连续口服大环内酯类药物(阿奇霉素 0.5g 每日一次或红霉素 0.5 g 每日 4 次)15 天。

2. 晚期梅毒 苄星青霉素 G240 万 U,分两侧臀部肌内注射,1 次/周,连续 3~4 次;或普鲁卡因青霉素 G80 万 U/d 肌内注射,连续 20 天。青霉素过敏者可用四环素或大环内酯类药物 30 天,剂量同上。

3. 心血管梅毒 应住院治疗,对于并发心衰者,应控制心衰后再进行抗 TP 治疗。为避免赫氏反应,抗 TP 治疗前 1 天应开始口服泼尼松,连续 3 天。首先选用水剂青霉素 G 肌内注射,剂量第 1 天 10 万 U,第 2 天 20 万 U(分 2 次),第 3 天 40 万 U(分 2 次,第 4 天起肌内注射普鲁卡因青霉素 G 80 万 U/d,连续 15 天为 1 个疗程,共 2 个疗程,疗程间歇 2 周。青霉素过敏者处理同上。

4. 神经梅毒 应住院治疗,为避免赫氏反应,应口服泼尼松(同上)。首先选用水剂青霉素 G1200 万~2400 万 U/d,分 4~6 次静滴,连续 10~14 天,继以苄星青霉素 G240 万 U 肌内注射,1 次/周,连续 3 次;或普鲁卡因青霉素 G240 万 U/d 肌内注射,同时口服丙磺舒(2.0 g/d,分 4 次)连续 10~14 天,继以苄星青霉素 G240 万 U 肌内注射,1 次/周,连续 3 次。青霉素过敏者处理同上。

5. 妊娠梅毒 根据孕妇梅毒的分期不同,采用相应的方案进行治疗,用法及用量与同期其他梅毒患者相同,但妊娠初 3 个月及妊娠末 3 个月各进行 1 个疗程的治疗。青霉素过敏者选用红霉素类药物口服。

6. 先天梅毒

(1) 早期先天梅毒:脑脊液异常者选用水剂青霉素 G10 万~15 万 U/(kg · d),分 2~3 次静脉滴注,连续 10~14 天;或普鲁卡因青霉素 G5 万 U/(kg · d)肌内注射,连续 10~14 天。脑脊液正常者选用苄星青霉素 G5 万 U/(kg · d)肌内注射。无条件检查脑脊液者按脑脊液异常者的方案进行治疗。

（2）晚期先天梅毒：水剂青霉素 G20 万～30 万 U/(kg·d)，分 4～6 次静脉滴注，连续 10～14 天；或普鲁卡因青霉素 G5 万 U/(kg·d)肌内注射，连续 10～14 天为 1 个疗程，可用 1～2 个疗程。较大儿童的青霉素剂量不应超过成人同期患者剂量。青霉素过敏者选用红霉素，20～30 mg/(kg·d)，分 4 次口服，连续 30 天。

【护理评估】

1. 健康史 询问患者的年龄、婚姻、职业等；询问患者的既往病史，过去是否诊断或接受过治疗；询问患者的父母、性伴有无感染；询问患者病史及起病原因；患者有无药物过敏史。

2. 身心状况 有无红色丘疹或浅表糜烂、溃疡；有无全身浅表腹股沟淋巴结肿大；有无脱落头发、睫毛、眉毛等；有无关节疼痛；有无低热、头痛、颈项强直。患者和家属对本疾病的认知、心理承受程度、家属对患者患病后的态度。

3. 辅助检查 询问梅毒螺旋体检查和梅毒血清学检查等。

【常见的护理诊断/问题】

1. 疼痛 与梅毒引起的骨关节病变有关。

2. 焦虑/恐惧 与疾病折磨、担心受到歧视及疾病的预后有关。

3. 有皮肤完整性受损的危险 与梅毒引起的皮肤黏膜受损有关。

4. 潜在并发症：舌炎、肝炎、关节炎、脑膜炎、主动脉瓣关闭不全等。

【护理目标】

（1）患者主诉疼痛减轻或消失。

（2）焦虑、恐惧程度减轻，心理上舒适感有所增加。

（3）患者受损组织恢复正常，未发生继发感染。

（4）患者能积极配合，采取正确有效的预防措施，无舌炎、肝炎、关节炎、脑膜炎、主动脉瓣关闭不全等并发症的发生。

【护理措施】

1. 一般护理

（1）梅毒治疗要坚持早期进行、规范治疗原则。一般护理选择正规医院，配合医师坚持治疗，减少并发症、及早恢复健康。治疗梅毒期间，患者配偶也需要进行检查，必要时接受治疗。治疗后要求定期复查，二期梅毒发生时会出现全身反应，此时需要卧床休息。患病期间注意营养，增强免疫力。

（2）注意生活细节，防止传染他人。早期梅毒患者有较强的传染性，晚期梅毒虽然传染性逐渐减小，但也要小心进行防护。自己的内裤、毛巾及时单独清洗，煮沸消毒，不与他人同盆而浴。发生硬下疳或外阴、肛周扁平湿疣时，可以使用清热解毒的中草药煎水熏洗坐浴。

（3）早期梅毒患者必须禁止房事，患病两年以上者也应该尽量避免性生活，发生性接触时必须使用避孕套。如果患者未婚，待梅毒治疗后结婚。梅毒患者在患病期间不宜怀孕。如果患者发生妊娠，治疗要尽早开始。是否保留胎儿，应根据孕妇的意愿执行。

2. 对症护理

（1）保持口腔、鼻、咽、眼部清洁。

（2）皮肤感染者用盐水冲洗后涂四环素软膏或青霉素稀释液，并注意手及皮肤黏膜破损感染，护理操作戴橡胶手套免受感染。

3. 心理护理

(1) 给予心理支持，减轻患者、家属的焦虑、恐惧心理。

(2) 早期梅毒患者往往由于社会因素产生心理障碍，设法消除思想顾虑，耐心观察心理活动，使其树立信心，配合治疗，指导患者严格遵守治疗原则。

(3) 梅毒患者，因皮肤黏膜及脏器严重损害，深受病痛的折磨。向患者做耐心解释，消除患者的恐惧、焦虑心理。护士要做好基础护理，减轻不适，增加患者的舒适感。

【护理评价】

(1) 患者主诉疼痛症状消失。

(2) 能认识到焦虑、恐惧所引起的不良影响，并能够积极的应对，焦虑、恐惧程度减轻，心理上舒适感有所增加。

(3) 受损组织恢复正常，未发生继发感染。

(4) 能积极配合，采取正确有效的预防措施，无并发症的发生。

【健康指导】

为了早日康复，最好在治疗期间禁止性生活，需要时务必使用安全套。约请配偶或性伴来医院检查是对自己和他人健康负责的行为。为了避免再感染及引起他人感染，治愈后要改变不良行为，保持健康的生活方式。治疗后应定期随访，进行体格检查、血清学检查及影像学检查以考察疗效。一般至少坚持 3 年。一般日常生活不会传染梅毒，但应做好家庭内部的清洁卫生，防止对衣物等生活用品的污染，如勤晒被褥、患者的内衣裤不要和小孩的混在一起洗、大人和小孩分床睡、分开使用浴盆、马桶圈每天擦洗等。

（王　健）

第三节　新生儿梅毒

新生儿梅毒(neonatal syphilis)又称先天性梅毒(congenital syphilis)、胎传梅毒，是梅毒螺旋体由母体经胎盘进入胎儿血液循环所致的感染。

【病原学】

参见本章第二节病原学。

【流行病学】

妊娠妇女中未经治疗的早期梅毒孕妇，几乎 100% 地将梅毒螺旋体传染给胎儿，而未经治疗的晚期及晚期潜伏期梅毒感染率为 6% ~ 14%。受累胎儿约 50% 发生早产、流产、死胎或死产。存活婴儿发病年龄不一，2 岁以内发病者为早期梅毒，2 岁以后为晚期梅毒，晚期梅毒也有 20 年后才发病者。近年来，我国新生儿梅毒发病率已有明显上升趋势。

【发病机制】

梅毒螺旋体经胎盘传播多发生在妊娠 16 周后，孕早期由于绒毛膜朗格汉斯巨细胞层阻断，螺旋体不能进入胎儿。妊娠 16 周后，朗格汉斯巨细胞层退化萎缩，螺旋体得以通过胎盘和脐静脉进入胎儿循环，胎儿容易被感染。

【临床表现】

大多数患儿出生时无症状,生后2~3周逐渐出现。如母亲在妊娠早期感染梅毒又未能及时治疗,则新生儿发病时间早且病情重。

1. 一般症状 发育差、营养差,皮肤萎缩貌似老人,低热,黄疸,贫血,低血糖,哭声嘶哑,易激惹等。

2. 皮肤黏膜损害 皮疹常于生后2~3周出现,初为粉红、红色多形性斑丘疹,以后变为棕褐色,掌、跖部还可见梅毒性天疱疮,最常见于口周、鼻翼和肛周,皮损数月后呈放射状裂痕。梅毒性鼻炎表现为鼻塞、脓血样分泌物,即“涕溢”,含有大量病原体,极具传染性,鼻黏膜溃疡累及鼻软骨时形成“鞍鼻”,累及喉部引起声音嘶哑。

3. 骨损害 占80%~90%,多发生于出生后数周,因剧痛而形成“假瘫”,主要为长骨多发性、对称性损害,X线表现为骨、软骨骨膜炎改变。

4. 肝、脾、全身淋巴结肿大 几乎所有患儿均有肝肿大,可出现黄疸、肝功能受损。滑车上淋巴结肿大有诊断价值。

5. 中枢神经系统症状 新生儿罕见,多在生后3~6个月时出现脑膜炎症状,脑脊液中淋巴细胞数增高,蛋白呈中度增高,糖正常。

6. 其他 尚可见脉络膜视网膜炎、胰腺炎、肺炎、心肌炎、肾小球病变等。

【辅助检查】

出生时胎盘大而苍白是宫内感染的指征。性病研究实验室试验(venereal disease research laboratories test,VDRL test)可作为筛查试验,荧光螺旋体抗体吸附试验(fluorescent treponema antibody-absorption test,FTA-ABS test)则有助于确诊。

【诊断要点】

诊断主要根据母亲病史、临床表现及实验室检查。确诊可根据:①取胎盘、羊水、皮损等易感部位标本,在暗视野下找梅毒螺旋体,但阳性率低;②性病研究实验室实验:简便、快速,敏感性极高,但有假阳性,可作为筛查试验;③快速血浆反应素(rapid plasma regain,RPR)试验:广泛用于梅毒的筛查、诊断及判断疗效,该法简便、快速,敏感性极高,梅毒感染4周内即可出现阳性反应,但也可出现假阴性,需做特异试验进一步证实;④荧光螺旋体抗体吸附实验:特异性强、敏感性高,常用于确诊;⑤梅毒螺旋体颗粒凝集实验(treponema pallidum particle agglutination test,TPPA):特异性强,可用于确诊,但不会转阴,不能作为评估疗效的指标。

【治疗原则】

(1) 强调及早诊断、及时正规治疗、防止发展至晚期。

(2) 抗梅毒治疗:首选青霉素,每次5万U/kg,静脉滴注,12小时1次,7天后改为8小时1次,再用2周。神经梅毒者:240万U/(kg·d),静脉滴注,治疗3周。先天性梅毒常规采用水剂青霉素治疗,青霉素治疗浓度为0.03 U/ml,才能确保血液和脑脊液中的螺旋体被杀灭。青霉素过敏者可用红霉素,每日15mg/kg,连用12~15日,口服或注射。

【护理评估】

1. 健康史 患儿母亲梅毒发现时间和治疗情况。

2. 身体状况 观察患儿神志、皮肤、营养状况,有无低热、黄疸、哭声嘶哑、易激惹等。

3. 辅助检查 患儿出生时胎盘情况，性病研究实验室试验结果及荧光螺旋体抗体吸附试验结果等。

【常见的护理诊断/问题】

1. 皮肤完整性受损 与梅毒螺旋体损伤皮肤黏膜有关。

2. 疼痛 与骨损害有关。

3. 焦虑（家长） 与对治疗、预后知识缺乏有关。

【护理目标】

（1）通过治疗及护理，患儿皮肤黏膜未受损或受损程度减轻。

（2）患儿疼痛消失或减轻。

（3）通过健康教育，患儿家长焦虑程度减轻。

【护理措施】

1. 心理护理 治疗新生儿梅毒首先要取得家长的配合，要针对产妇及配偶做好心理护理，大多数产妇及配偶缺乏本病基本知识，多数产妇都有反复流产、早产、死胎等不良生育史，入院后一旦确诊此病即表示怀疑、不能接受事实，因此产生了恐惧、焦虑、急躁、悲观失望的情绪；还担心治疗效果及预后对孩子将来健康状况等的影响，而产生自责的心理，处于一种复杂的心态中。因此做好心理护理取得配合极为重要；多数产妇要求对患儿的病情予以保密，护士应给予理解支持，同时根据家长不同的教育水平，进行有关本病的健康教育，解除其思想顾虑。

2. 消毒隔离 做好消毒隔离工作，防止交叉感染。认真做好床边隔离，治疗及护理操作应集中进行。在进行静脉穿刺时，要注意避开皮肤斑丘疹的部位，动作轻柔，不要碰破皮疹处的皮肤，严格执行无菌操作技术，以免发生交叉感染。患儿所用过的衣物，被褥等物品要经过消毒处理后才能进行清洗，暖箱、蓝光箱用后要严格消毒。护士注意自我保护性隔离，操作时戴一次性手套，操作前后均要及时进行手的消毒。患儿用过的一次性物品要集中焚烧处理，其他物品均要做好终末消毒工作。

3. 皮肤护理 新生儿梅毒的皮肤护理至关重要，必要时置暖箱、穿单衣以便护理操作。在所有斑丘疹处涂红霉素软膏，之后用单层纱布覆盖创面，每天换药 1 次，注意头发内斑丘疹的涂药。患儿躁动时易擦伤足跟部，要用纱布加以包扎。加强臀部护理，保持全身皮肤清洁干燥，防止皮肤感染。

4. 梅毒假性麻痹护理 90%的患儿有不同程度的骨损害，严重的出现梅毒假性麻痹，此时患儿四肢呈弯曲状态，张力大，不能自然放松伸直，牵拉时患儿出现尖叫，提示有剧烈的疼痛。因此在治疗护理操作时动作轻柔，不采取强迫体位，尽量减轻患儿的疼痛和不必要的刺激。梅毒假性麻痹的患儿常常出现哭闹、烦躁不安，护士必须检查全身情况，发现异常及时处理。

【护理评价】

（1）患儿皮肤黏膜未受损或受损程度减轻。

（2）患儿疼痛减轻或消失。

（3）患儿家长掌握相关知识，焦虑程度减轻或消失。

【健康指导】

经治疗患儿全身症状好转，皮肤斑丘疹完全消失，体检后予以接种乙肝疫苗和卡介苗。

指导定期复查,进行追踪观察血清学试验,以保证患儿得到正确的、全程的、彻底的治疗。治疗后1、2、3、6、12个月时应进行随访,治疗成功时快速血浆反应素试验(RPR)在3个月时滴度下降,6~12个月时转阴。若1岁时滴度仍未降低或升高,应再次进行正规治疗(10~14天)。神经梅毒患儿应每6个月进行脑脊液(CSF)检查直至细胞数正常、VDRL阴性。6个月时CSF中VDRL阳性和(或)持续异常细胞数或蛋白至2岁,应再次治疗。

(安 辉)

思 考 题

1. 李某,男性,34岁,四川农民,因发热4天,气促1天,于2011年8月15日凌晨入院。患者8月11日起无明显诱因畏寒,发热,体温达39℃,伴头痛,乏力等,在当地卫生所诊断为"感冒"。给予退热等治疗病情无好转,8月14日出现咳嗽,咳痰,且痰中有少量血丝,再次就诊于卫生所,给予青霉素160万U肌内注射,2小时后病情加重,体温升高达40℃,伴寒战,气促,痰中血量增多,急来我院就诊。半月前曾在当地参加田间劳动,查体:体温40℃,脉搏136次/分,呼吸40次/分,血压80/50 mmHg,急性重病容,神志欠清楚,烦躁不安,双侧腹股沟及腋下可触及数个蚕豆大小的淋巴结,有触痛、皮肤及巩膜无黄染,眼结膜无充血及水肿,鼻翼扇动,口唇稍发绀,软腭少量出血点,颈软气管居中,呼吸急促,双下肺可闻湿啰音,心率136次/min,心音弱律齐,未闻及杂音,腹软,无压痛及反跳痛,肝脾未触及,双下肢无水肿,双膝反射正常,病理反射未引出。化验血常规:血红蛋白120g/L,白细胞$8.9\times10^9/L$,中性粒细胞0.75,淋巴细胞0.25,血小板$105\times10^9/L$,尿常规:尿蛋白,镜下:白细胞0~1/HP,红细胞0~2/HP。问题:

(1) 此患者的医疗诊断是什么?

(2) 此患者的护理问题有哪些?

(3) 根据上述病期制定出有关的护理措施。

(4) 如何做好此种疾病的预防和健康教育。

2. 某男,46岁,个体经商,周身皮疹伴瘙痒2周,曾用抗组胺药治疗无效,平素体健。专科检查:躯干四肢多发红色丘疹,表面无鳞屑,掌跖部有类似皮疹,肛周皮肤见数颗红褐色丘疹或结节样赘生物,直径0.5~1.0cm,表面湿润。问题:

(1) 此患者的医疗诊断是什么?

(2) 此患者的护理问题有哪些?

(3) 根据上述病期制定出有关的护理措施。

(4) 如何做好此种疾病的预防和健康教育?

第六章 原虫感染

学习目标

识记：本章各疾病的病原学、流行病学、发病机制与病理改变。

理解：本章各疾病的辅助检查、诊断要点、治疗要点、健康指导。

运用：本章各疾病的临床表现、护理措施。

第一节 疟 疾

疟疾(malaria)是由人类疟原虫感染引起的寄生虫病，主要由雌性按蚊叮咬传播。疟原虫先侵入肝细胞发育繁殖，再侵入红细胞繁殖，引起红细胞成批破裂而发病。临床上以反复发作的间歇性寒战、高热，继之出大汗后缓解为特点，贫血、脾肿大常见。间日疟及卵形疟可出现复发，恶性疟发热常不规则，病情较重，较易引起脑型疟发作。

【病原学】

疟疾的病原体为疟原虫。可感染人类的疟原虫共有4种，即间日疟原虫、卵形疟原虫、三日疟原虫和恶性疟原虫。疟原虫的生活史包括在人体内和在按蚊体内两个阶段。

1. 人体内阶段 疟原虫在人体内的裂体增殖阶段为无性繁殖期。寄生于雌性按蚊体内的感染性子孢子于按蚊叮人吸血时，随其唾液腺分泌物进入人体，经血液循环而迅速进入肝脏。在肝细胞内经9~16天从裂殖子发育为成熟的裂殖体。当被寄生的肝细胞破裂时，释放出大量裂殖子。它们很快进入血液循环，侵犯红细胞，开始红细胞内的无性繁殖周期。裂殖子侵入红细胞后发育为早期滋养体，即环状体，经滋养体发育为成熟的裂殖体。裂殖体内含数个至数十个裂殖子，被寄生的红细胞破裂时，释放出裂殖子及代谢产物，引起临床上典型的疟疾发作。释放的裂殖子再侵犯被感染的红细胞，重新开始新一轮的无性繁殖，形成临床上周期性发作。间日疟及卵形疟于红细胞内的发育周期为48小时。三日疟约为72小时。恶性疟的发育周期为36~48小时，且发育先后不一，因此临床发作也不规则。

间日疟和卵形疟既有速发型子孢子又有迟发型子孢子。速发型子孢子在肝细胞内的发育较快，只需经12~20天就能发育为成熟的裂殖体。迟发型子孢子是间日疟与卵形疟复发的根源。三日疟和恶性疟无迟发型子孢子，故无复发。

部分疟原虫裂殖子在红细胞内经3~6代增殖后发育为雌性配子体与雄性配子体。配子体在人体内的存活时间为30~60天。

2. 按蚊体内阶段 疟原虫在按蚊体内的交合繁殖阶段为有性繁殖期。当雌性按蚊吸血时，配子体被吸入其体内，开始其有性繁殖期。雌、雄配子体在蚊体内分别发育为雌、雄配子，两者结合后形成合子，发育后成为动合子，侵入按蚊的肠壁发育为囊合子。每个囊合子中含有数千个子孢子母细胞，发育后形成具感染能力的子孢子。这些子孢子可主动地移行于按蚊的唾液腺中，当按蚊再次叮人吸血时，子孢子就进入人体，并继续其无性繁殖周期。

【流行病学】

1. 传染源 疟疾患者和带疟原虫者。

2. 传播途径 疟疾的传播媒介为雌性按蚊,经叮咬人体传播。少数病例可因输入带有疟原虫的血液或经母婴传播后发病。母婴传播的疟疾称为先天性疟疾或经胎盘传播的疟疾。

3. 人群易感性 人对疟疾普遍易感。感染后虽可获得一定程度的免疫力,但不持久。各型疟疾之间无交叉免疫性。曾被同种疟原虫感染者,其临床症状较轻,甚至可无症状。而当非疟疾流行区的外来人员获得疟原虫感染时,其临床症状常较重。

4. 流行特征 疟疾主要流行于热带和亚热带,其次为温带。这主要是因为本病的流行与传播媒介的生态环境密切相关。流行区以间日疟为最广,恶性疟主要流行于热带。三日疟和卵形疟相对较少见。我国除云南和海南两省为间日疟及恶性疟混合流行外,主要以间日疟流行为主。发病以夏秋季较多,在热带地区则较少受季节的影响。

【发病机制与病理特征】

疟原虫在肝细胞内与红细胞内增殖时并不引起症状。当红细胞被裂殖子胀破后、大量的裂殖子、疟色素和代谢产物及变性血红蛋白进入血液,引起临床发作。进入血中裂殖子部分可侵入其他红细胞,又进行新一轮裂体增殖,如此不断地循环,引起本病间歇性的临床发作。因各种疟原虫裂殖体成熟所需时间不同,故发作的周期也随之而异。反复多次发作,可因大量红细胞破坏而出现贫血。

疟原虫在人体内增殖引起强烈的吞噬反应,以致全身单核-吞噬细胞系统显著增生,表现为肝肿大,周围单核细胞增多。

【临床表现】

间日疟和卵形疟的潜伏期为13~15天,三日疟为24~30天,恶性疟为7~12天。

疟疾的典型症状为突发性寒战、高热和大量出汗。寒战常持续20~60分钟,随后体温迅速上升,通常可达40℃以上,伴头痛、全身酸痛、乏力,但神志清楚。发热常持续2~6小时,随后开始大量出汗,体温骤降,持续时间为30分钟~1小时。此时,患者自觉明显好转,但常感乏力、口干。各种疟疾的两次发作之间都有一定的间歇期。早期患者的间歇期可不规则,但经数次发作后即逐渐变得规则。间日疟和卵形疟的间歇期约为48小时,三日疟约为72小时。恶性疟为36~48小时。反复发作造成大量红细胞破坏,可使患者出现不同程度的贫血和脾大。

脑型疟是恶性疟的严重临床类型。主要临床表现为剧烈头痛、发热,常出现不同程度的意识障碍。其发生除与受感染的红细胞堵塞微血管有关外,低血糖及细胞因子亦可能起一定作用。低血糖的发生与患者进食较少和寒战、高热时消耗较多能量有关。脑型疟的病情凶险,病死率较高。

恶性疟患者短期内,被疟原虫感染的红细胞大量破坏,可诱发血红蛋白尿,发生肾损害,甚至引起急性肾衰竭。

输血后疟疾的潜伏期多为7~10天,国内主要为间日疟,临床表现与蚊传疟疾相同,但因无肝细胞内繁殖阶段,无迟发型孢子,故不会复发。经母婴传播的疟疾于出生后1周左右发病,亦不会复发。

再燃是由血液中残存的疟原虫引起的。因此,四种疟疾都有发生再燃的可能。再燃多见于病愈后的1~4周,可多次出现。复发是由寄生于肝细胞内的迟发型子孢子引起的,只见于间日疟和卵形疟,多见于病愈后的3~6个月。在疟疾流行区,应注意再感染同种疟原虫和混合感染不同种疟原虫的可能性。

【辅助检查】

1. 血常规检查 在疟疾多次发作后,红细胞与血红蛋白可下降。恶性疟因可侵犯各期红细胞,贫血较为明显。白细胞计数一般正常,但单核细胞相对增高。

2. 疟原虫检查 对确定诊断及判断疟原虫密度有重要意义。外周血涂片,厚片可增加阳性率,薄片可鉴定疟原虫的种类。

3. 血清学检查 抗疟体在感染后3~4周才出现,4~8周达高峰,以后逐渐下降。主要用于流行病学调查。

【诊断要点】

1. 流行病学资料 有无疟疾流行地区居住史;是否被蚊虫叮咬;近期有无输血史等。

2. 临床表现 有典型的临床表现,如间歇性发作寒战、高热、大量出汗应考虑本病。

3. 实验室检查 血涂片找到疟原虫可明确诊断。

【治疗原则】

在疟疾的治疗中,最重要的是杀灭红细胞内的疟原虫。

1. 抗疟原虫治疗 由于目前尚无一种药物可同时杀灭红细胞内裂体增殖疟原虫、配子体和肝细胞内迟发型子孢子。因此,需先后应用杀灭红细胞内裂体增殖疟原虫的药物和杀灭配子体、迟发型子孢子的药物。

(1) 杀灭红细胞内裂体增殖疟原虫的药物:目前有多种抗疟药可供选择,一般只需应用其中的一种。

1) 氯喹:用于对氯喹敏感的疟原虫感染治疗。一般成人首次口服磷酸氯喹1 g(0.6 g基质),6~8小时后再服0.5 g(基质0.3 g)。第2、3日再各服磷酸氯喹0.5 g。3日总剂量为2.5 g。

2)青蒿素及其衍生物:青蒿素片,成人首次口服1.0g,6~8小时后服0.5g,第2、3日各服0.5g,3日总剂量为2.5g。青蒿素的衍生物,如双氢青蒿素片,成人第一天口服120mg,随后每天服60mg,连用7天;或蒿甲醚注射剂,首剂300mg肌内注射,第2、3日分别再肌内注射150mg;或青蒿琥酯,成人每天每次服100mg,每日服2次,第2~5天每次服50mg,每日服2次,总剂量为600mg。目前,青蒿琥酯抗疟疗效显著,不良反应轻,耐药率很低,尤其适用于孕妇和脑型疟疾患者的治疗。

3) 磷酸咯萘啶:是我国20世纪70年代研制的抗疟药,能有效地杀灭红细胞内裂体增殖的疟原虫。成人第一天每次服用0.2g,每日服2次,第2、3日各0.4g顿服,总剂量为1.2g。

4) 哌喹:临床上常用磷酸哌喹,本品作用类似氯喹,半衰期为9天,是长效抗疟药。哌喹每片含基质0.3g,磷酸哌喹每片含基质0.15g,口服首剂基质0.6g,8~12小时后再服0.3g(恶性疟0.6g)。哌喹须经胃酸作用成盐酸盐后才易吸收。磷酸哌喹吸收快,味苦。耐氯喹的虫株对本品仍敏感。羟基哌喹及磷酸羟基哌喹与哌喹类同,但吸收较快,半衰期2~3天。三天疗法恶性疟各服基质0.6g、0.6g、0.3g;良性疟疾各服0.6g、0.3g、0.3g。

(2) 杀灭红细胞内疟原虫配子体和迟发型子孢子的药物:

1）磷酸伯氨喹：目前在临床上常用，通常于应用杀灭红细胞内裂体增殖疟原虫的药物后才应用。成人每次口服磷酸伯氨喹13.2mg（7.5mg基质），每日服3次，连服8天。伯氨喹可灭杀红细胞内疟原虫配子体和肝细胞内迟发型子孢子，防止疟疾的传播与复发。虽然恶性疟和三日疟无复发问题，但是为了杀灭其配子体，防止传播，应服用伯氨喹2~4天。由于伯氨喹可使红细胞内6-磷酸葡萄糖脱氢酶（G-6PD）缺陷的患者发生急性血管内溶血，严重者可因发生急性肾衰竭而致命。因此，应用前应常规作G-6PD活性检测，确定无缺陷后才给予服药治疗。

2）他非诺喹（特芬喹）：是杀灭红细胞内疟原虫配子体和迟发型子孢子的药物。初步临床试验显示，成人每天口服300mg，连服7天，预防疟疾复发效果良好。

（3）对脑型疟疾的病原治疗，目前较常应用的杀灭红细胞内裂体增殖疟原虫的药物有：

1）青蒿琥酯：成人用60mg青蒿琥酯加入5%碳酸氢钠0.6ml，摇匀2分钟至完全溶解，再加5%葡萄糖注射液5.4ml，最终为10mg/ml青蒿琥酯溶液，缓慢静脉注射；或按1.2mg/kg体重计算每次用量。首剂注射后4小时、24小时、48小时分别再注射1次。若患者的神志恢复正常，可改为口服，每日服100mg，连服2~3天。

2）氯喹：可用于敏感疟原虫株感染治疗。用量按体重16mg/kg，加入5%葡萄糖注射液中，于4小时内静脉注射，继以体重8mg/kg，于2小时内滴完。每日总量不宜超过体重35mg/kg。

3）奎宁：用于耐氯喹疟原虫株感染患者。盐酸奎宁500mg加入5%葡萄糖注射液中，于4小时内静脉滴注，12小时后可重复使用，清醒后可改为口服。静脉滴注过快可导致心律不齐、低血压，甚至死亡。

4）磷酸咯萘啶：按3~6mg/kg体重计算，用生理盐水或等渗葡萄糖注射液250~500ml稀释后作静脉滴注，12小时后可重复应用，神志清醒后可改为口服。

脑型疟疾的病原治疗，目前国内最常应用的是青蒿琥酯的静脉注射。

2. 对症及支持治疗

（1）防治颅内高压症：脑型疟常出现脑水肿与昏迷，应注意防治。对颅内高压症患者，应及时给予20%甘露醇静脉滴注，每次按体重1~2g/kg，快速静脉滴注（5~10ml/min），并酌情每4~8小时重复应用。必要时可同时应用呋塞米，以加强脱水效果。

（2）防治低血糖：对昏迷的脑型疟患者，应经常监测血糖，以便及时发现和纠正低血糖。

（3）改善微循环：应用右旋糖酐，对改善微血管堵塞有一定帮助。加用血管扩张剂乙酮可可碱治疗，可提高脑型疟疾患者的疗效。

（4）降低体温：对超高热患者可应用肾上腺皮质激素。用抗疟药加对乙酰氨基酶、布洛芬等解热镇痛药治疗可加快退热速度。

【护理评估】

1. 健康史 流行季节、有无在疟疾流行区居住或停留史，近年有无疟疾发作史及近期是否接受过输血的情况。

2. 身心状况 评估患者是否有周期性寒战发作，发作时是否有寒战、高热、大量出汗，或不规则发热及脾肿大与贫血；是否有昏迷与抽搐等。疟疾初发病时，起病急骤，患者是否有紧张心理；间日疟患者多次复发是否出现焦虑；恶性疟患者病情严重，是否有恐惧心理。

3. 辅助检查 了解患者血常规检查及疟原虫检查结果。

【常见的护理诊断/问题】

1. 体温过高 与疟原虫感染有关。

2. 疼痛:头痛、全身痛 与高热有关。

3. 活动无耐力 与红细胞破坏导致贫血有关。

4. 潜在并发症:黑尿热、惊厥、脑疝。

【护理目标】

(1) 患者体温降至正常,不适感消失。

(2) 卧床休息期间能保证患者日常生活需要。

(3) 患者能了解减轻疲劳的措施。

(4) 及早发现黑尿热等并发症的早期表现并及时控制症状。

【护理措施】

1. 一般护理 执行虫媒隔离措施。发作期间卧床休息,能进食者给予高热量的流质或半流质饮食,有呕吐、不能进食者,静脉补充液体。发热期进流质、半流质饮食;间歇期增加休息时间,可进普通饮食,给予高热量、高蛋白、高维生素和富含铁质的食物,以补充消耗,纠正贫血。

2. 病情观察 监测生命体征,定时记录体温的升降情况,观察热型。注意神志改变、瞳孔变化,有无颅内高压或脑膜刺激征等表现。进行性黄疸、腰痛、尿量锐减、排酱油样尿等,提示黑尿热的发生。监测生化指标,及时发现肾衰竭。监测红细胞、血红蛋白,及时发现贫血等。

3. 对症护理 高热以物理降温为主,必要时遵医嘱药物降温。出汗后用温水擦浴,及时更换内衣裤及床褥,避免受凉。贫血严重者,遵医嘱少量多次输新鲜全血。并发黑尿热、肾衰竭者,立即停用奎宁、伯氨喹等药物并对症处理。

4. 用药护理 口服氯喹可引起食欲不振、胃肠道反应、头晕、皮肤瘙痒、心律失常等,嘱患者饭后服用,可减少对胃肠道刺激。密切监测奎宁、伯氨喹等溶血反应的表现。奎宁有食欲减退、疲乏、耳鸣、头晕,对孕妇可导致流产等不良反应。氯喹和奎宁静脉注射可导致血压下降、心脏传导阻滞,严重者出现心脏骤停等反应,应控制滴速。应用伯氨喹注意有无急性血管内溶血反应,一旦出现立即报告医生停药,并嘱患者多饮水。

【护理评价】

(1) 能监测体温的变化及热型。

(2) 学会观察降温措施、退热药物的效果。

(3) 疲劳的程度减轻。

(4) 无寒战、高热、头痛、腰痛等并发症的表现。

【健康指导】

1. 对患者的指导 对患者进行疾病知识教育,如传染过程、主要症状、治疗方法、药物不良反应、复发原因等,指导患者坚持服药,以求彻底治愈。治疗后定期随访,有反复发作时,应速到医院复查。对1~2年内有疟疾发作史及血中查到疟原虫者,在流行季节前1个月,给予抗复发治疗,常用乙胺嘧啶与伯氨喹联合治疗,以根治带虫者。以后每3个月随访

1次,直至2年内无复发为止。

2. 预防疾病指导 以防蚊、灭蚊为主,消除疾病,做好个人防蚊措施。对疟疾高发区人群及流行区外来人群,进行预防性服药以防止发生疟疾。疟疾病愈未满3年者,不输血给他人。

(任恒杰)

第二节 阿米巴病

阿米巴病(amebiasis)是由溶组织内阿米巴感染引起的一种寄生虫病,包括肠阿米巴病及肠外阿米巴病,肠外阿米巴病主要为阿米巴肝脓肿,肺、脑脓肿也可发生。

一、肠阿米巴病

肠阿米巴病(intestinal amebiasis),即阿米巴痢疾(amebic dysentery)是由溶组织内阿米巴侵入结肠内引起的疾病。临床特征为腹痛、腹泻、排暗红色带有腥臭味的粪便。感染者多数处于无症状的病原携带状态,约10%感染者出现临床症状,易复发或转为慢性,可引起肝脓肿等肠外并发症。

【病原学】

溶组织内阿米巴生活史有滋养体和包囊两个期。

1. 滋养体 是溶组织内阿米巴的致病形态,直径大小为10~60μm,运动较为缓慢,形态多变。其胞质分内外两层,内外质分明。内质成颗粒状,可见被吞噬的红细胞和食物颗粒。只有溶组织内阿米巴可吞噬红细胞,其吞噬的红细胞数,一至数个不等,外质透明,运动时外质伸出,形成伪足,能定向变性运动侵袭组织,形成病灶,有时亦可自组织内落入肠腔,逐渐变成包囊,随粪便排出体外。

2. 包囊 是溶组织内阿米巴的感染形态,包囊抵抗力强,能耐受人体胃酸的作用,在潮湿的环境中能存在数周或数月。包囊呈无色透明的类圆形,直径为10~16μm,碘染色后呈黄色,外周包围一层透明的囊壁,内含1~4个核,每个核具有一个位于中央的核仁。未成熟包囊有1~2个核,常见含有染成棕色的糖原泡和透明的杆状拟染色体;成熟包囊具有4个核,糖原泡和拟染色体不易见到。包囊能起传播作用,如果感染人体之后,包囊在小肠下端受碱性消化液的作用,囊壁变薄。虫体活动,并从囊壁小泡逸出而形成滋养体。在回盲肠黏膜褶皱或肠腺窝处分裂繁殖,重复其生活过程。

【流行病学】

1. 传染源 慢性患者、恢复期患者及无症状包囊携带者为本病传染源。急性期患者,其粪便中仅排出滋养体,不是传染源。从事饮食工作人员,如属排包囊者,其所起的传播作用十分重要。

2. 传播途径 经口感染是主要传播途径。阿米巴包囊污染食物和水,人摄入被包囊污染的食物和水而感染。水源污染引起地方性流行。生食包囊污染的瓜果蔬菜也可致病。苍蝇蟑螂也可起传播作用。

3. 人群易感性 人群对溶组织内阿米巴包囊普遍易感,但婴儿和儿童发病机会相对较少。营养不良,免疫低下及接受免疫抑制剂治疗者,发病机会较多,病情较重。人群感染后特异性抗体滴度虽高,但不具保护作用,故重复感染。

4. 流行特征 本病分布遍及全球,以热带、亚热带及温带地区发病较多。感染率高低与当地的经济、卫生情况及生活情况有关。近年来我国个别地区有病例散发。

【发病机制与病理特征】

包囊随被污染的食物和饮水进入胃。由于包囊对胃酸抵抗力强,因而未被杀死的包囊随食物到达小肠下段,经胰蛋白酶作用下小滋养体脱囊而出,随粪便移行到盲肠、结肠、直肠等部位寄生,以肠腔细菌及内容物为食。在适宜条件下,如肠腔受损、抵抗力下降、饮食不当等,转变为大滋养体,凭借伪足的机械运动和所分泌酶的水解作用侵入肠壁,在较为疏松的肠黏膜下层繁殖、扩散,并释放各种水解酶,导致组织的进一步损害。

溶组织内阿米巴对宿主损伤主要通过其接触性杀伤机制,包括变性、活动、黏附、酶溶解、细胞毒和吞噬等作用,大滋养体的伪足运动可主动靠近,侵入肠组织,数秒钟内滋养体通过分泌蛋白水解酶和细胞毒性物质,使靶细胞于20分钟后死亡。滋养体亦可分泌具有肠毒素样活性物质,可引起肠蠕动加快,肠痉挛而出现胃痛、腹泻。肠组织内的滋养体可随血流进入肝、肺、脑等部位,引起相应脏器的液化和迁徙性脓肿。

【临床表现】

潜伏期一般为1~2周,可短至4天,长达1年以上。起病突然或隐匿,肠阿米巴病可有以下临床类型。

1. 无症状型(包囊携带者) 大多数粪检时发现阿米巴包囊而无症状。多年保持亚临床状态如腹部不适、气胀、便秘等。当被感染者的免疫力低下时,此型可转变为急性阿米巴痢疾。

2. 急性阿米巴痢疾

(1) 轻型:临床症状较轻,腹痛、腹泻,粪便中有溶组织内阿米巴滋养体和包囊,肠道病变轻微。

(2) 普通型:起病缓慢,腹部不适,腹泻,每日数次,有时也可便秘。腹泻时大便略有脓血,呈痢疾样。如病变发展,痢疾样便可增至每日10~15次或以上,呈果酱样、便量中等、粪质较多、有腐败腥臭味,伴有腹胀或轻、中度腹痛。全身症状较轻,常伴有低热或不发热。持续数日或数周可自行缓解,如未接受治疗则易复发。粪便镜检可发现滋养体。

(3) 重型:此型少见,多发生于体弱和营养不良而受溶组织内阿米巴感染者,起病急骤,中毒症状显著,重病面容,有高热并极度衰竭。大便迅速增至每日15次以上,含明显脓血与大量滋养体,甚至大便失禁,呈水样或血水样,有奇臭,伴呕吐、剧烈腹痛、里急后重及腹部明显压痛,患者有不同程度脱水与电解质紊乱,有时可出现休克,易并发肠出血与肠穿孔,如不积极抢救,可于1~2周内因并发毒血症而死亡。

3. 慢性阿米巴痢疾 急性阿米巴痢疾患者的临床表现持续存在2个月以上,则转为慢性。腹泻反复发作,或与便秘交替出现。易并发阑尾炎及肝脓肿。症状可持续存在或有间歇,间歇期长短不一,间歇期可无任何症状,常因疲劳、饮食不当、暴饮暴食及情绪变化等复发。久病者常伴有贫血、乏力、消瘦、肝肿大及神经衰弱等。

【辅助检查】

1. 血常规检查 重型与普通型阿米巴痢疾伴细菌感染时,血白细胞总数和中性粒细胞比例增高;轻型与慢性阿米巴痢疾白细胞总数和分类均正常。少数患者嗜酸粒细胞比例增多。

2. 粪便检查　粪便呈红色果酱样,腥臭,粪质多,含血及黏液。在粪便中可见到滋养体和包囊。粪便标本必须新鲜,因为滋养体在排出后半小时就会丧失活动能力,发生形态改变。粪便做生理盐水涂片检查可见大量聚团状红细胞,少量白细胞和夏科-莱登晶体;检到伸展伪足活动,吞噬红细胞的阿米巴滋养体具有确诊意义。成型的粪便可先直接涂片找包囊,也可经过碘液或苏木素染色后观察包囊结构。

3. 血清学检查

(1) 检测特异性抗体:人感染溶组织内阿米巴后可产生多种抗体,即使肠阿米巴已治愈,阿米巴原虫从体内消失,抗体还可在血清存在相当长的一段时间,故阳性结果反映既往或现在感染。常用酶联免疫吸附试验、间接血凝试验、间接荧光抗体试验等。血清学检查 IgG 抗体阴性者,一般可排除本病。特异性 IgM 抗体阳性提示近期感染,阴性者不排除本病。

(2) 检测特异性抗原:单克隆抗体、多克隆抗体检测患者粪便溶组织内阿米巴滋养体抗原灵敏度高,特异性强,检测阳性可做明确诊断依据。

4. 分子生物学检查　DNA 探针技术、聚合酶链反应可应用于监测或鉴定患者粪便。脓液或血液中的溶组织内阿米巴滋养体 DNA,也是特异和灵敏的诊断方法。

5. 结肠镜检查　必要时做结肠镜检查,可见肠壁大小不等散在溃疡,中心区有渗出,边缘整齐,周围有一圈红晕,溃疡间黏膜正常,取溃疡边缘部分涂片及活检可查到滋养体。

【诊断要点】

患者发病前是否有进食不洁食物史,或与慢性腹泻患者有密切接触史。起病较缓慢,主要表现为腹痛、腹泻、排暗红色果酱样大便,粪便量较多,有腥臭味,中毒症状轻。在血清中检出溶组织内阿米巴滋养体的抗体,粪便中检出溶组织内阿米巴滋养体抗原与特异性的 DNA。粪便中检测到阿米巴滋养体和包囊可确诊。

【治疗原则】

1. 一般治疗　急性期患者应卧床休息,给流质或少渣软食。慢性应加强营养,避免进刺激性食物。重型给予输液,输血等支持治疗。

2. 病原治疗　目前常用的抗溶组织内阿米巴药物有甲硝唑、替硝唑、奥硝唑、塞克硝唑和二氯尼特。

(1) 硝基咪唑类:对阿米巴滋养体有强大的杀灭作用,是目前治疗肠内外各型阿米巴病的首选药物。该类药物偶有一过性白细胞减少、眩晕、共济失调等神经系统障碍。妊娠期(尤其最初 3 个月)、哺乳期以及血液病史和神经系统疾病者禁用。

1) 甲硝唑:成人口服每次 0.4g,每日 3 次,10 天为一个疗程。儿童每日 3~5mg/kg,分 3 次服,10 天为 1 疗程。重型阿米巴病可选甲硝唑静脉滴注,成人每次 0.5g,每隔 8 小时一次,病情好转后每 12 小时一次,或改口服,疗程 10 天。

2) 替硝唑:成人每次 2g,每日 1 次口服,连服 5 天为一个疗程。重型阿米巴病可静脉滴注。

3) 其他硝基咪唑类:成人口服奥硝唑每次 0.5g,每日 2 次,10 天为 1 疗程。成人口服塞克硝唑每日2g,1次口服,连服5天为1疗程。

(2) 二氯尼特:又名糠酯酰胺是目前最有效的杀包囊药物,口服每次0.5g,每日3次,疗程10天。

(3) 抗菌药物:主要通过作用于肠道共生菌影响阿米巴生长,尤其在合并细菌感染时效果好。可选用巴龙霉素或喹诺酮类抗菌药物。

【护理评估】

1. 健康史 评估患者的个人卫生、生活条件及饮食习惯,有无水源严重污染等流行病学史。

2. 身心状况 评估肝区疼痛的程度及伴随症状,有无脓肿向周围组织穿破的征兆;评估腹泻、腹痛程度,观察有无血压变化、脱水征兆及肠梗阻表现;评估患者对疾病的认识、应对方式和心理状态。

3. 辅助检查 了解血液、粪便、影像学检查结果。

【常见的护理诊断/问题】

1. 腹泻 与阿米巴原虫所致肠道病变有关。

2. 疼痛 与阿米巴原虫所致肠道病变有关。

3. 营养失调:低于机体需要量 与腹泻、进食减少及胃肠功能紊乱有关。

4. 潜在并发症:肠出血、肠穿孔 与肠壁组织坏死、溃疡形成有关。

5. 有传播感染的可能 与肠道排出病原体有关。

【护理目标】

(1) 患者大便次数减少,大便恢复正常。

(2) 患者主诉疼痛次数减少,程度减轻,患者能运用有效的方法缓解疼痛。

(3) 患者体重保持不变或稍有增加,切实执行各项饮食措施,营养状况良好。

(4) 及早发现肠出血、肠穿孔并发症并控制症状。

(5) 控制传染源,无传染发生。

【护理措施】

1. 一般护理

(1) 隔离与消毒:消化道隔离至症状消失或连续3次大便找不到滋养体或包囊。患者的排泄物及其污染物可用20%漂白粉乳剂或0.5%次氯酸钠溶液等进行消毒。

(2) 休息:急性期患者卧床休息。

(3) 饮食:急性期患者给予流质或半流质、低渣饮食。慢性期患者给予高热量、高蛋白及丰富维生素饮食。避免暴饮暴食及进食刺激的食物,禁饮酒。

2. 病情观察 观察大便次数、形状、量,是否伴有鲜血等肠出血表现;观察有无突然发生的腹痛加重,腹肌紧张,腹部压痛等肠穿孔表现;观察生命体征及脱水表现;观察药物的副作用。

3. 对症护理

(1) 腹泻:保持肛周皮肤黏膜的清洁,便后以温水清洁肛周皮肤,每天用温水或1∶5000高锰酸钾溶液坐浴,局部涂植物油或凡士林油膏,以保护局部皮肤,防止溃烂,同时注意保持内裤、床单清洁和干燥。及时协助粪便标本采集。

(2) 腹痛:可进行腹部热敷;遵医嘱给予颠茄合剂;肌内注射阿托品等解痉剂,以缓解疼痛不适。

4. 粪便标本采集 为提高粪便检查阳性率,应及时采集粪便标本送检。采集时应该注意:

(1) 由于滋养体在黏液脓血便部分易于发现,因而宜采集新鲜脓血便送检,以提高阳性率。

(2) 低温、尿液、消毒液可使滋养体失去活力而影响检查结果。阿米巴滋养体排出体外2小时即可死亡。因此,留取标本容器应清洁,不应混入尿液及消毒液。留取标本后应注意保温,并立即送检。气温低时,便盆应先温水冲洗。若服用油类、钡剂及铋剂者,应在停药3天后才留取粪便标本送检。

5. 用药护理 向患者讲解药物的使用方法、疗效及不良反应。抗阿米巴药物不良反应轻,以胃肠道反应为主,可有恶心、腹痛、腹泻、口中金属味等,应注意观察。注意服用本药前后不能饮酒。

6. 心理护理 鼓励患者积极应对和治疗疾病。

【护理评价】

(1) 患者无里急后重症状,腹泻改善。

(2) 患者腹痛改善,学会观察疼痛的性质、程度、发作特点及缓解疼痛措施。

(3) 患者能说出饮食控制的重要性,每天摄入所需营养物质,营养状况改善。

(4) 患者无并发症发生。

(5) 无传播感染发生。

【健康指导】

指导患者及家属正确进行消化道隔离,做好饮水、食品、粪便的卫生管理及防蚊灭蝇工作。交代患者出院后3个月内应每月复查大便1次,以追踪有无复发。具体见下文“阿米巴肝脓肿健康指导”。

二、阿米巴肝脓肿

阿米巴肝脓肿由溶组织内阿米巴滋养体从肠道病变处经血流进入肝脏,引起细胞溶化坏死,形成脓肿,为肠阿米巴病最常见的并发症。肝脓肿也可在从未有过阿米巴痢疾临床表现的患者中单独出现,目前有特效的治疗药物和方法,治愈率较高。疗效欠佳或病死者多数是未经过正规治疗,病情较重、有并发症或伴有其他疾病者。

【发病机制与病理特征】

阿米巴肝脓肿可发生在溶组织内阿米巴感染数月或数年后。侵入肠壁的溶组织内阿米巴滋养体可经门静脉、淋巴管或直接蔓延侵入肝脏。如果侵入肝脏的原虫数量不多,且人体抵抗力强,可将原虫消灭而不造成损害。若机体抵抗力下降,并有肝组织营养障碍,淤血及细菌感染时,少数存活的原虫继续繁殖,引起小静脉炎和静脉周围炎。在门静脉分支内,由原虫引起的栓塞造成该部位肝组织缺血、缺氧,大滋养体从被破坏的血管内逸出,借助溶组织及原虫的分裂作用造成肝组织局灶性坏死,局部液化形成微小脓肿并逐渐融合成肝脓肿,脓肿的中央为大量巧克力酱样坏死物质。自原虫入侵到脓肿形成需一个月以上,脓肿可因不断扩大,逐渐浅表化,向邻近体腔或脏器穿破。慢性脓肿可导致细菌继发感染。细菌感染后,脓液失去其典型特征,呈黄色或黄绿色,有臭味,并有大量脓细胞,临床上可出现毒血症表现。

【临床表现】

临床表现的轻重与脓肿的位置、大小及是否有继发细菌感染有关。起病大多缓慢，热型以间歇型或弛张型居多，清晨体温较低，午后上升，黄昏时体温最高，夜间热退伴盗汗，可持续数月。常伴食欲减退、恶心、呕吐、腹胀、腹痛、痢疾等症状，肝区疼痛为本病重要症状，深呼吸及体位变化时疼痛加重。疼痛的性质和程度轻重不一，可为钝痛、刺痛、灼痛等。由于脓肿多位于右叶顶部，易与邻近组织及脏器形成粘连。右侧反应性胸膜炎相当多见，由于脓肿压迫右下肺而发生肺炎，患者可有气急、咳嗽、肺底浊音界升高，肺底闻及湿啰音。脓肿位于右肝下部时可出现右上腹痛或右腰疼，部分患者右下胸部或上腹部饱满，肝区有叩击痛。体检可发现肝大，边缘多较钝，有明显叩击痛，脓肿位于肝的中央部位时症状常较轻，靠近肝包膜者较疼痛，而且较易发生溃破。左叶肝脓肿，疼痛出现早，类似溃疡病穿孔样表现或有中、左上腹部包块。少数患者由于脓肿压迫胆小管、较大的肝内胆管或肝组织受损范围过大可出现黄疸。

【辅助检查】

1. 血常规检查　急性期白细胞总数及中性粒细胞均增多。有继发感染时白细胞总数常高于单纯阿米巴肝脓肿。慢性期白细胞总数近于正常。

2. 溶组织内阿米巴的检查　粪便镜检找溶组织内阿米巴滋养体与包囊。

3. 免疫学血清试验　分抗原检测和抗体检测。检测到血中的抗原提示肠外阿米巴病，抗体只有在接触到宿主组织，引起免疫应答时才能产生。当只局限于肠管时，结果多属阴性。阿米巴已从体内消失以后，抗体还可在血清中存在相当长一段时间，阳性结果反映既往或现在受到阿米巴侵袭。

4. 影像学检查　X 线检查可见右侧膈肌抬高、运动减弱或伴右肺底云雾状阴影、胸膜反应。B 超、CT、磁共振(MRI)均可发现肝内液性占位性病变。B 超检查价廉，创伤性小，有较大诊断价值，可提供脓肿大小、部位及数目，也可指导穿刺抽脓或手术治疗。

【诊断要点】

患者有阿米巴疫区旅居史，近期有肠阿米巴史。患者体温逐日上升，血白细胞总数增多，肝区疼痛，粪便中找到溶组织内阿米巴，表示开始形成肝脓肿。若体温升高，伴有寒战和出汗，血白细胞总数增多，肝区疼痛明显，出现肝肿大和压痛，提示肝脓肿存在。粪便中未找到溶组织内阿米巴，并不反映无阿米巴肝脓肿，因脓肿可发生于肠道感染自行消失，或经治疗消失。X 线检查右侧膈肌抬高、运动减弱；B 型超声波检查显示肝区液性病灶。

【治疗原则】

阿米巴肝脓肿的治疗多主张以内科治疗为主。

1. 病原治疗　选择杀灭组织内阿米巴滋养体的药物为主，辅以肠腔内杀阿米巴药物根治。目前大多首选甲硝唑，每次 0.4g，每天 3 次，连服 10 天为 1 疗程，必要时可酌情重复。一般病情在 2 周左右恢复，脓腔吸收需 4 个月左右。替硝唑口服吸收良好。成人每天 2g，1 次口服，连服 5 天为 1 疗程。少数对硝基咪唑类无效者可换用氯喹，口服磷酸氯喹，成人每次 0.5g(基质 0.3)，每天 2 次，连服 2 天后改为每次 0.25g(基质 0.5)，每天 2 次，2~3 周为 1 疗程。有继发细菌感染者应选用对病原敏感的抗菌药物。

2. 肝穿刺引流　B 型超声显示肝脓肿直径 3cm 以上、靠近体表者，应用抗阿米巴药物治疗 2~4 天后可行肝穿刺引流，穿刺应在 B 型超声波探查定位下进行。脓液稠厚、不易抽出者，注入生理盐水或 α 糜蛋白酶 5mg 溶于生理盐水 50ml 内，抽取 1/2 量注入脓腔。超声引导下穿刺并向脓肿内注射抗阿米巴药物比单独内科或外科治疗更有效。

3. 对症与支持治疗　患者应卧床休息，给予高蛋白、高热量饮食，补充维生素，营养不良者应加强支持治疗。

4. 外科治疗　肝脓肿穿破引起化脓性腹膜炎，内科治疗疗效欠佳者，可行外科手术引流，同时应加强抗阿米巴药物和抗菌药物的应用。

【护理评估】

1. 健康史　评估患者的起病经过，患者营养状况；评估有无其他部位感染及肝的开放性损伤。

2. 身心状况　评估患者有无不规则发热、盗汗等症状；评估患者体温及热型；评估患者有无肝区疼痛，疼痛性质及体位变化对疼痛的影响；有无脓肿向周围组织穿破的征兆。

3. 辅助检查　了解血、便及影像学检查结果。

【常见的护理诊断/问题】

1. 疼痛　与肝脓肿有关。

2. 体温过高　与肝组织坏死脓肿形成有关。

3. 营养失调：低于机体需要量　与肝脓肿形成，长期低热消耗增多有关。

【护理目标】

(1) 疼痛减轻，能识别并避免疼痛诱发因素，能运用减轻疼痛的方法自我调节。

(2) 体温恢复至正常范围，发热引起的身心反应减轻或消失，舒适感增加。

(3) 能说出营养失调发生的原因和饮食管理对本病的重要性，执行各项饮食措施，营养状况逐步改善。

【护理措施】

1. 一般护理

(1) 隔离：消化道隔离。

(2) 休息：发热及其他症状明显时应卧床休息，指导患者采取左侧卧位或其他舒适体位。

(3) 饮食：应给予高碳水化合物、高蛋白、高维生素、易消化饮食，以补充营养需要。有贫血者给予含铁丰富的饮食。

(4) 病情观察：观察体温及肝区疼痛症状的变化、营养状态、定时测量体重。如腹痛加剧并出现腹膜刺激征，应视为脓肿破溃所致腹膜炎的表现，立即报告医生。

2. 对症护理

(1) 高热：见第一章第八节发热的护理措施。

(2) 疼痛：注意肝区疼痛的部位、性质、持续时间，指导并协助患者选择舒适的体位，注意分散患者的注意力。若疼痛影响休息，睡眠时遵医嘱给予镇静剂和止痛剂。

3. 肝穿刺引流的护理　肝穿刺抽脓可防止脓肿溃破，并可加速愈合。配合医生进行肝穿刺抽脓，注意做好术前准备，向患者解释抽脓的目的、方法及术中注意事项，使患者减轻焦虑，主动配合穿刺。术中严格无菌操作，严密观察患者的生命体征及反应；注意观察并记录脓液的性质、颜色、气味、量，及时将抽出脓液送检。术后嘱患者禁食 2 小时，卧床休息 6~8 小时，密切观察血压、脉搏及面色，注意有无出血情况，发现异常应及时报告医生。

【护理评价】

(1) 体温恢复正常,高热致患者不适症状改善。

(2) 患者能掌握控制和减轻疼痛的方法,疼痛缓解,了解止痛药的作用效果及副作用。

(3) 患者能准确掌握自己体重增减程度并配合治疗。

【健康指导】

1. 预防疾病指导 进行预防措施的教育,改善公共卫生条件,特别是环境卫生,保护水源,加强粪便管理,消灭苍蝇和蟑螂,切断传播途径。个人预防应避免食入污染的食物和饮水,饮水必须煮沸,进食洗净煮熟的蔬菜。饭前便后要洗手。餐饮工作者应定期体检,发现慢性患者和排包囊者,应接受治疗,经确认治愈后,方可恢复工作。

2. 对患者的指导 讲述阿米巴肝脓肿的疾病过程、临床经过、常见并发症、常用治疗药物、不良反应及疗程等。执行消化道隔离措施,患者应坚持用药,在症状消失后连续3次粪检,滋养体或包囊阴性方可解除隔离。向患者宣教在治疗期间禁饮酒,加强营养,防止暴饮暴食,避免受凉、劳累,以防止复发或出现肝阿米巴病及并发症。出院后3个月内应每月复查粪便1次,以追踪有无复发。

(任恒杰 周 影)

思 考 题

男患,35岁,自非洲归国求医,主诉寒战、高热、大汗一周,发热无规律,伴头痛,神志欠清。查体:体温40℃,颈抵抗(++),Babinski征(+),血涂片疟原虫(+)。请思考:

1. 该患者可能的医疗诊断是什么?
2. 该患者目前的治疗要点是什么?
3. 该患者目前的主要护理诊断有哪些?列出该患者的护理目标和主要护理措施。
4. 简述健康指导的主要内容。

第七章　蠕虫感染

学习目标

识记：本章各疾病的病原学、流行病学、发病机制与病理改变。

理解：本章各疾病的诊断要点、治疗要点、健康指导。

运用：本章各疾病的临床表现、护理措施。

第一节　日本血吸虫病

日本血吸虫病(schistosomiasis japonicum)是日本血吸虫寄生于门静脉系统所引起的疾病。由皮肤接触含尾蚴的疫水而感染，主要病变为肠道和肝脏由虫卵引起的肉芽肿。急性期患者有发热、腹痛、腹泻或脓血便、肝大与压痛等，血中嗜酸粒细胞显著增多。慢性期以肝脾大或慢性腹泻为主。晚期则以门静脉周围纤维化病变为主，可发展为门静脉高压症、巨脾与腹水等。

【病原学】

日本血吸虫雌雄异体，寄生在人或其他哺乳类动物的门静脉系统，主要在人体肠系膜下静脉内，存活时间平均4~5年，长者可达10~20年。成虫在血管内交配产卵，一条雌虫每日可产卵1000个左右。从粪便中排出的虫卵入水后，在适宜温度(25~30℃)下孵出毛蚴，在水面下作直线活动，侵入中间宿主钉螺体内，经过母胞蚴和子胞蚴二代发育繁殖，7~8周后即有尾蚴不断逸出，每日数十条至百余条不等。尾蚴尾部分叉，随水流在水面浮游，当人、畜接触疫水时，尾蚴很快(短至10分钟)从皮肤或黏膜侵入，然后随血液循环流经肺而终达肝脏，发育至15~16天后，开始雌雄合抱，30天左右在肝内发育为成虫，又逆血流移行至肠系膜下静脉末梢血管内产卵，完成其生活史。

日本血吸虫生活史中，人是终末宿主；钉螺是必需的唯一中间宿主。日本血吸虫在自然界除人以外，尚有牛、猪、羊、狗、猫等41种哺乳动物均可成为它的终末宿主。

【流行病学】

1. 传染源　主要是受感染的人及动物如牛、羊、猪、猫及鼠类等。在流行病学上患者和病牛是重要的传染源。

2. 传播途径　通过接触传播，可由于皮肤或黏膜接触含尾蚴的疫水而受感染，也可因饮生水，尾蚴自口腔黏膜侵入。

3. 人群易感性　普遍易感，感染后有部分免疫力。

4. 流行特征　血吸虫病的流行有严格的地区性，其地理分布和钉螺的地理分布相一致。造成传播必须具备3个条件：带虫卵的粪便入水、钉螺的存在、易感者接触疫水。感染季节多为夏秋季。患者以农民、渔民为多。

【发病机制与病理特征】

日本血吸虫发育的不同阶段对宿主均可引起一系列免疫反应及机体损害。感染初期，尾蚴侵入皮肤引起局部速发与迟发变态反应，出现局部皮炎。幼虫移行过程中，表面抗原逐渐向宿主抗原转化，逃避宿主免疫攻击，因此不引起严重组织损伤和炎症。但幼虫随血流到达肺时，部分经肺毛细血管可穿破血管壁，引起肺点状出血和细胞浸润，严重时可出现"出血性肺炎"。成虫表面抗原激发宿主产生抗体，发挥一定的保护作用。成虫肠道及器官的分泌物和代谢产物作为循环抗原，与相应的抗体形成免疫复合物出现于血液或沉积于器官，形成免疫复合物病变，成虫及其代谢产物仅产生局部轻微静脉内膜炎，虫卵是引起宿主免疫反应和病理变化的主要因素。通过卵壳上微孔释放可溶性虫卵抗原，使T淋巴细胞致敏，释放各种淋巴因子，吸引大量巨噬细胞、单核细胞等聚集虫卵周围，形成虫卵肉芽肿。血吸虫病引起肝纤维化是在肉芽肿基础上产生的，虫卵释放的可溶性虫卵抗原、巨噬细胞等产生的成纤维细胞刺激因子，均可促成纤维细胞增殖与胶原合成。

成虫主要寄生在肝内门脉系统分支，移行至肠系膜下静脉与痔静脉内产卵，其虫卵沉着于肠壁黏膜下层，并可随门静脉血流至肝内门脉小分支，故病变以肝脏和结肠最为显著。

1. 结肠病变 主要在直肠、乙状结肠及降结肠。急性期黏膜充血、水肿，并有多数黄褐色颗粒（虫卵结节），溃破后形成浅表溃疡，排出脓血便。慢性期由于纤维化组织增生，使肠壁增厚变硬，黏膜粗糙不平，息肉样增生和结肠狭窄。阑尾有虫卵沉着，可引起炎症。

2. 肝脏病变 虫卵及其内容物引起门脉小分支炎症及闭塞，肉芽肿形成。早期可有肝大，表面可见粟米状黄色颗粒（虫卵结节）。晚期由于门静脉分支周围有大量纤维组织增生，使肝脏变硬、缩小，表面有大小不等的结节，形成血吸虫性肝硬化。门静脉细支发生窦前性阻塞门静脉高压，导致门静脉侧支循环的建立，使食管下端静脉及胃底静脉曲张。脾脏因门静脉高压而淤血肿大，同时伴有脾功能亢进。

3. 异位损害 虫卵和（或）童虫迷走，寄生在门静脉系统之外的器官引起病变。以肺部与脑部多见。

【临床表现】

血吸虫病的临床表现复杂且多样化。根据病期早晚，感染轻重，虫卵沉浮部位以及人体免疫反应而不同。临床表现上可分为急性、慢性、晚期及异位血吸虫病。

1. 急性血吸虫病 发生于夏秋季，以7～9月为常见。男性青壮年与儿童居多。患者常有明确疫水接触史，如捕鱼、抓蟹、游泳等，常为初次重度感染。约半数患者在尾蚴侵入部位出现蚤咬样红色皮损，2～3天内自行消退。从尾蚴侵入至出现临床症状的潜伏期长短不一，80%患者为30～60天，平均40天。

（1）发热：患者均有发热。热度高低、病程与感染程度成正比。热型以间歇型和弛张型多见，早晚波动很大。一般发病前少有寒战，高热时偶有烦躁不安等中毒症状，热退后自觉症状良好。重症可有缓脉，出现消瘦、贫血、营养不良和恶病质，甚至死亡。

（2）过敏反应：除皮炎外还可出现荨麻疹、血管神经性水肿、全身淋巴结轻度肿大、出血性紫癜、支气管哮喘等。嗜酸粒细胞显著增多，对诊断具有重要参考价值。

（3）消化系统症状：发热期间，多伴有食欲减退、腹部不适、腹痛、腹泻等。腹泻每天一般3～5次，初为稀水便，继而出现黏液脓血便，热退后腹泻次数减少。危重型患者可出现高度腹胀、腹水、腹膜刺激征。经治疗退热后6～8周，上述症状可显著改善或消失。

（4）肝脾大：90%患者肝大伴压痛，左叶肝大较显著，黄疸甚为少见，约半数患者伴有轻度脾肿大。

（5）其他：半数以上患者有咳嗽、气喘、胸痛、血痰等肺部症状。重症患者可出现神志淡漠、心肌受损、重度贫血及恶病质,亦可迅速发展为肝硬化。

急性血吸虫病病程一般不超过6个月,经杀虫治疗后,患者常迅速痊愈。如不治疗,则可发展为晚期血吸虫病。

2. 慢性血吸虫病 在流行区占绝大多数。在疫区急性症状消退而未经治疗者,反复轻度感染而获得部分免疫力,病程经过半年以上,称为慢性血吸虫病。病程可长达10~20年,甚至更长。临床表现以隐匿型间质性肝炎或慢性血吸虫性结肠炎为主。

(1) 无症状型:慢性血吸虫病中无明显症状者最多。仅在粪便检查中发现虫卵,或体检时发现肝大,B超检查可呈网络样改变。

(2) 有症状型:主要表现为血吸虫肉芽肿肝病和结肠炎。两者可出现在同一患者身上,亦可仅以一种表现为主。最常见症状为慢性腹泻,黏液脓血便,时轻时重,时发时愈。病程长者可出现肠梗阻、贫血、消瘦等。重者可有内分泌紊乱、性欲减退等。早期以肝肿大为主,表面光滑、质中等硬,但随着病程进展,进入肝硬化阶段,肝脏质硬、表面不平,脾脏逐渐肿大。

3. 晚期血吸虫病 反复或大量感染血吸虫尾蚴后,未经及时抗病原治疗,虫卵损害肝较重,发展成肝硬化,出现门静脉高压,脾显著增大和临床并发症,病程多在5~15年以上。儿童常有生长发育障碍。根据晚期主要临床表现,又可分为以下4型。同一患者可具有二三个型的主要表现。

(1) 巨脾型:最为常见,占晚期血吸虫病绝大多数。脾进行性增大,下缘可达脐平线以下,表面光滑,质地坚硬,常可扪及明显脾切迹。巨脾型患者均伴有脾功能亢进,白细胞与血小板减少以及贫血,可有出血倾向。晚期血吸虫病患者因食管下段静脉破裂发生大出血时,脾脏可见缩小。

(2) 腹水型:是严重肝硬化的重要标志,约占25%。腹水可长期停留在中等量以下,但多数为进行性加剧,以致腹部极度膨隆,下肢高度水肿,呼吸困难,难以进食,腹壁静脉怒张,脐疝和巨脾。常因上消化道出血,促使肝衰竭,肝性脑病或感染败血症死亡。少数患者出现轻度黄疸,蜘蛛痣与肝掌较门脉性肝硬化少见。

(3) 结肠肉芽肿型:以结肠病变为突出表现。病程3~6年以上,也有10年者。患者经常腹痛、腹泻、便秘交替出现,有时水样便,血便、黏液脓血便,有时出现腹胀、肠梗阻。左下部可触及肿块,有压痛。结肠镜下可见黏膜苍白、增厚、充血水肿、溃疡或息肉、肠狭窄,易癌变。

(4) 侏儒型:极少见。为幼年慢性反复感染引起体内各内分泌腺出现不同程度的萎缩,功能减退,以垂体前叶和性腺功能不全最常见。侏儒型患者身材呈比例性矮小,性器官不发育,睾丸细小,无月经,类似垂体侏儒症。

4. 异位血吸虫病 门脉系统以外器官或组织的血吸虫虫卵肉芽肿称为异位损害或异位血吸虫病。人体常见的异位损害在肺和脑。

(1) 肺血吸虫病:多见于急性血吸虫病患者,为虫卵沉积引起的肺间质性病变。呼吸道症状大多轻微,常被全身症状所掩盖,表现为轻度咳嗽与胸部隐痛、痰少,罕见咯血,肺部体征也不明显,有时可闻干湿啰音,但重型患者肺部有广泛病变时,胸部X线检查可见肺部有弥漫云雾状、点片状、粟粒样浸润阴影,边缘模糊,中下肺尤为多见。肺部病变经病原学治疗后,3~6个月内逐渐消失,并不发展为肺源性心脏病。

(2) 脑型血吸虫病:临床可分为急性与慢性两型,均以青壮年患者最多,发病率为

1.7%~4.3%。临床表现酷似脑膜脑炎，常与肺部病变同时发生，出现意识障碍、脑膜刺激征、瘫痪、抽搐、腱反射亢进和锥体束征等。脑脊液嗜酸粒细胞可增高，或有蛋白质与白细胞轻度增多。慢性型主要症状为癫痫发作，以局限性癫痫为多见。颅脑CT扫描显示病变常位于顶叶，也可见于枕叶，为单侧多发性高密度结节阴影。如能及时诊断与治疗，预后较好，大多康复。

（3）其他：机体其他部位也可发生血吸虫病，如胃、胆囊、肾、睾丸、子宫、心包、甲状腺、皮肤等，临床上出现相应症状。

【辅助检查】

1. 血常规检查 血吸虫病患者在急性期，外周血象以嗜酸粒细胞显著增多为其主要特点。白细胞总数在$(10\sim30)\times10^9/L$，嗜酸粒细胞在20%以上，偶有高达90%。慢性期嗜酸粒细胞仍可增高，晚期患者常因脾功能亢进引起全血细胞减少。

2. 粪便检查 粪便内检查出虫卵和孵出毛蚴是确诊血吸虫病的直接依据。一般急性期检出率较高，而慢性和晚期患者阳性率不高。

3. 肝功能试验 急性血吸虫病患者血清中球蛋白增高，血清ALT、AST轻度增高，晚期患者出现血清白蛋白减少，球蛋白增高，常出现白蛋白与球蛋白比例倒置现象。

4. 免疫学检查 包括皮内试验、环卵沉淀试验、酶联免疫吸附试验、循环抗原酶免疫法等，敏感性与特异性均较高。抗原检查对诊断及考核疗效有重要意义，但抗体存在时间长，不易区分现症感染和过去感染。

5. 直肠黏膜活检 是血吸虫病原诊断方法之一。通过结肠镜，在直肠或乙状结肠病变处取米粒大小黏膜，至光镜下压片检查有无虫卵。以距肛门8~10cm背侧黏膜处取材阳性率最高。这种方法一般能检获的虫卵大部分是远期变性虫卵。

6. 肝影像学检查 行B超及CT扫描，可判断肝纤维化及肝硬化程度。

【诊断要点】

有血吸虫疫水接触史是诊断的必要条件，应仔细追问。具有急性、慢性或晚期血吸虫病的症状和体征，如发热、皮炎、荨麻疹、腹痛、腹泻、肝脾大等临床表现。免疫学检查有助于本病的诊断，粪便中查到虫卵或孵化出毛蚴，结肠镜及直肠黏膜活组织检出活虫卵是确定诊断的依据。

【治疗原则】

1. 病原治疗 动物及临床实验证明吡喹酮的毒性小、治疗好、给药方便、适应证广，可用于各型血吸虫病患者。

（1）急性血吸虫病：总量按120mg/kg，6天分次服完，其中50%必须在前两天服完，体重超过60kg者仍按60kg计算。

（2）慢性血吸虫病：成人总量按60mg/kg，2天内分4次服完，儿童体重在30kg以内者总量可按70mg/kg，30kg以上者与成人相同剂量。

（3）晚期血吸虫病：如患者一般情况较好，肝功能代偿尚佳，总量可按40~60mg/kg，2天分次服完。年老、体弱、有其他并发症者可按总量60mg/kg，3天内分次服完。感染严重者可按总量90mg/kg，分6天内服完。

（4）预防性服药：在重疫区特定人群进行预防性服药，能有效预防血吸虫感染。青蒿素衍生物蒿甲醚和青蒿琥酯能杀灭5~21天的血吸虫童虫。在接触疫水后15天口服蒿甲醚,按 6mg/kg,以后每 15 天服 1 次,连服 4~10 次;或者在接触疫水后 7 天口服青蒿琥酯,剂量为 6mg/kg,顿服,以后每 7 天一次,连服 8~15 次。

吡喹酮正规用药治疗后,3~6 个月粪检虫卵阴转率达 85%,虫卵孵化阴转率为 90%~100%。血清免疫诊断转阴时间有时需 1~3 年。

2. 对症治疗

(1) 急性期血吸虫病:高热、中毒症状严重者给以补液,保证水和电解质平衡,加强营养及全身支持疗法。合并其他寄生虫者应先驱虫治疗,合并伤寒、痢疾、败血症、脑膜炎者均应先抗感染,然后用吡喹酮治疗。

(2) 慢性和晚期血吸虫病:除一般治疗外,应及时治疗并发症,改善体质,加强营养。巨脾、门脉高压、上消化道出血等患者可选择适当时机考虑手术治疗。有侏儒症者可短期、间歇、小量给予性激素和甲状腺素制剂。

【护理评估】

1. 健康史 询问是否在流行地区、感染高峰季节,无任何防护的条件下,皮肤或黏膜接触过含有尾蚴的疫水。

2. 身心状况

(1)身体评估

1) 急性血吸虫病:起病急,以间歇热、荨麻疹多见;食欲不振、腹痛、腹泻,肝大伴压痛;咳嗽、痰中带血等。

2) 慢性血吸虫病:轻者无症状,重者排脓血便,贫血、消瘦、营养不良、劳动力减退。

3) 晚期血吸虫病:巨脾型常见,脾大,脾功能亢进;腹水型并发上消化道出血,肝性脑病或感染而死亡;侏儒型身材矮小,智力发育正常。

4) 异位血吸虫:以脑型和肺型损害多见,常出现脑膜脑炎症状或癫痫发作间质性病变。

(2) 心理状况:慢性及晚期血吸虫病病人常因劳动力减退和对预后缺乏了解而感到焦虑,或担心并发上消化道出血、肝性脑病而产生恐惧感。

3. 辅助检查 了解病原检查、免疫检查、肝功检查及影像学检查结果。

【常见的护理诊断/问题】

1. 体温过高 与血吸虫成虫、虫卵及代谢产物作用有关。

2. 腹泻 与虫卵沉积引起急性结肠炎有关。

3. 营养失调:低于机体需要量 与进食减少,机体消耗过多有关。

4. 体液过多:腹水 与血吸虫性肝硬化有关。

5. 潜在并发症:上消化道出血、肝性脑病。

【护理目标】

(1) 患者体温保持正常。

(2) 患者主诉排便次数减少,大便性状恢复正常。

(3) 患者能正常进食,营养状况逐步改善。

(4) 患者呼吸困难减轻或消失,腹水减轻,舒适感增加。

(5) 患者无并发上消化道大出血、黄疸、肝性脑病、原发性腹膜炎。

【护理措施】

1. 一般护理

(1) 隔离与消毒:对患者粪便进行无害化处理,防止患者粪便直接入水。

(2) 休息:急性期患者及晚期肝硬化伴有腹水患者均需卧床休息,有消化道出血者绝对卧床休息,嘱患者侧卧。慢性期患者适当休息。

(3) 饮食护理:急性期患者给予高热量、高蛋白、高维生素易消化饮食。避免煎炸、油腻、产气食物,减少脂肪摄入。高热、中毒症状严重者,注意供给足够水分,保持电解质平衡。慢性患者给予营养丰富易消化食物,少量多餐,避免进食粗、硬、过热、多纤维刺激性食物。若有消瘦、贫血、肝硬化失代偿期的表现,可遵医嘱补充血浆、白蛋白,输新鲜血。

(4) 病情观察:急性血吸虫病患者主要观察体温,皮疹形态、部位,腹泻次数、大便性状,肝脾大小等。观察有无失水、电解质紊乱,酸碱平衡失调。晚期血吸虫病主要观察是否有肝硬化的表现。

2. 高热的护理 见第一章第八节发热的护理措施。

3. 症状护理

(1) 腹泻的护理:①严格执行消化道隔离措施。②卧床休息,减少肠蠕动及能量的消耗。③密切观察患者的生命体征。④准确记录24小时出入量。⑤大便次数、量及性状等均应详细记录。⑥肛门周围的护理:便后宜用软纸擦拭。有脱肛者可用消毒油纱布轻揉托起,局部以助回纳,每天用温水或1∶5000高锰酸钾溶液坐浴,然后局部涂以消毒凡士林油膏。⑦加强饮食护理,给予少渣、少纤维素、低脂、易消化流质、半流质饮食,脂肪不宜过多,忌生冷的刺激性食物。腹泻好转后应逐渐增加饮食量。

(2) 腹水:严格控制钠盐的摄入,给予无盐或低盐饮食。定期测量腹围、体重,准确记录患者24小时出入量;遵医嘱给予利尿治疗;大量腹水患者应抬高床头,采用半坐卧位。

4. 用药护理 遵医嘱使用吡喹酮。本药毒性小,不良反应短暂而轻微,主要有头晕、头痛、乏力、恶心、腹痛,少数可有过敏反应,一般不需要处理。若服用剂量偏大或过量,也可引起严重心律失常。应指导患者按时、按量服药,并观察可能出现的不良反应。

5. 心理护理 关心体贴患者,消除不良心理反应。

【护理评价】

(1) 患者体温下降,发热伴随症状减轻。

(2) 患者大便的颜色、性状、次数改变,肛周皮肤完整。

(3) 患者能准确掌握自己体重增减程度并配合治疗。

(4) 患者体重、腹围、尿量无变化,患者感觉舒适。

(5) 患者无呕血、黑便。血压、脉搏正常。

【健康指导】

(1) 开展卫生宣教,以查灭钉螺、治疗患者及病畜为预防重点。管理好水源、粪便,提倡用开水。加强个人防护。

(2) 向患者及家属讲解血吸虫病的相关知识及预后,鼓励急性患者及早就医,争取急性期彻底治愈。对慢性期及晚期血吸虫病患者,应说服其建立治疗信心,指导和帮助患者及家属掌握肝硬化的一般知识,提高自我护理能力,预防和减少并发症的发生。

(任恒杰)

第二节　钩　虫　病

钩虫病(ancyiostomiasis,hookworm disease)是由十二指肠钩线虫和美洲钩虫寄生于人体小肠所致的疾病。临床主要表现为贫血、营养不良、胃肠功能紊乱,严重者可致心功能不全及发育障碍。轻者可无症状,仅粪便中查见钩虫卵,称钩虫感染。

【病原学】

寄生于人体的钩虫主要有2种,即十二指肠钩口线虫,简称十二指肠钩虫;美洲板口线虫,简称美洲钩虫。钩虫成虫为雌雄异体,长约1cm,大小因虫种而异。雌虫较粗长,雄虫细短,尾部有交合伞。成熟十二指肠钩虫雌虫每日产卵10000~30000个;美洲钩虫5000~10000个。两者虫卵相似,呈椭圆形,无色透明,卵壳薄,内含2~8个颗粒状细胞。虫卵随粪便排出,在温暖、潮湿、疏松土壤中,24~48小时内发育为杆状蚴。杆状蚴经5~7天发育为丝状蚴,活动力强,可生存数周。当接触人体皮肤或黏膜时,丝状蚴侵入人体,从微血管随血流经右心至肺,穿破肺微血管进入肺泡,沿支气管上行至咽部,随吞咽活动经食管进入小肠。在小肠内形成口囊,再经3~4周发育为成虫,附着于肠黏膜,寄生在小肠上段。自幼虫侵入皮肤至成虫的时间一般为4~7周。钩虫成虫寿命可长达5~7年,但大多数成虫在1~2年内排出体外。

【流行病学】

1. 传染源　主要是钩虫感染者与钩虫病患者。症状明显者粪便排出的虫卵数量多,传播意义更大。

2. 传播途径　以丝状蚴经皮肤侵入人体为主,也可经口感染。如赤足行走、下田劳动时接触污染的土壤而被感染,也可生食含钩蚴的蔬菜经口腔黏膜侵入体内。

3. 人群易感性　人对钩虫普遍易感。本病无终身免疫,可反复感染。

4. 流行特征　钩虫感染遍及全球,约有10亿以上有钩虫感染,尤以热带和亚热带地区最普遍,农村感染率明显高于城市。感染者以青壮年男性农民为多,夏秋季为感染高峰季节。本病的流行与自然条件及生产方式有关,南方气候温暖潮湿,感染季节长,北方寒冷干燥,感染季节短。

【发病机制与病理特征】

钩虫幼虫可引起皮肤损害和肺部病变,成虫吸血可因小肠黏膜慢性失血导致贫血。

1. 皮肤损害　由钩虫幼虫引起皮炎,丝状蚴侵入皮肤后数分钟至1小时,局部皮肤出现红色丘疹,1~2天出现充血、水肿以及中性嗜酸粒细胞浸润。感染后24小时,大多数幼虫仍滞留在真皮层及皮下组织内,然后经淋巴管或微血管到达肺部。

2. 肺部病变　当钩虫幼虫穿过肺微血管到达肺泡时,可引起肺间质和肺泡点状出血和炎症。感染严重者可产生支气管肺炎。当幼虫沿支气管向上移行至咽部,引起支气管哮喘。

3. 小肠黏膜病变　钩虫口囊咬附在小肠黏膜绒毛上皮,以摄取黏膜上皮与血液为食,且不断更换吸附部位,并分泌抗凝血物质,引起黏膜伤口渗血。渗血量远比钩虫吸血量多。钩虫每日更换吸血位置4~6次,并在小肠黏膜上产生散在的点状或斑点状出血。严重者黏膜下层可出现大片出血性瘀斑,甚至引起消化道大出血。

4. 慢性贫血 慢性失血是钩虫病贫血的主要原因。贫血程度除取决于钩虫虫种、负荷虫数、感染期限外，尚与饮食中的铁含量，体内铁贮存量有关。长期小量失血可消耗体内铁质贮存，产生小红细胞低色素性贫血。长期严重贫血与缺氧可引起心肌脂肪变性、心脏扩大，甚至并发心力衰竭。

此外，钩虫感染还可引起长骨骨髓显著增生，脾脏髓质组织转化，肝脏脂肪变性，食管与胃黏膜萎缩等。

【临床表现】

轻度感染大多数无临床症状，感染较重者可出现轻重不一的临床表现。

1. 幼虫引起的临床表现

(1) 钩蚴性皮炎：是钩虫感染者最常见的早期临床症状。皮炎多发生于手指和脚趾间、足缘、下肢皮肤和臀部，产生红色点状疱丘疹，奇痒。钩虫所致皮炎俗称"粪毒"、"粪疙瘩"或"地痒疹"等。一般3~4天后炎症消退，7~10天后皮损自行愈合。重复感染又可发生钩蚴皮炎，若皮肤抓破，可继发细菌感染，形成脓疱。

(2) 呼吸系统症状：丝状蚴侵入皮肤后3~7天，由于大量钩蚴移行至肺，可致肺部点状出血及炎症反应。一般在感染后3~5天内出现咳嗽、咳痰、咽部发痒等症状，尤以夜间为甚。重症痰中带血，伴有阵发性哮喘，声音嘶哑等症状持续数周。感染后一周左右，肺部检查可闻干啰音或哮鸣音。X线检查显示肺纹增粗或点片状浸润阴影，数日后自行消退。

(3) 急性钩虫病：是指短期内大量钩蚴感染所致的早期钩虫病综合征。临床表现除上述皮肤及肺部损害外，部分患者于呼吸道症状出现后1~2周，可出现明显的消化道症状，如腹痛(多为脐周或上腹隐痛)及腹泻(水样便为主)。此外，尚可有发热、食欲不振、全身乏力等。

2. 成虫所致的临床表现 轻度感染可无症状。较重感染可有下列表现：

(1) 消化系统的症状：病初食欲亢进，但乏力、易倦，故有"懒黄病"之称。患者大多于感染后1~2个月逐渐出现上腹部不适或疼痛、食欲减退、腹泻、乏力、消瘦等。重度感染者常有异食癖，如食生米、泥土等。偶有发生消化道出血者，表现为持续黑便，常被误诊为十二指肠溃疡出血。

(2) 贫血症状：贫血是钩虫病的主要症状。重度感染后3~5个月逐渐出现进行性贫血，表现为头昏、眼花、耳鸣、乏力，劳动后心悸与气促。患者脸色蜡黄，表情淡漠。长期严重贫血可发生心脏病，表现为心脏扩大、心率加快，甚至出现心力衰竭。严重贫血常伴有低蛋白血症，出现下肢或全身水肿，甚至出现腹水与全身水肿。

孕妇钩虫病易并发妊娠高血压综合征。在妊娠期由于需铁量增加，钩虫感染更易发生缺铁性贫血，引起流产、早产或死胎，新生儿死亡率增高。

(3) 神经系统表现：轻度患者头昏、乏力、注意力分散等；中度以上者，喜食生米、生蚕豆，甚至喜食泥土、沙石、碎纸、木炭、破布，称为异食癖，后期尚可出现神经兴奋或抑郁表现。

(4) 其他：长期缺铁及营养不良，可引起指(趾)扁甲、脆裂、反甲、毛发干燥易断。儿童重症者可影响生长发育，成年可致性功能低下，孕妇可致流产或死胎。

【辅助检查】

1. 血液检查 常有不同程度贫血，属小细胞低色素性贫血，血清铁浓度显著降低，一般在 9μmol/L 以下。网织红细胞数正常或轻度增高，白细胞数大多正常，嗜酸粒细胞数略增多，严重贫血患者嗜酸粒细胞数常不增多。

2. 骨髓象检查　显示造血旺盛现象，但红细胞发育受阻于幼红细胞阶段，中幼红细胞显著增多。骨髓游离含铁血黄素与铁粒细胞减少或消失，当骨髓内贮存铁耗尽，血清铁显著降低时，才出现周围血中血红蛋白明显减少。

3. 粪便检查　常用涂片法和饱和盐水漂浮法，查见钩虫虫卵是确诊本病的直接依据。也可做钩虫蚴培养。粪便隐血试验可呈阳性反应。

4. 胃、肠镜等物理检查　胃、肠镜检查时在十二指肠、盲肠等有时可见活的虫体，吸附于肠壁，周围有少量新鲜渗血，虫体呈灰白色，长约 1cm，呈 C 型弯曲，多数虫体头端埋入黏膜内，游离部分可见蠕动。胃肠道钡餐 X 线检查常可见十二指肠下段和空肠上段黏膜纹理混乱、增厚、蠕动增加，被激怒而呈节段性收缩。

【诊断要点】

在流行区有赤足下田劳动史，出现贫血、营养不良、胃肠功能紊乱等临床表现，应疑为钩虫病，粪便检出钩虫卵，即可确诊。

【治疗原则】

包括驱虫治疗与对症治疗。钩虫病患者如无严重贫血或营养不良，即可进行驱虫治疗。如贫血严重，则应首先纠正贫血，然后再进行驱虫治疗。

1. 驱虫治疗

(1) 苯咪唑类药物：常用阿苯达唑 400mg，每天 1 次，连服 2~3 天。甲苯达唑 200mg，每天 1 次，连服 3 天。2 岁以上儿童与成人剂量相同，1~2 岁儿童剂量减半。

(2) 复方阿苯达唑：成人和 7 岁以上儿童 2 片顿服。

2. 钩蚴皮炎治疗　在感染后 24 小时内局部皮肤可用左旋咪唑涂肤剂或者 15% 阿苯达唑软膏每天 2~3 次，重者连用 2 天。皮炎广泛者可口服阿苯达唑，每天 10~15mg/kg，分 2 次服，连用 3 天。

3. 对症治疗　补充铁剂、维生素 C、维生素 B_{12}、叶酸、白蛋白等。严重贫血者，尤其孕妇、婴儿，可少量输血。

【护理评估】

1. 健康史　询问患者有无赤足下田或"粪毒"史。

2. 身心状况　评估患者有无贫血、咳嗽、痰中带血及消化道症状；评估贫血的性质及程度，有无伴随症状；评估营养状况，有无焦虑情绪。

3. 辅助检查　了解血常规有无血红蛋白减少；便常规有无钩虫虫卵或孵出钩蚴。

【常见的护理诊断/问题】

1. 营养失调：低于机体需要量　与胃肠功能紊乱有关。

2. 活动无耐力　与钩虫所致贫血有关。

3. 皮肤完整性受损　与钩虫引起皮肤损伤有关。

【护理目标】

(1) 患者体重维持在基础水平，营养状况逐步改善。

(2) 患者活动耐力逐渐增加，表现为活动量增加，活动时间延长。卧床休息期间能保证患者日常生活需要,患者了解减轻疲劳的措施。

(3) 患者未发生皮肤破损。

【护理措施】

1. 休息 根据贫血程度决定其活动量,严重贫血者需要卧床休息。

2. 饮食 应给予高蛋白、高热量、高维生素、易消化及含铁丰富的饮食。驱虫期间给予半流质饮食,忌用油类及粗纤维食物。

3. 病情观察 观察患者皮疹及皮肤瘙痒情况、呼吸系统症状、消化系统症状、贫血所引起的症状及体征、治疗反应,如血红蛋白增长情况等。

4. 对症护理

(1) 重度贫血患者生活不能自理,应加强生活护理,满足患者基本需要。因患者机体抵抗力差,应特别注意口腔、皮肤护理,以预防感染。

(2) 皮肤瘙痒者可给予涂肤剂止痒,并应嘱患者避免搔抓,预防继发感染。

5. 药物治疗护理 临床应用苯咪唑类药物治疗钩虫病。本药作用机制为选择性与不可逆性抑制虫体摄取葡萄糖,使其糖原耗竭,并抑制延胡索酸还原酶,阻碍三磷酸腺苷产生,导致虫体死亡。本类药物不良反应轻微,少数患者可出现头晕、腹部不适、腹泻等症状,应告知患者上述症状不影响治疗,可自行缓解。

应用铁剂治疗贫血时,加服维生素 C,有利于铁剂吸收,应禁饮茶,并需要注意胃肠道反应,如饭后 30~40 分钟服用,可避免铁剂对消化道的刺激,减轻胃肠道反应。还需要告诉患者,贫血纠正后,仍需坚持服药 2~3 个月,以彻底治疗贫血。

【护理评价】

(1) 患者体重增加;皮肤、黏膜的温度、湿度及弹性得到改善。

(2) 患者自理能力恢复,活动后无头晕、眼花、疲乏、晕厥等不适。

(3) 患者受损组织恢复正常,未发生继发感染。

【健康指导】

(1) 进行钩虫感染过程及预防措施的知识教育,宣传普查、普治及加强粪便管理的意义,并做好个人防护,防止钩虫幼虫从皮肤侵入,以预防钩虫病。

(2) 介绍钩虫病的症状、贫血原因、服用抗钩虫药的注意事项,嘱患者坚持服药,并请家属监督。感染较重者按医嘱进行重复治疗。本病纠正贫血后患者症状可减轻或消失,预后良好。

(3) 驱虫后半个月左右应复查粪便虫卵,以判定疗效。

(任恒杰)

第三节 肠 绦 虫 病

肠绦虫病(intestinal taeniasis)是由寄生在肠道内的绦虫或带虫成虫所引起的一类疾病。其中以猪带绦虫和牛带绦虫最为常见。人多因进食含囊尾蚴的猪肉或牛肉感染。

【病原学】

常见病原体为猪带绦虫和牛带绦虫。两种绦虫成虫生活史相同。绦虫为雌雄同体,呈带状,可分为头节、颈节、体节三部分。人为各种绦虫的终末宿主。成虫寄生于人体小肠上部,妊娠节片内充满虫卵,可随粪便一同排出体外,被牛或猪(中间宿主)吞食后,虫卵在十二指肠内经消化液的作用24~27小时后孵出六钩蚴,六钩蚴钻破肠壁,随淋巴、血液散布至全身,主要在骨骼肌内经60~72天发育成囊尾蚴(含猪囊尾蚴的猪肉俗称"米猪肉")。人进食含囊尾蚴的猪肉或者牛肉后,囊尾蚴在体内经10~12周发育成成虫。猪带绦虫在人体内可存活25年以上。牛带绦虫可达30~60年以上。

【流行病学】

1. 传染源　人是猪带绦虫和牛带绦虫的终末宿主。感染绦虫的人是唯一传染源。

2. 传播途径　进食生的或者未熟的含囊尾蚴的猪肉或牛肉为主要感染途径。与饮食习惯有关,如喜吃半熟猪(牛)肉、生尝肉馅、生熟食炊具未分开而造成熟食被污染。

3. 人群易感性　任何性别,年龄都可患病,猪或牛带绦虫病以青壮年农民居多,男多于女。

4. 流行特征　呈世界性分布,在我国分布较广,猪肉绦虫病散发于华北、东北、西北一带,地方性流行仅限于云南;牛带绦虫病于西南各省及西藏、内蒙古、新疆等地均有地方性流行。

【发病机制与病理特征】

猪带绦虫与牛带绦虫以头节小钩和吸盘吸附于小肠黏膜上,引起局部损伤和炎症,很少引起严重的病理改变。但因虫体较大,且可多条绦虫寄生,可引起胃肠运动功能障碍,出现上腹隐痛等消化道症状,偶可因虫体结团造成部分性肠梗阻。

【临床表现】

猪或牛带绦虫自囊尾蚴被吞食至粪便中出现虫体节片,虫卵期需8~12周的潜伏,猪或牛带绦虫的症状多轻微,一般以粪便中出现白色带状妊娠节片为最初的唯一症状。约有半数患者在上腹部或脐周出现腹痛,常伴恶心、呕吐、腹泻、食欲改变等消化系统症状,偶见神经过敏、失眠、磨牙、癫痫样发作、晕厥等神经系统症状。牛带绦虫妊娠节片蠕动能力强,常见患者有自行肛门逸出,患者可有轻度肛痒。猪带绦虫病患者中有2.3%~25%因自身感染而得囊尾蚴病,特别是儿童患者,常有头晕、失眠、烦躁、易激动、惊厥、恶心、腹痛、腹泻、食欲下降、轻度乏力等症状。

猪带绦虫病的主要并发症为囊尾蚴病,牛带绦虫病主要的并发症有肠梗阻与阑尾炎,多因链体或节片阻塞所致。

【辅助检查】

1. 血液检查　白细胞总数大多正常,病程早期嗜酸粒细胞可轻度增高。

2. 虫卵检查　多数粪便中能找到虫卵,可采用涂片法、沉淀法和漂浮沉集法。肛拭涂片检查也可找到虫卵,检获虫卵可确诊为绦虫病,但不能鉴别虫种,因猪带绦虫和牛带绦虫卵极相似,镜下难以区别。

3. 妊娠节片检查　采用压片法检查绦虫妊娠节片,不但可以确诊绦虫病,还可鉴别虫种,猪带绦虫为7~13个,呈树枝状,牛带绦虫为15~30个,呈对分支状。

【诊断要点】

流行地区有进食生食、未熟牛肉或猪肉史,粪便中有排白色带状节片者临床可诊断本病。粪便中找到妊娠节片或虫卵即可确诊。

【治疗原则】

主要为驱虫治疗。目前首选吡喹酮 15～20mg/kg(儿童以 15mg/kg 为宜)顿服,疗效达 95%以上。此外,尚可选用甲苯咪唑每次 300mg,每天 2 次,或阿苯达唑每天 8mg/kg,疗程 3 天。

【护理评估】

1. 健康史 评估患者是否来自流行地区;是否进食生食或未熟牛肉或猪肉史。

2. 身体评估 评估患者疼痛的部位、性质、程度;有无食欲不振等。

3. 辅助检查 了解血、便检查结果。

【常见的护理诊断/问题】

1. 疼痛:腹痛 与绦虫寄生于小肠,导致胃肠功能障碍有关。

2. 营养失调:低于机体需要量 与绦虫长期寄生于肠道导致胃肠功能紊乱有关。

3. 潜在并发症:肠梗阻、阑尾炎。

【护理目标】

(1) 患者自诉疼痛减轻或耐受疼痛,能运用非药物减轻疼痛的方法,患者能描述疼痛的部位、性质、程度。

(2) 患者能说出营养失调发生的原因和饮食管理对本病的重要性,体重保持不变或稍有增加。

(3) 无肠梗阻、阑尾炎发生,或能及时识别肠梗阻、阑尾炎的先兆表现,能采取积极措施控制病情发展。

【护理措施】

1. 病情观察 观察腹痛的部位、性质,注意有无腹泻、食欲亢进或食欲不振、头晕等症状。观察有无肠梗阻、阑尾炎等并发症。观察粪便中有无节片排出。

2. 药物应用

(1) 服药前:驱猪绦虫前,向患者做好解释,介绍不同驱绦虫药的作用、服用方法及不良反应。服驱虫药前按医嘱先服用氯丙嗪或多潘立酮,以避免产生恶心、呕吐,防止虫卵返入十二指肠,导致内源性感染囊虫病。

(2) 驱虫时应注意排便通畅。天冷时便盆应加温水,以免绦虫遇冷回缩。排虫过程中不要拉扯虫体,以免拉断。如虫体长时间不能完全排出,可用温水灌肠,使虫体完整排出。

(3) 服药后:驱虫后应留 24 小时粪便,检查有无绦虫虫体或头节排出。

【护理评价】

(1) 患者学会运用非药物的止痛措施。了解疼痛的诱因、加重因素、伴随症状等。

(2) 患者能说出饮食控制的重要性及每天所需摄入的营养物质,营养状况改善。

(3) 无肠梗阻、阑尾炎等并发症发生。

【健康指导】

1. 对患者的指导 服用吡喹酮后,加强个人卫生及饮食卫生,衣服(尤其内裤)、被褥、便盆等用具加强消毒,防止虫卵污染水、食物及手而感染自体或他人。对驱虫后粪便中未找到头节者,应定期复查、复治。告知患者半年内无节片排出,虫卵转阴,即为痊愈。驱虫后,患者仍应注意休息和加强营养,以逐渐改善贫血、消瘦、乏力等症状。

2. 预防疾病指导 宣传教育重点是改变不良饮食习惯,不吃生猪肉和牛肉,生熟炊具要分开。改变养猪和养牛的方式,建立圈养。卫生防疫部门加强肉类检疫,防止“米猪肉”上市,群众应提高识别“米猪肉”的能力。

(任恒杰)

第四节 囊尾蚴病

囊尾蚴病(cysticercosis)又称囊虫病,是猪带绦虫的囊尾蚴寄生于人体所致,为较常见的人畜共患病。因误食猪带绦虫卵而感染,也可因身体内有猪带绦虫寄生而产生自体感染。患囊尾蚴病的猪肉被称为米肉或豆肉,囊尾蚴可入侵人体皮下组织、肌肉和中枢神经系统,其中以脑囊尾蚴病最为严重。

【病原学】

病原体为猪囊尾蚴。人经口感染猪绦虫虫卵后,虫卵内的六钩蚴在胃及小肠消化液的作用下脱囊而出,钻入肠壁,进入肠系膜小静脉及淋巴管,随血液播散至全身组织,经9~10周逐渐发育为囊尾蚴。囊尾蚴结节因寄生部位不同,形态、大小有一定差异。在肌肉内呈梭形或椭圆形,在脑实质内呈圆形,直径0.5~2cm大小,位于脑室内或颅底软脑膜处的囊尾蚴因生长不受限,可达4~12cm,呈葡萄状。囊尾蚴寿命一般3~10年,少数长达20年或以上。

【流行病学】

1. 传染源 猪带绦虫病患者是囊尾蚴病的唯一传染源。虫卵随粪便排出导致自体或他人感染。

2. 传播途径 吞食猪带绦虫虫卵感染为主要传播途径,感染方式有以下三种:

(1)外源性异体感染:因个人卫生和饮食卫生不当而经口感染,此为主要传播途径。

(2)自体感染:因体内有猪带绦虫寄生,通过不洁的手把自体排出粪便中的虫卵代入口内而感染。

(3)内源性自身感染:因呕吐反胃,致使虫卵随肠腔内容物返流入胃或十二指肠中,导致感染。

3. 人群易感性 人普遍易感,男女之比为2∶1,青壮年多见。农民居多,这与环境卫生和个人卫生习惯有关。

4. 流行特征 散发为主。农村高于城市。本病是我国北方主要的人畜共患寄生虫病。

【发病机制与病理特征】

病理变化和临床表现因囊尾蚴寄生的部位、数目、死活及局部组织的反应程度而不同。病变部位以皮下组织和肌肉、脑为多,但也可累及其他器官。寄生于皮下组织及肌肉者,引起皮下结节。寄生于眼部可引起视力障碍等。囊尾蚴侵入中枢神经系统,常寄生于大脑皮质邻近运动区,引起局灶性刺激症状,表现为癫痫发作。寄生于第四脑室或侧脑室带蒂的囊尾蚴结节可致脑室活瓣性阻塞,引起脑积水。寄生于软脑膜引起蛛网膜炎。颅底的葡萄状虫体破裂可引起囊尾蚴性脑膜炎、脑积水或交通性脑积水。颅内大量囊尾蚴寄生或脑积水均可引起颅内压增高。活的囊尾蚴并不直接引起脑组织炎症改变，当虫体死亡时，释放出虫体抗原诱发局部组织炎症。脑组织中囊尾蚴数量越多，局部反应越重，临床表现越明显。

【临床表现】

潜伏期约为3个月至数年，5年内居多。大多数被感染者在临床上无明显症状。临床表现视囊尾蚴部位、数量及人体组织局部反应而不同。根据寄生部位不同可分为脑囊尾蚴病，眼囊尾蚴病及皮下组织和肌肉囊尾蚴。

1. 脑囊尾蚴病 占囊尾蚴病总数的60%～90%，临床表现轻重不一，以癫痫发作最为常见，根据临床表现不同可分为以下5型：

（1）癫痫型：最常见，以反复发作各种类型的癫痫为特征，可谓唯一首发症状，多表现为单纯大发作，也可表现为失神、幻视、幻嗅、精神运动型兴奋及各种局限性抽搐和感觉异常。癫痫大发作出现频率较低，常在3个月以上甚至若干年才发作一次。

（2）颅内压增高型：较常见，以急性起病或进行性加重的颅内压增高为特征，患者有明显头痛、头晕，常伴恶心、呕吐、视盘水肿或继发性视神经萎缩、听力下降，严重者可突发脑瘤。第四脑室内囊尾蚴病可出现活瓣综合征。即囊尾蚴悬于脑室壁，呈活瓣状，当患者头位急速改变时，囊尾蚴突然阻塞脑脊液通道而致颅内压骤增，患者出现突发眩晕、头痛、呕吐，甚至因突然循环呼吸障碍而猝死。

（3）脑膜炎型：以急性或亚急性脑膜刺激征为特点，常伴有发热、头痛以及眩晕、听力减退、耳鸣、共济失调、面神经麻痹等症状，病变累及蛛网膜可产生粘连性蛛网膜炎，第四脑室正中孔或侧孔阻塞时产生脑积水。

（4）脊髓型：较少见，因囊尾蚴侵入椎管压迫脊髓所致，临床表现为截瘫，感觉障碍，大小便潴留等。

2. 眼囊尾蚴病 占囊尾蚴病的1.8%～15%，囊尾蚴可寄生在眼内的任何部位，以玻璃体及视网膜下多见，常为单侧感染，症状轻者可有视力下降、视野改变、结膜损害、虹膜炎、角膜炎等，重者可致失明，裂隙灯或B超检查可见视网膜下或玻璃体内的囊尾蚴蠕动。囊尾蚴存活时症状轻微，若虫体死亡则产生强烈刺激，引起视网膜炎、脉络膜炎、化脓性全眼炎等。

3. 皮下组织和肌肉囊尾蚴病 近2/3的囊尾蚴患者有皮下囊尾蚴结节，多呈圆形或卵圆形，直径0.5～1.0cm，质地较硬有弹性，数目多少不一，从几个到成百上千个，以头颈和躯干较多，四肢较少，手足罕见。结节与周围组织不粘连，无压痛，无色素沉着及炎症反应。少数严重感染者可感觉肌肉酸痛、发胀，并引起假性肌肥大。

【辅助检查】

1. 血液检查 外周血象大多正常，嗜酸粒细胞多无明显增多。

2. 脑脊液检查 颅内压增高型囊尾蚴病患者脑脊液压力明显升高，细胞数和蛋白轻度增高，糖和氯化物大多正常或略低。

3. 免疫学检查 采用酶联免疫吸附试验（ELISA）或间接血凝试验法，检测患者血清和脑脊液中特异性猪囊尾蚴抗体和抗原。但免疫学检查可有假阳性和假阴性。

4. 影像学检查

（1）头颅MRI及CT检查：阳性率可达80%～90%，能显示直径<1cm的多发性低密度

灶,对本病的诊断及疗效判断有重要意义。颅脑 MRI 因能区分死活囊尾蚴,优于颅脑 CT 查脑室内囊尾蚴。

(2) X 线检查:部分病程较长者,X 线平片检查可见头部或肢体软组织内椭圆形囊尾蚴钙化影。

5. 病理检查　皮下结节应常规做活组织检查,病理切片中见到囊腔中含囊尾蚴头节可确诊。

【诊断要点】

有皮下结节或不明原因癫痫,尤其是表现为多灶性及不稳定型的癫痫,颅脑 MRI 或 CT 见多发型低密度影及免疫学检查阳性,临床可诊断本病,皮下结节或脑手术病理组织检查,找到囊尾蚴可明确诊断。

【治疗原则】

1. 病原治疗

(1) 阿苯达唑:疗效好,不良反应轻,目前已成为治疗各型脑囊尾蚴病的首选药物,尤其适用于严重感染或伴精神症状的病例。每天剂量为 18~20mg/kg,分 2 次服,疗程 10 天。

(2) 吡喹酮:治疗囊尾蚴病有良好的效果。此药本身不良反应较轻,但脑囊尾蚴病患者于治疗后,虫体死亡释放出各种物质引起不良反应,如头痛、呕吐等颅内高压表现或发热等过敏反应。脑囊尾蚴病患者每天治疗剂量为 20mg/kg,分 3 次口服,连续 10 天,必要时 2~3 个月重复 1 疗程。

2. 对症治疗　对颅内压增高者,可先给予 20% 甘露醇 250ml 静脉滴注,每天 1 次加用地塞米松 5~10mg 静脉滴注,预防及减轻虫体死亡产生炎症性水肿而引起的颅内高压。癫痫发作频繁或颅内高压者,必须先降低颅内压后进行病原治疗,可酌情选用抗癫痫药物,如地西泮、苯妥英钠等。

3. 手术治疗　脑囊尾蚴病患者颅内压过高或有脑室通道梗阻时,药物治疗前应行脑开窗减压术或脑室分流术。眼囊尾蚴病患者应予手术摘除眼内囊尾蚴,以免虫体被药物杀死后引起全眼球炎而失明。皮下组织和肌肉囊尾蚴病发生部位表浅且数量不多时,也可采用手术摘除。

【护理评估】

1. 健康史　评估患者的生活环境及起病经过;评估有无不洁饮食史、有无猪带绦虫寄生病史。

2. 身体评估　评估囊尾蚴寄生的部位、感染的程度、寄生时间的长短,是否存活;评估是否单眼感染,是否自觉眼前有黑影飘动及色素膜炎、视网膜脉络膜炎。

3. 辅助检查　了解血、脑脊液、影像学、病理检查结果。

【常见的护理诊断/问题】

1. 有受伤的危险　与癫痫发作有关。

2. 潜在并发症:颅内压增高、视力障碍、痴呆等。

【护理目标】

(1) 患者家属在癫痫发作时能采取避免患者受伤的防护措施,患者身体不受伤害。

(2) 及时识别颅内压增高的先兆表现,颅内压增高时采取积极抢救措施,无并发症发生。

【护理措施】

1. 疾病知识教育 向患者及家属解释病情，说明颅内压增高的原因。指导患者配合治疗，如驱虫治疗期间不得外出。向患者说明检查的目的、过程和注意事项。

2. 病情观察 及早发现颅内压增高症，如患者出现剧烈头痛、频繁呕吐、视力减退时立即通知医生，配合进行脱水治疗，注意观察脱水治疗的效果。

3. 药物应用 用驱虫药物期间禁止外出，注意观察头晕、头痛、低热等不良反应。进行脱水治疗时，注意观察脱水治疗效果。注意观察药物的疗效及副作用。

4. 休息 癫痫、颅内高压、精神异常患者及服药期间应卧床休息。癫痫发作的患者病床应有护栏，以防坠床等外伤。

5. 心理护理 由于驱虫治疗需要反复数个疗程，有癫痫发作者对病情更为担心，应解除顾虑。需要手术者应说明其目的及必要性，减少其焦虑和恐惧的情绪。

【护理评价】

(1) 患者及家属能掌握癫痫发作的前驱症状并采取有效的防护措施。无舌咬伤、骨折、脱臼等意外伤害。

(2) 无颅内压增高发生，或颅内压增高得到控制。

【健康指导】

1. 治疗配合 向患者及家属介绍有关囊尾蚴的知识。指导患者自我监测，如有头痛、头晕、抽搐等。患者应规则治疗，以求根治。

2. 知识宣讲 向患者说明检查的目的、过程、注意事项，以取得患者的理解和配合。告知患者囊尾蚴病的相关知识，指导患者自我监测，有症状及时就医，规范治疗。

3. 自我防护 改变不良饮食习惯，不食半生不熟的肉类，对生吃的水果、蔬菜应洗净、消毒。

(任恒杰)

第五节 蛔 虫 病

人蛔虫亦称似蛔线虫(ascaris lumbricoides linnaeus)，简称蛔虫，成虫寄生于人体小肠，可引起蛔虫病(ascariasis)，幼虫能在人体内移行引起内脏移行症或眼幼虫移行症。儿童由于食入感染期虫卵而被感染，轻者多无明显症状，重者可出现胆道蛔虫病、肠梗阻等严重并发症，严重者可危及生命。

【病原学】

蛔虫是寄生在人体肠道内最大的线虫，寄生于小肠上段，活虫略带粉红色或微黄色。雌虫每日产卵可达20万个，分受精卵和未受精卵。未受精卵不能发育，受精卵随粪便排出，在适宜环境下发育为含杆状蚴虫卵(感染性虫卵)，此时被人吞服后即可感染。幼虫在小肠孵出，经第一次蜕皮后，侵入肠壁静脉，经门静脉系统循环移行至肝、右心、肺，在肺泡及支气管经第2次蜕皮逐渐发育成长。感染后8~9天向上移行，随唾液或食物吞入，在空肠经第4次蜕皮发育为童虫，再经数周发育为成虫。整个发育过程为10~11周。宿主体内一般有成虫一至数十条，多者达1000条以上。雌虫寿命为1~2年。

【流行病学】

1. 传染源 蛔虫病患者是主要传染源。猪、犬、鸡、猫、鼠等动物，以及苍蝇等昆虫，可携带虫卵或吞食后排出存活的虫卵，也可成为传染源。

2. 传播途径 主要是吞入感染期蛔虫卵感染。农田劳动等接触污染的泥土，经人手或生食带活虫卵的拌鲜菜、瓜果等容易感染，亦可随灰尘飞扬吸入咽部吞下发生感染。

3. 人群易感性 人普遍易感。儿童在地上爬行、吸吮手指等易感染，学龄期儿童的感染率最高，在使用未无害化处理的人粪施肥的农村，人口感染率达50%以上。

4. 流行特征 本病是最常见的蠕虫病，世界各地温带、亚热带及热带均有流行。感染率农村高于城市，儿童高于成人。常为散发，也可发生集体感染。

【发病机制】

吞入感染期虫卵后，在小肠孵出幼虫，随血液流经肺时由于其代谢产物和幼虫死亡可产生炎症反应。幼虫损伤肺毛细血管可导致出血及细胞浸润，严重感染者肺部病变可融合成片状病灶。支气管黏膜也有嗜酸粒细胞浸润、炎性渗出及分泌物增多，导致支气管痉挛与哮喘的发生。成虫寄生在空肠及回肠上段，大量成虫可纠结成团，引起部分性肠梗阻。蛔虫有钻孔习性，引起异位性损害和相应的临床表现，常见的有胆道蛔虫症，胰管蛔虫症及阑尾蛔虫症。

【临床表现】

1. 幼虫移行引起的症状 ①蛔虫卵移行至肺可引起蛔幼性肺炎或蛔虫性嗜酸粒细胞性肺炎（Loffler综合征），表现为咳嗽、胸闷、血丝痰或哮喘样症状，血嗜酸粒细胞增多，肺部体征不明显，X线胸片可见肺部点状、片状或絮状阴影，病灶易变或很快消失。症状1~2周消失。②重症感染时，幼虫可侵入脑、肝、脾、肾、甲状腺和眼，引起相应的临床表现。

2. 成虫引起的症状 轻者无任何症状，大量蛔虫感染可引起食欲缺乏或多食易饥，异食癖等；常有腹痛，位于脐周，不剧烈，喜按揉；部分患儿烦躁、易惊或萎靡、磨牙；虫体的异种蛋白可引起荨麻疹、哮喘等过敏症状。严重者可造成营养不良，影响生长发育。

3. 并发症

（1）胆道蛔虫症（biliary ascariasis）：是最常见的并发症，典型表现为阵发性右上腹剧烈绞痛、屈体弯腰、坐卧不安、伴恶心呕吐，可吐出胆汁或蛔虫。腹部检查无明显阳性体征或仅有右上腹压痛。部分患儿可发生胆道感染，出现发热、黄疸、外周血白细胞数增高。其他还有肝脏出血、肝脓肿、胆道大出血、胆结石、胆囊破裂、胆汁性腹膜炎、急性出血性坏死性胰腺炎、肠穿孔等。

（2）蛔虫性肠梗阻：多见于10岁以下的儿童，其中2岁以下发病率最高。因蛔虫扭曲成团堵塞肠管或蛔虫毒素刺激肠壁引起肠蠕动障碍所致。大部分为机械性或不完全性肠梗阻。常起病急骤，表现为脐周或右下腹阵发性剧痛、呕吐、腹胀、腹泻或便秘等症状，肠鸣音亢进，可见肠型和蠕动波，可扪及软的、无痛性、可移动的条索状包块。腹部X线检查可见肠充气和液平面。

（3）肠穿孔及腹膜炎：表现为突发全腹的剧烈绞痛，伴恶心呕吐、进行性腹胀。体检可见明显的腹膜刺激征，腹部X线检查可见膈下游离气体。

【辅助检查】

幼虫移行、异位蛔虫病及并发感染时血白细胞和嗜酸粒细胞增多；粪便涂片或饱和盐水漂浮法可找到蛔虫卵；胆道蛔虫病腹部彩超可显示蛔虫位于扩张的胆总管内或见到双线状强回声带；CT 或 MRI 检查主要对胰管内微小蛔虫诊断有帮助。

【诊断要点】

根据流行病学史，哮喘样发作、肺部炎症、嗜酸粒细胞增高、腹痛等表现，应考虑蛔虫病可能。粪便查到蛔虫卵，或粪便排出或呕出蛔虫均可确诊。出现胆绞痛、胆管炎、胰腺炎时应注意异位蛔虫病的可能，超声及逆行胰胆管造影有助于诊断。蛔虫性肠梗阻者腹部有条索状肿块，影像学发现蛔虫阴影即可诊断。

【治疗原则】

蛔虫病的治疗可分为驱蛔虫治疗及并发症处理，但最根本的是驱虫治疗。

1. 驱虫治疗 甲苯咪唑是治疗蛔虫病的首选药物之一。为广谱驱虫药，能杀灭蛔虫、蛲虫、钩虫等，可直接抑制虫体对葡萄糖的摄入，导致糖原和 ATP 生成减少，使虫体无法生存。在杀灭幼虫及抑制虫卵发育方面也起到一定作用。

2. 并发症治疗 胆道蛔虫病先用内科治疗，治疗原则为镇痛、解痉、驱虫、控制感染及纠正水、电解质及酸碱平衡紊乱，必要时手术治疗；不完全性肠梗阻先进行禁食、胃肠减压、解痉、止痛等处理，疼痛缓解后可予驱虫治疗；完全性肠梗阻、蛔虫性阑尾炎或腹膜炎，一旦诊断明确，应及时手术治疗。

【护理评估】

1. 健康史 询问生活环境，尤其生活场所的卫生情况、饮食卫生及个人卫生，居住地蛔虫病流行情况及既往蛔虫感染史。

2. 身心状况 询问有无发热、咳嗽、气短、喉部异物感伴近期生食瓜果蔬菜史；询问有无腹痛及腹痛性质，伴近期排虫或吐虫史。

3. 辅助检查 血象检查有无嗜酸粒细胞增多；粪便检查是否找到蛔虫卵或肉眼见到蛔虫成虫。

【常见的护理诊断/问题】

1. 疼痛 与蛔虫寄生于身体内引起各器官病变有关。

2. 营养失调：低于机体需要量 与蛔虫吸收肠腔内食物及妨碍正常消化吸收有关。

3. 潜在并发症：胆道蛔虫病、蛔虫性肠梗阻、肠穿孔、腹膜炎。

4. 知识缺乏 患儿及家长缺乏蛔虫病的有关预防及治疗知识。

【护理目标】

（1）患儿能叙述疼痛的部位，并正确运用缓解疼痛的方法，使疼痛减轻或消失。

（2）能说出发生营养失调的原因，切实执行各项饮食措施，营养状况逐步改善。

（3）能识别主要早期征象，避免诱因，配合治疗，无胆道蛔虫病、蛔虫性肠梗阻、肠穿孔、腹膜炎的发生。

（4）患儿及家长能够掌握蛔虫病的有关预防及治疗知识。

【护理措施】

1. 减轻疼痛 ①密切观察腹痛的性质、部位、程度、发作时间及伴随症状，有无压痛及肌紧张。没有急腹症表现时，根据患儿需要，可局部按揉或俯卧位用软枕垫压腹部以缓解疼痛。②遵医嘱使用解痉镇痛药，注意观察疗效。

2. 改善营养状况 ①评估患儿的饮食习惯，给予营养丰富且易消化的饮食，根据患儿喜好制作食物，经常变换食物种类，以增进食欲。②遵医嘱使用驱虫药，指导患儿正确服用药物，观察药物疗效及副作用，观察大便有无虫体排出；必要时遵医嘱给予静脉补液，以纠正水、电解质及酸碱平衡紊乱。

3. 密切观察病情变化 注意观察患儿生命体征及临床症状的变化，预防并及时发现并发症的发生，如患儿表现为突发剑突下偏右侧剧烈绞痛，屈体弯腰，伴恶心呕吐，应警惕胆道蛔虫症的发生，及时报告医生并遵医嘱予镇痛、解痉、驱虫等治疗，必要时进行术前准备。如患儿突然出现脐周或右下腹阵发性剧痛，呕吐出食物、胆汁甚至蛔虫，应注意是否发生肠梗阻，遵医嘱予禁食、胃肠减压、解痉、止痛等处理，完全性肠梗阻时积极行术前准备。如患儿有肠穿孔及腹膜炎的表现，应及时通知医师并及早进行术前准备。

【护理评价】

(1) 运用缓解疼痛的方法，患儿疼痛减轻或消失。

(2) 能说出发生营养失调的原因，切实执行各项饮食措施，营养状况逐步改善。

(3) 能识别主要早期征象，住院期间无胆道蛔虫病、蛔虫性肠梗阻、肠穿孔、腹膜炎的发生。

(4) 患儿及家长掌握蛔虫病的有关预防及治疗知识。

【健康指导】

向患儿及家长讲解疾病的防治知识，注意饮食卫生及环境卫生，培养儿童良好的个人卫生习惯，如不随地大小便，饭前便后洗手，不吸吮手指，不生食未洗净的瓜果、蔬菜，不饮生水等。指导家长做好粪便管理，粪便必须进行无害化处理后再作为肥料使用，以消灭传染源。指导患儿定期随访，首次服药 3~6 个月后宜再次服药，以防重复感染。

（安　辉）

第六节 蛲虫病

蛲虫病(enterobiasis)是由蠕形住肠线虫(enterobius vermicularis)寄生于人体小肠末端、盲肠和结肠所致的一种儿童常见寄生虫病，尤以幼儿期多见，其临床特征表现为肛门周围、会阴部皮肤瘙痒及睡眠不安。

【病原学】

蛲虫的成虫细小，乳白色线头状。雌雄异体，交配后雄虫很快死亡。成虫主要寄生于人体的盲肠、阑尾、结肠、直肠及回肠下段。雌虫向肠腔下段移行，于夜间熟睡时从肛门爬出，大量排卵后死亡，少数雌虫可再进入肛门、阴道、尿道等处引起异位损害。虫卵在肛周约 6 小时发育成感染性虫卵，当虫卵污染患儿手指，再经口食入而发生自身感染。感染性虫卵抵抗力强，在室内一般可存活 3 周，虫卵可散落在衣裤、被褥或玩具、食物上，再经吞食或空气吸入等方式传播。

【流行病学】

蛲虫感染呈世界性分布,发展中国家的发病率高于经济发达的国家,温带、寒带地区感染率高于热带,尤以居住拥挤、卫生条件差的地区多见。儿童是主要的感染人群,根据流行病学调查,我国幼儿园儿童的感染率为40%左右,有的高达60%以上。

1. 传染源 人是蛲虫唯一的终宿主,患者是唯一的传染源,排出体外的虫卵即具有传染性。

2. 传播途径 蛲虫主要经消化道传播。

(1) 直接感染:虫卵多经手从肛门至口入而感染,为自身感染的一种类型。

(2) 间接感染:虫卵经生活用品及受污染的食物而感染。

(3) 通过呼吸道感染:虫卵可漂浮于空气尘埃中,从口鼻吸入而咽下感染。

(4) 逆行感染:虫卵在肛门周围孵化,幼虫从肛门逆行入肠道内而感染。

3. 人群易感性 人对本病普遍易感,但以儿童感染率高,有家庭聚集性。

【发病机制】

蛲虫头部可刺入肠黏膜,偶尔可深达黏膜下层,引起炎症及微小溃疡。偶尔可穿破肠壁,侵入腹腔或阑尾,诱发急性或亚急性炎症反应。极少数女性患者可发生异位寄生,如侵入阴道、子宫、输卵管等,引起相应部位的炎症。雌虫在肛门周围爬行、产卵导致局部瘙痒,长期慢性刺激及搔抓产生局部皮肤损伤、出血和继发感染。

【临床表现】

约1/3的患者无明显症状,部分蛲虫感染可引起局部和全身症状,最常见的症状是肛周、会阴皮肤剧烈瘙痒,以夜间为甚,伴睡眠不安,局部皮肤可发生皮炎和继发感染。全身症状有胃肠激惹现象,如恶心、呕吐、腹痛、腹泻、食欲缺乏等,还可见焦虑不安、失眠、夜惊、易激动、注意力不集中等。偶见蛲虫异位寄生和侵入邻近器官引起阑尾炎、阴道炎、盆腔炎等。

【辅助检查】

1. 成虫检查 根据雌虫的生活习性,于患者入睡后1~3小时,可在其肛门、会阴、内衣等处找到成虫,反复检查多可确诊。

2. 虫卵检查 最常用棉签拭子法及透明胶纸粘贴法,一般于清晨便前检查,由于雌虫多不在肠道内产卵,因此粪虫卵检出率小于50%。

【诊断要点】

主要依靠临床症状,凡有肛门周围及会阴部瘙痒者均应考虑蛲虫病。家庭内曾有蛲虫感染病例的异位损害患者,也应想到蛲虫病的可能,查到成虫或虫卵可明确诊断。

【治疗原则】

1. 驱虫治疗 首选药物为恩波吡维铵(pyrvinium embonate,扑蛲灵),是治疗蛲虫感染的首选药物。还可选用噻嘧啶、甲苯咪唑等驱虫药。

2. 局部用药 每晚睡前清洗肛周和会阴,局部涂擦蛲虫软膏杀虫止痒或用噻嘧啶栓剂塞肛,连用3~5日。

【护理评估】

1. 健康史 询问家庭内部有无蛲虫感染的患者。

2. 身心状况 询问有无肛周及会阴瘙痒及发生此症状的时间。局部皮肤有无皮炎和继发感染。

3. 辅助检查 检查见到虫卵或成虫。

【常见的护理诊断/问题】

1. 舒适度减弱:肛周皮肤瘙痒 与蛲虫感染,雌虫移行至肛周排卵有关。

2. 知识缺乏 患儿及家长缺乏蛲虫病的防治知识。

【护理目标】

(1) 皮肤瘙痒症状减轻或消失。

(2) 患儿及家长掌握蛲虫病的防治知识。

【护理措施】

(1) 减轻或消除肛周及会阴部皮肤瘙痒,每次排便后及每晚睡前,均用温水清洁肛周及会阴部,遵医嘱涂抹蛲虫膏或用栓剂塞肛,连用3~5日。

(2) 遵医嘱给予驱虫药,观察驱虫效果,可每天清晨用透明胶纸从肛门周围采取标本,检查虫卵,直至虫卵消失后再连查7天。

【护理评价】

(1) 通过治疗,皮肤瘙痒症状减轻或消失。

(2) 患儿及家长掌握蛲虫病的防治知识。

【健康指导】

(1) 指导家长进行病情观察,可在夜间患儿入睡后1~3小时,观察肛周、会阴部皮肤皱褶处有无乳白色小线虫,并用透明胶纸或蘸过生理盐水的棉花获取虫卵。

(2) 向患儿及家长讲解本病的传播方式、防治知识,强调在药物治疗的同时必须与预防相结合,否则难以彻底治疗,措施主要有:①培养患儿良好的卫生习惯,如饭前便后洗手、勤剪指甲、不吸吮手指等,提倡儿童穿封裆裤,并注意玩具、图书等用品的清洗和消毒。②指导家长每日将患儿内衣裤煮沸消毒或开水浸泡、阳光暴晒,连续10日,以彻底杀灭虫卵。

(安 辉)

思 考 题

1. 患者,王××,男,28岁,江苏徽山县人,主诉:发热、腹痛、脓血便1个月。现病史:3个月前患者乘船到湖北、湖南农村,由于天气炎热多次在河湖边洗澡洗脚,当时足、手臂等处皮肤有小米粒状的红色丘疹,发痒,有时出现风疹块,以为是蚊叮咬所致,几天后发热,咳嗽,大约1个多月后开始发热,脓血便,每天24次,上腹部疼痛,食欲减退、消瘦,曾到外院,诊断为痢疾,多次服药无效,遂来我院就诊。既往史:曾患过疟疾,已治愈。查体:体温39℃,发育尚可,消瘦病容,神志清楚,腹部稍膨胀,肝剑突下3cm,有压痛,脾可触及,体重60kg。化验:血常规WBC 16.4×10^9/L,N 0.48,L 0.35,E 0.17,尿常规正常。胸部拍片:正常。问题:

(1) 该患者可能的医疗诊断是什么?

(2) 为了确诊,该患者还应该做哪些检查?

(3) 试述该患者最主要护理问题是什么?应给以哪些护理措施?

2. 患儿,男性,5岁,因腹痛、腹泻、食欲缺乏、肛周皮肤瘙痒,以夜间为甚,伴睡眠不安而就诊。查体:体温37.8℃,呼吸24次/分,脉搏121次/分,视诊患儿神志清楚,注意力不集中,易激动,问诊患儿平时卫生习惯较差,经常不洗手就进食。问题:

(1) 此患儿的医疗诊断是什么?诊断依据有哪些?

(2) 根据上述病期制定出有关的护理措施。

(3) 如何做好此种疾病的预防和健康指导?

附录一　传染病的消毒和隔离

一、传染病的消毒

常用的传染病消毒方法一般分为物理消毒法和化学消毒法。此外还有生物消毒法，即利用生物技术将微生物杀灭或清除的方法，如用厌氧微生物处理污水使之净化，利用嗜热菌产生的热量杀灭粪便中的病原微生物。但生物消毒作用缓慢，而且灭菌不彻底，一般不用于传染病疫源地消毒。消毒是通过清除病原体来阻止其向外界传播，达到控制传染病蔓延的目的。各种物品常用消毒方法见附表1。

附表1　各种物品常用消毒方法

消毒对象	消毒剂	浓度	用量及用法	消毒时间	附注
患者排泄物(粪、尿)	含氯石灰	10%~20%乳液	100g稀粪便加含氯石灰20g，搅拌	2小时	肝炎及真菌感染者粪便、尿液消毒时间6小时
痰、脓、便器	过氧乙酸	0.5%	加等量充分搅拌，淹没痰、脓	2小时	
	石灰	20%乳剂			
	焚烧法				
痰盂痰杯	含氯石灰	1%~2%	澄清液浸泡	30~60分钟	
	过氧乙酸	0.2%	浸泡2小时	30~60分钟	
	甲酚皂	1%~2%	浸泡2小时	30~60分钟	
食具	过氧乙酸	0.5%	浸泡完全淹没	30~60分钟	1. 食具均要洗净后消毒，消毒后清水洗净后使用 2. 煮沸时可放2%苏打或肥皂液，增强消毒效果 3. 煮沸从水沸腾时计算
	含氯石灰	0.3%	浸泡消毒	30~60分钟	
	苯扎溴铵	0.5%	浸泡消毒	30~60分钟	
	煮沸			10分钟	
	高压消毒		压力15磅(121℃)		
残余食物			煮沸	20分钟	肝炎患者剩食煮沸30分钟
浴水，污水	含氯石灰	20%	污水10ml加20%含氯石灰澄清液15~20ml搅匀	2小时	容器加盖

续表

消毒对象	消毒剂	浓度	用量及用法	消毒时间	附注
病室地面墙壁,用具	甲醛	1%~3%	熏蒸	12~24 小时	1. 甲醛消毒肠道病室用量 $80ml/m^3$ 2. 病室家具擦拭法消毒(金属或油漆家具部用含氯石灰)
	过氧乙酸	0.2%~0.3%	熏蒸($1g/m^3$)	90 分钟	
	甲酚皂	2%	擦洗或喷雾	30~60 分钟	
	含氯石灰	上清液 10%	擦洗或喷雾	30~60 分钟	
	苯扎溴铵	0.5%	擦洗或喷雾	60 分钟	
	乳酸	$12ml/100m^3$	加等量水熏蒸	30~60 分钟	
运输家具	过氧乙酸	0.2%~0.3%	擦拭	30~60 分钟	炭疽、结核者 1% 过氧乙酸喷雾或擦拭。病毒性肝炎用 0.5% 过氧乙酸。时间均 30 ~ 60 分钟
	甲酚皂	1%~3%			
	苯扎溴铵	0.5%			
	含氯石灰	1%~2%			
用具	甲醛	1%~3%	熏蒸($125ml/m^3$)	蒸笼代替	
	煮沸法	煮沸	3 小时		
	高压蒸汽法	温度 100℃	30 分钟、压力 1~1.2kg/cm³ 湿度 80%~100%		
衣服、被单	过氧乙酸	1%~3%	熏蒸($1g/m^3$)浸泡	1 小时	
	甲酚皂	1%~3%		30~60 分钟	
书籍文件	环氧乙烷	1.5g/L	熏蒸	3 小时(20℃)	消毒物应分散堆放,不能扎紧,无保存价值的焚烧
	甲醛	$125mg/m^3$	熏蒸(80℃)、湿度 90%	2 小时(80℃)	
医疗器械	过氧乙酸	0.5%			器械应擦去黏液及血渍清洁后消毒,金属类不用过氧乙酸、氯已定对炭疽、结核菌、真菌消毒应 2~10 小时
	戊二醛	2%			
	氯已定	0.1%~0.2%	浸泡	10~20 分钟	
	煮沸法				
	乙醇	70%			
皮肤(手或其他污染部位)	过氧乙酸	0.04%	浸泡	1~20 分钟	消毒后最好用流水冲洗干净,洗手后每人用小毛巾擦手
	甲酚皂	2%	浸泡	1~20 分钟	
	苯扎溴铵	0.1%	浸泡	1~20 分钟	
	肥皂水		流水刷洗		
体温表	过氧乙酸	0.5%	浸泡	15 分钟	炭疽患者用过的体温表先用 2% 碘酒消毒 1~5 分钟后 70% 乙醇浸泡
	乙醇	75%	浸泡		

续表

消毒对象	消毒剂	浓度	用量及用法	消毒时间	附注
化粪池	含氯石灰	3%澄清液	浸泡	2小时	化粪池粪便用20%含氯石灰充分搅拌2小时后排放
垃圾	含氯石灰	1%~3%	喷雾		
	甲酚皂	3%~5%	喷雾		
	焚烧法		焚烧		
生吃瓜菜	高锰酸钾	1∶5000	浸泡	15分钟	

（一）消毒的种类

1. 疫源地消毒 疫源地消毒是指对目前或曾经存在传染源的地区进行消毒。目的是杀灭由传染源排到外界环境中的病原体。疫源地消毒分为：①终末消毒，即患者痊愈或死亡后对其居住地进行的一次彻底消毒；②随时消毒，指对传染源的排泄物、分泌物及其污染物品进行随时消毒。

2. 预防性消毒 预防性消毒是指在未发现传染源的情况下，对可能受病原体污染的场所、物品和人体所进行的消毒。如饮用水消毒、餐具消毒、空气消毒、手术室及医护人员手的消毒等。

（二）消毒方法

1. 物理消毒法

（1）热力灭菌法：通过高温使微生物的蛋白质及酶发生变性或凝固，新陈代谢发生障碍而死亡。具体方法包括：

1）煮沸消毒：本方法主要适用于玻璃制品及金属器械等，在水中煮沸100℃，10分钟左右即可杀死细菌繁殖体，但不能杀灭细菌芽胞，对于细菌的芽胞则需要延长至数十分钟甚至数十小时。对于被乙肝病毒污染的物品，煮沸的时间应该延长至15~20分钟。

2）高压蒸汽灭菌：效果可靠，即可杀灭细菌的繁殖体，也可杀灭细菌的芽胞。本方法适用于一切耐热、耐潮物品的消毒。通常压力为98kPa，温度为121~126℃，时间为15~20分钟。

3）预真空型压力蒸汽灭菌：是利用机械抽真空方法使灭菌器内形成负压，再导入蒸汽，蒸汽压力达205.8kPa（2.1kg/cm^2），温度达132℃，2分钟内杀灭芽胞。

4）流通蒸汽消毒法：一般采用流通蒸汽灭菌器，相对湿度80%~100%，温度接近100℃15~30分钟，利用蒸汽在物品表面凝聚，释放热能而杀灭病原体。当蒸汽凝聚收缩产生负压时，可促进外层热蒸汽进入补充，穿透至物品深处，加速热量释放，促进消毒。

5）巴氏消毒法：即利用热力灭菌与蒸汽消毒，温度65~75℃，10~15分钟，能杀灭细菌繁殖体，但不能杀死芽胞。

（2）干热灭菌法

1）火烧消毒：对细菌芽胞污染器具，先用95%乙醇火烧后再行高压蒸汽灭菌消毒，以防止细菌芽胞污染的扩散。

2）干烤消毒：利用干烤箱加热160～180℃ 2小时，可以杀灭病原体包括细菌芽胞。主要用于玻璃器皿、瓷器等消毒灭菌。

（3）辐射消毒法：包括电离辐射和非电离辐射消毒。

1）非电离辐射：包括紫外线、红外线和微波。紫外线常用于室内空气、水和一般物品表面消毒。紫外线为低能量电磁波辐射，光波波长为200～275nm。杀菌作用强，杀菌谱广，可杀灭细菌繁殖体、真菌、分枝杆菌、病毒、立克次体和支原体等。但此法穿透力差，照射不到的部位无杀菌作用。因此只能对小件物品消毒，有机物品应避免高温（>170℃），以避免有机物炭化。直接照射人体可发生皮肤红斑、紫外线眼炎和臭氧中毒。红外线和微波主要靠产热杀菌。

2）电离辐射：有γ射线和高能电子束（β射线）两种。可在常温下对不耐热物品灭菌，又称“冷灭菌”，该方法杀菌谱广，剂量易控制，但设备昂贵。对人及物品有一定的损害。多用于精密医疗器械、生物医学制品（人工器官、移植器官等）和一次性医疗用品等灭菌。

2. 化学消毒法　化学消毒法是利用化学药物作用于病原体，影响其酶活性、蛋白质及其生物活性，从而杀灭病原体。化学消毒法使用简单灵活，处理面积大，有着不可替代的优越性，但随着人们环保意识的提高，化学消毒剂的污染问题也日益突出。

根据消毒效能可将其分为三类：

（1）高效消毒剂：能杀灭包括细菌芽胞、真菌孢子在内的各种微生物。如2%碘酊、戊二醛、过氧乙酸、甲醛、环氧乙烷、过氧化氢等消毒剂。含氧制剂和碘伏则居于高效与中效消毒剂之间。

（2）中效消毒剂：能杀灭除芽胞以外的各种微生物，如乙醇、部分含氧制剂、氧化剂、溴剂、含氯等消毒剂。

（3）低效消毒剂：只能消灭细菌繁殖体和亲脂类病毒，对真菌有一定作用，如汞、氯已定（洗必泰）及某些季铵盐类消毒剂，对皮肤黏膜无刺激性，对金属和织物无腐蚀性，稳定性好。

常用的化学消毒剂有以下几类：

（1）含氯消毒剂：常用的有含氯石灰（漂白粉）、次氯酸钠、氯胺及二氯异氰尿酸钠等。这类消毒剂在水中产生次氯酸，有杀菌作用强、杀菌谱广、作用快、余氯毒性低及价廉等特点，但对金属制品有腐蚀作用。适用于餐（茶）具、环境、水、疫源地等消毒。

（2）氧化消毒剂：如过氧乙酸、过氧化氢、臭氧、高锰酸钾等。主要靠其强大的氧化能力灭菌，其杀菌谱广、速效，但对金属、织物等有较强腐蚀性与刺激性。

（3）醛类消毒剂：常用的有甲醛和戊二醛等，有广谱、高效、快速杀菌作用。戊二醛对橡胶、塑料、金属器械等物品无腐蚀性，适用于精密仪器、内镜消毒。但对皮肤黏膜有刺激性。

（4）杂环类气体消毒剂：主要有环氧乙烷、环氧丙烷等。为广谱高效消毒剂，杀灭芽胞能力强，对一般物品无损害。常用于电子设备、医疗器械、精密仪器及皮毛类等消毒。有时可将惰性气体和二氧化碳加入环氧乙烷混合使用，以减少其燃爆危险。

（5）碘类消毒剂：常用2%碘酊及0.5%碘伏，有广谱、快速杀菌作用。碘伏是碘与表面活性剂、灭菌增效剂独特工艺络合而成的一种高效广谱无毒稳定性好的新型消毒剂。该产品对有害细菌及繁殖体具有较强的杀灭作用，并对创伤具有消炎、止血、加快黏膜再生的功能，对皮肤及黏膜无刺激性、易脱碘。碘伏适用于手术前手消毒、手术及注射部位的清洗，皮肤烧伤、烫伤、划伤等伤口的清洗消毒，还包括妇产科黏膜冲洗、感染部位消毒、器皿消毒等。

(6) 醇类消毒剂：主要有75%乙醇及异丙醇，乙醇可迅速杀灭细菌繁殖体，但对HBV及细菌芽胞作用较差。异丙醇杀菌作用大于乙醇，但毒性较大。

(7) 其他消毒剂：酚类，如甲酚皂、苯酚(石炭酸)等。季铵盐类：为阳离子表面活性剂，如苯扎溴铵(新洁尔灭)、消毒净等。氯已定：可用于手、皮肤、医疗器械等消毒。这些消毒剂均不能杀灭细菌芽胞，属低级消毒剂。

各种物品常用消毒方法见附表1。

(三) 常见传染病消毒效果检查

传染病消毒效果的检查，目前多采用条件致病菌作为间接指标。肠道传染病以大肠埃希菌为指标，呼吸道传染病以溶血性链球菌为指标，如使用消毒前后自然菌落总数降低的百分率评价。消毒后自然菌落总数下降80%以上为效果良好，降低70%为较好；减少60%以上为一般，减少60%以下为不合格，具体检查方法如下：

1. 物体表面检查　在消毒物体相邻部位划出2个10 cm^2范围，消毒前后分别以无菌棉签采样，接种后培养24~48小时观察结果。

2. 排泄物检查　消毒前后各取0.2ml排泄物的稀释液接种肉汤管，37℃培养24小时后再取样转种相应的培养基，24~48小时后观察结果。

3. 空气消毒检查效果　一般用自然沉降法，消毒前后在消毒空间的不同平面和位置放置4~5个平皿培养基，暴露5~30分钟后盖好，培育24~48小时观察结果。

二、传染病的隔离

隔离(isolation)是指把处在传染期的患者或病原携带者，置于特定医院、病房或其他不能传染给别人的条件下，防止病原体向外扩散和传染，以便于管理、消毒和治疗。隔离是预防和控制传染病的重要措施，一般应将传染病隔离至不再排出病原体为止。常见传染病的潜伏期、隔离期、检疫期见附表2。

附表2　常见传染病的潜伏期、隔离期、检疫期

病名	潜伏期(天)		隔离期	接触者检疫期及处理
	一般	最短最长		
病毒性肝炎-甲型	30天	15~45天	发病日起21天	检疫期45天，每周查ALT，观察期间可注射丙种蛋白球
病毒性肝炎-乙型	60~90天	28~180天	急性期隔离至HBgAg转阴，恢复期不转阴者按病原携带者处理	检疫45天，观察期间可注射疫苗及HBIG，疑诊乙肝的托幼和饮食行业人暂停原工作
病毒性肝炎-丙型	60天	15~180天	至ALT恢复正常或血清HCVRNA转阴	检疫期同乙型肝炎

续表

病名	潜伏期(天)		隔离期	接触者检疫期及处理
	一般	最短最长		
病毒性肝炎-丁型			至血清 HDVRNA 及 HDAg 转阴	检疫期同乙型肝炎
病毒性肝炎-戊型	40 天	10~75 天	发病日起 3 周	检疫期 60 天
脊髓型灰质炎	5~14 天	3~35 天	自发病日起消化道隔离 40 天，第一周同时呼吸道隔离	医学观察 20 天，观察期间可用减毒活疫苗快速预防免疫
霍乱	8~14 天	4 小时~6 天	症状消失后，隔日大便培养 1 次，3 次阴性或症状消失后 14 天	留观 5 天，便培养连续 3 次阴性后解除检疫，阳性者按患者隔离
细菌性痢疾	1~3 天	数小时~7 天	至症状消失后 7 天或大便培养 2~3 次阴性	医学观察 7 天，饮食行业人员大便培养 1 次阴性解除隔离
伤寒	8~14 天	3~60 天	症状消失后 5 天起大便培养 2 次阴性或症状消失后 15 天	医学观察 2~3 天
副伤寒甲乙	6~10 天	2~15 天		医学观察 15 天
副伤寒丙	1~3 天	2~15 天		医学观察 15 天
沙门菌食物中毒	4~24 小时	数小时~3 天	症状消失后连续 2~3 次大便培养阴性可解除隔离	同食者医学观察 1~2 天
阿米巴痢疾	7~14 天	2 天~1 年	症状消失后连续 3 次粪查溶组织阿米巴滋养体及包囊阴性	饮食工作者发现溶组织阿米巴滋养体或包囊者应调离工作
流行性感冒	1~3 天	数小时~4 天	退热后 48 小时解除隔离	医学观察 3 天，出现发热等症状应早期隔离
麻疹	8~12 天	6~21 天	至出疹后 5 天，合并肺炎至出疹后 10 天	易感者医学观察 21 天，接触者可肌内注射丙种球蛋白
风疹	18 天	14~21 天	至出疹后 5 天接触隔离	一般不检疫，对孕妇尤其孕 3 个月内者，可肌内注射丙种球蛋白
水痘	14~16 天	10~21 天	至全部结痂或不少于病后 14 天	医学观察 21 天，免疫力低者可用丙种球蛋白
流行性腮腺炎	14~21 天	8~30 天	至腮腺完全消肿，约 21 天	一般不检疫，幼儿园及部队密切接触者医学观察 30 天
流行性脑脊髓膜炎	2~3 天	1~10 天	至症状消失后 3 天，但不少于发病后 7 天	医学观察 7 天，可作咽培养，密切接触的儿童服磺胺或利福平预防

续表

病名	潜伏期(天)		隔离期	接触者检疫期及处理
	一般	最短最长		
白喉	2~4天	1~7天	症状消失后连续2次咽培养(间隔2天,第一次于病14日)阴性或症状消失后14天	医学观察7天
猩红热	2~5天	1~12天	至症状消失后,咽培养连续3次阴性或发病后7天	医学观察7~12天,可作咽培养
百日咳	7~10天	2~23天	至轻咳后30天或发病后40天	医学观察21天,儿童可用红霉素预防
传染性非典型肺炎	4~7天	2~21天	隔离期3~4周(待定)	接触者隔离3周,流行期来自疫区人员医学观察2周
流行性乙型脑炎	7~14天	4~21天	防蚊设备室内隔离至体温正常	不需检疫
森立脑炎	10~15天	7~30天	不隔离	不需检疫
流行性斑疹寒伤	10~14天	5~23天	彻底灭虱隔离至退热后12天	彻底灭虱后医学观察14天
地方性斑疹伤寒	7~14天	4~18天	隔离至症状消失	不需要检疫,进入疫区被蜱咬伤者可用多西环素预防
恙虫病	10~14天	4~20天	不需隔离	不需检疫
虱传回归热	7~8天	2~14天	彻底灭虱隔离至退热后15天	彻底灭虱后医学观察14天
肾综合征出血热	14~21天	4~60天;	隔离至热退	不需检疫
艾滋病	15~60天	9天~10年以上	不隔离	日常接触不需检疫
钩端螺旋体	10天	2~28天	可以不隔离	疫水接触者检疫2周
腺鼠疫	2~4天	1~12天	隔离至肿大的淋巴结消退,鼠疫败血症症状消失后培养3次(每隔3天)阴性	接触者检疫9天,可服用四环素或SD预防,发病地区进行疫区检疫
肺鼠疫	1~3天	3小时~3天	就地隔离至症状消失后痰培养连续6次阴性	同腺鼠疫
狂犬病	4~12周	4天~10年	病程中应隔离治疗	被可疑狂犬病或狼咬伤者医学观察,并注射疫苗及免疫血清
布氏菌病	14天	7~360天	可不隔离	不需检疫
炭疽	1~5天	12小时~12天	皮肤炭疽隔离至疮口愈合、痂皮脱落,其他型症状消失后2次(间隔3~5天)培养阴性	医学观察12天,肺炭疽密切接触者可用青霉素、四环素、氧氟沙星等预防

续表

病名	潜伏期(天)		隔离期	接触者检疫期及处理
	一般	最短最长		
淋病	1~5 天		患病期间性隔离	对性伴侣检查,阳性者应治疗
梅毒	14~28 天	10~90 天	不隔离	对性伴侣检查
间日疟	10~15 天	11~25 天 长 6~9 月	病室应防蚊、灭蚊	不需检疫
恶性疟	7~12 天		病室防蚊、灭蚊	不需检疫
三日疟	20~30 天	8~45 天	病室防蚊、灭蚊	不需检疫
班氏丝虫病	约 1 年		不需隔离,但病室防蚊、灭蚊	不需检疫
马来丝虫病	约 12 周			不需检疫
黑热病	3~5 月	10 天~2 年	不需隔离,病室防蚊、灭蚊	不需检疫

(一) 隔离原则与方法

(1) 单独隔离传染源避免与周围人群尤其易感者不必要的接触,必须与传染源接触时应采取防护措施,如戴口罩、帽子、穿隔离衣、手清洁与消毒等,还要严格执行陪伴和探视制度。

(2) 根据不同传染病传播途径的不同,采取相应的隔离与消毒措施。如呼吸道传染病患者的隔离应注意室内空气消毒、痰液等呼吸道分泌物的消毒,消化道传染病应注意水源、食物等的消毒。

(3) 根据隔离期或连续多次病原检测,确定隔离者不再排出病原体时才能解除隔离。

(二) 隔离的种类

根据传染病传染的强度及传播途径的不同,采取不同的隔离方法。

1. 严密隔离 适用于霍乱、肺鼠疫、肺炭疽、SARS 等甲类或传染性极强的乙类传染病。具体隔离方法是:①患者住单间病室,同类患者可同住一室,关闭门窗,禁止陪伴和探视患者;②进入病室的医护人员戴口罩、帽子,穿隔离衣,换鞋,注意手清洗与消毒,必要时戴手套;③患者分泌物、排泄物、污染物品、敷料等严格消毒;④室内采样单向正压通风,室内的空气及地面定期喷洒消毒液或紫外线照射。

2. 呼吸道隔离 适用于流行性感冒、麻疹、白喉、水痘等通过空气飞沫传播的呼吸道传染病。具体隔离办法是:①同类患者可同住一室,关闭门窗;②室内喷洒消毒液或紫外线照射;③患者口鼻、呼吸道分泌物应消毒;④进入室内的医护人员戴口罩、帽子,穿隔离衣。

3. 消化道隔离 适用于伤寒、细菌性痢疾、甲型肝炎等通过粪-口途径传播的疾病。具体隔离方法是:①同类患者可同住一室;②接触患者时穿隔离衣,换鞋,手清洗与消毒;③患者粪便严格消毒,患者用品、餐具、便器等单独使用并定期消毒,地面喷洒消毒液;④室内防杀苍蝇和蟑螂。

4. 接触隔离　适用于狂犬病、破伤风等经皮肤伤口传播的疾病。具体隔离方法是：①同类患者可同住一室；②医务人员接触患者穿隔离衣、戴口罩；③患者用过的物品和敷料等严格消毒。

5. 昆虫隔离　适用于通过蚊子、蚤、虱、等昆虫叮咬传播的疾病，如：疟疾、斑疹伤寒等。具体隔离方法主要是室内有完善防蚊设施，以预防叮咬及杀灭上述昆虫。

附录二　预防接种

附表3　预防接种方案

制品名称	性质	保存和有效期	接种对象	剂量与用法	免疫期与复种
乙型肝炎疫苗(重组酵母疫苗)	自/抗原	2~8℃,暗处,严防冻结,有效期2年:	新生儿及易感者	全程免疫:10μg按0、1、6个月各肌内注射1次:新生儿出生后24小时内注射。HBsAg阳性母亲的婴儿出生后12小时内注射HBIG≥100U,同时在不同的部位注射乙肝疫苗每次10μg,共3次,间隔时间同上	注射后抗体产生不佳者可加强免疫1次。有抗体应答者免疫期一般可达12年
甲型肝炎减毒活疫苗	活/自/病毒	2~8℃,暗处保存,有效期3个月;-20℃以下有效期1年	1岁以上儿童及成人	三角肌处皮下注射1.0ml	免疫期4年以上
脊髓灰质炎糖丸疫苗	活/自/病毒	-20℃保存2年,2~10℃保存5个月,20~22℃保存12天,30~32℃保存2天	2月龄婴儿~4岁	出生后冬春季服三价混合疫苗(白色糖丸),每隔1个月服1剂,共3剂。每年服1全程,连续2年,7岁时再服1全程	免疫期3~5年,4岁时加强1次
麻疹免疫	活/自/病毒	2~10℃暗处保存,液体疫苗2个月,冻干疫苗1年,开封后1小时内用完	8岁龄以上的易感儿童	三角肌处皮下注射0.2ml	免疫期4~6年,7岁时复种一次
麻疹,腮腺炎,风疹减毒疫苗	活/自/病毒	2~8℃避光保存	8岁龄以上的易感儿童	三角肌处皮下注射0.5ml	免疫期11年,11~12岁时复种1次
流行性乙型脑炎细胞	死/自/病毒	2~10℃暗处保存,冻干疫苗有效期1年,液体疫苗3个月	6月龄至10岁	皮下注射2次,间隔7~10天,6~12月龄每次0.25ml;16岁0.5ml;7~15岁1.0ml,16岁以上2.0ml	免疫期1年,以后每年加强一次,剂量同左
甲型流感疫苗	活/自/病毒	2~10℃暗处保存,液体疫苗有效期3个月,冻干疫苗1年	健康成人	疫苗1ml加生理盐水4ml,混匀喷入鼻中,每侧鼻孔0.25ml,稀释后4小时内用完	免疫期6~10个月
森林脑炎疫苗	死/自/病毒	2~10℃暗处保存,有效期8个月;25℃以下1个月	流行区居民及进入该区的来自非流行区者	皮下注射2次,间隔7~10天,2~6岁每次0.5ml;7~9岁1.0ml,10~15岁1.5ml;16岁以上2.0ml	免疫期1年;每年加强注射1次,剂量同初种

续表

制品名称	性质	保存和有效期	接种对象	剂量与用法	免疫期与复种
人用狂犬病疫苗(地鼠肾组织培养疫苗)	死/自/病毒	2~10℃,暗处保存,液体疫苗有效期6个月,冻干疫苗1年	被狂犬或可疑动物咬伤或抓伤;被患者唾液污染伤口者	接触后预防:先处理伤口,继之0、3、7、14及30天各肌内注射2ml,2~5岁1ml,2岁以下0.5ml,伤重者注射疫苗前先注射抗狂犬病血清	免疫期3个月:全程免疫后3~6个月再被咬伤,需加强注射2针,间隔1周;6个月以后再被咬伤,全程注射
黄热病冻干疫苗	活/自/病毒	-20℃保存有效期1.5年;2~10℃有效期6个月	出国进入流行区或从事黄热病研究者	用灭菌生理盐水5ml,溶解后皮下注射0.5ml,水溶液保持低温,1小时内用完	免疫期10年
腮腺炎疫苗	活/自/病毒	2~8℃或0℃以下保存,有效期1.5年	8月龄以上易感者	三角肌处皮下注射0.5ml	免疫期10年
流行性斑疹伤寒疫苗	死/自/立克体	2~10℃暗处保存,有效期1年,不得冻结	流行区人群	皮下注射3次,间隔5~10天,16岁分别注射0.3/0.4、0.6/0.8、0.6/0.8ml,15岁以上分别注射0.5、1.0及1.0ml	免疫期1年,每年加强1次,剂量同第3针
钩端螺旋体菌苗	死/自/螺旋体	2~8℃暗处保存有效期1年半	流行区7岁以上人群及进入该区者	皮下注射2次,间隔7~10天,分别注射1.0ml及2ml,7~13岁减半	接种后1个月产生免疫力,维持期1年
卡介苗	活/自/细菌	2~10℃液体菌苗有效期6个月,冻干菌苗1年	新生儿及结核菌素试验阴性儿童	于出生后24~48小时皮下注射0.1ml	免疫期5~10年,城市7岁,农村7岁,12岁加强注射
伤寒,副伤寒,甲,乙三联菌苗	死/自/细菌	2~10℃暗处保存,有效期1年	重点为军队,水陆口岸及前线人员、环卫及饮食行业人员	皮下注射3次,间隔7~10天,16岁分别注射0.2,0.3,0.3ml;7~14岁0.3,0.5,0.5ml;15岁以上0.5,1.0,1.0ml	免疫期1年,每年加强注射1次,剂量与第3针同
霍乱菌苗	死/自/细菌	2~10℃暗处保存,有效期1年	重点为水陆,口岸,环境卫生饮食服务行业及医务人员	皮下注射2次,间隔7~10天,6岁以下分别注射0.2、0.4ml;7~14岁0.3、0.6ml,应在流行前4周完成	免疫期3~6个月,每年加强注射1次,剂量同第2针
霍乱、伤寒、副伤寒甲、乙脑四联菌苗	死/自/细菌	同上	同上	同上	同上
布氏菌苗	活/自/细菌	2~10℃暗处保存,有效期1年	疫区牧民、屠宰、皮毛加工人员、兽医、防疫及实验室人员	皮下划痕法,每人0.05ml,儿童划1个"#"字,长11.5cm,相距23cm,划破表皮即可,严禁注射	免疫期1年,每年复种

续表

制品名称	性质	保存和有效期	接种对象	剂量与用法	免疫期与复种
鼠疫菌苗	活/自/细菌	2～10℃暗处保存，有效期1年	用于流行区人群，非流行区人员接种10天才可进入疫区	皮肤划痕法，每人0.05ml，2～6岁划1个“#”字，7～12岁划2个“#”，14岁以上划3个“#”，长11.5cm，相距23cm	免疫期1年，每年复种
炭疽菌苗	活/自/细菌	2～10℃暗处保存，有效期1年，2～5℃以下有效期1年	流行区人群，牧民，屠宰、皮毛、制革人员及兽医	皮上划痕法，滴2滴菌苗于上臂外侧，相距3～4cm，每滴划“#”字，长11.5cm，严禁注射	免疫期1年，每年复种
冻干A群流脑多糖菌苗	死/自/细菌	2～10℃暗处保存有效期1年	15岁以下儿童及少年	三角肌皮下注射1次，25～50μg	免疫期0.5～1年
百、白、破混合制剂（百日咳菌苗及白喉、破伤风类毒素）	死/自/细菌和毒素	2～10℃保存，有效期1.5年	3月龄～7岁	全程免疫，第一年间隔48周肌内注射2次，第2年1次，剂量均为0.5ml	7岁时用白破或百白二联制剂加强免疫后不再用百白破混合制剂
吸附精制白喉类毒素	自/类毒素	2～5℃以下暗处保存，有效期3年，不可冻结	6月龄～12岁儿童	皮下注射2次，每次0.5ml；间隔4～8周	免疫期3～5年，第2年加强1次0.5ml，以后每3～5年复种1次0.5ml
精制白喉抗毒素	被/抗毒素	2～10℃保存，液状品保存2年，冻干品3～5年	白喉患者，未预防接种的密切接触者	治疗：根据病情，肌内或静脉注射3万～10万U；预防：接触者皮下或肌内注射1000～2000U	免疫期3周
吸附精制破伤风类毒素	自/类毒素	2～5℃以下暗处保存，有效期3年，不可冻结	发生创伤机会较多的人群	全程免疫：第1年相距4～8周肌内注射2次，第2年1次，剂量均为0.5ml	免疫期5～10年，每10年将加强注射1次0.5ml
精制破伤风抗毒素	被/抗毒素	2～10℃保存，液状品有效期3～4年，冻干品5年	破伤风患者及创伤后有患破伤风危险的人	治疗：肌内或静脉注射5万～20万U，儿童剂量相同，新生儿24小时内用半量。预防：皮下或肌内注射1500～3000U，伤势严重者加倍	免疫期3周
多价精制气性坏疽抗毒素	被/抗毒素	2～10℃保存，液状品有效期3～4年，冻干品5年	受伤后有发生气性坏疽可能者及气性坏疽患者	治疗：首次静脉注射3万～5万U，可同时适量注射于伤口周围组织。预防：皮下或肌内注射1万U	免疫期3周

续表

制品名称	性质	保存和有效期	接种对象	剂量与用法	免疫期与复种
精制肉毒抗毒素	被/抗毒素	2~10℃保存,液状品有效期3~4年,冻干品5年	肉毒素中毒患者及可疑中毒者	治疗:首次肌内注射或静滴1万~2万U以后视情况而定。预防:皮下或肌内注射1000~2000U	免疫期3周
精制抗狂犬病血清	被/抗毒素	2~10℃保存,液状品有效期3~4年,冻干品5年	被可疑动物严重咬伤者	成人0.5~1ml/kg,总量1/2伤口周围注射,1/2肌肉注射,咬伤当日或3天内与狂犬病疫苗合用,儿童量1.5ml/kg	免疫期3周
乙型肝炎免疫球蛋白	被/免疫球蛋白	2~10℃保存,有效期2年	HBsAg(尤其HBeAg)阳性母亲的新生婴儿及意外受HBeAg阳性血清污染者	新生儿出生24小时内和2个月龄各肌内注射1次,每次1ml(100u),医源性污染后立即肌内注射5ml	免疫期2个月
人丙种球蛋白	被/球蛋白	2~10℃保存,有效期2年	丙球缺乏症,甲型肝炎,麻疹密切接触者等	治疗:每次肌内注射0.5ml/kg。预防甲肝;儿童每次肌内注射0.05~0.1ml/kg,成人3ml。预防麻疹;肌内注射0.05~0.15ml/kg。儿童最多6ml	免疫期3周
Q热疫苗	死/自/立克次体	2~10℃暗处保存	畜牧、屠宰、制革、肉乳加工及有关实验室医务人员	皮下注射3次,每次间隔7天,剂量分别为0.25ml、0.5ml、1.0ml	

注:活:活疫(菌)苗;死:死疫(菌)苗;自:自动免疫;被:被动免疫

附表4 儿童计划免疫方案

初种		复种	
初种月龄	疫苗种类	复种年龄	疫苗种类
出生24小时内	乙型肝炎疫苗第1针	1周岁	流行性脑脊髓膜炎疫苗
出生24~48小时内	卡介苗		
1个月	乙型肝炎疫苗第2针	2周岁	百白破菌苗
3个月	脊髓灰质三型混合疫苗、百白破菌苗第1针	4周岁	脊髓灰质三型混合疫苗、百白破菌苗
4个月	脊髓灰质三型混合疫苗、百白破菌苗第2针	小学一年级	百白破菌苗、麻疹疫苗、卡介苗

续表

初种		复种	
初种月龄	疫苗种类	复种年龄	疫苗种类
5 个月	脊髓灰质三型混合疫苗、百白破菌苗、百白破菌苗第 3 针	小学一年级	卡介苗
6 个月	流行性乙型脑炎疫苗、乙型肝炎疫苗第 3 针	2,4 周岁小学一年级,三年级	流行性乙型脑炎疫苗
8 个月	麻疹疫苗	2,4 周岁	流行性脑脊髓膜炎疫苗

附录三 中华人民共和国传染病防治法

1989年2月21日第七届全国人民代表大会常务委员会第六次会议通过。

2004年8月28日第十届全国人民代表大会常务委员会第十一次会议修订。

第一章 总 则

第一条 为了预防、控制和消除传染病的发生与流行，保障人体健康和公共卫生，制定本法。

第二条 国家对传染病防治实行预防为主的方针，防治结合、分类管理、依靠科学、依靠群众。

第三条 本法规定的传染病分为甲类、乙类和丙类。

甲类传染病是指：鼠疫、霍乱。

乙类传染病是指：传染性非典型肺炎、艾滋病、病毒性肝炎、脊髓灰质炎、人感染高致病性禽流感、麻疹、流行性出血热、狂犬病、流行性乙型脑炎、登革热、炭疽、细菌性和阿米巴性痢疾、肺结核、伤寒和副伤寒、流行性脑脊髓膜炎、百日咳、白喉、新生儿破伤风、猩红热、布鲁氏菌病、淋病、梅毒、钩端螺旋体病、血吸虫病、疟疾。

丙类传染病是指：流行性感冒、流行性腮腺炎、风疹、急性出血性结膜炎、麻风病、流行性和地方性斑疹伤寒、黑热病、包虫病、丝虫病，除霍乱、细菌性和阿米巴性痢疾、伤寒和副伤寒以外的感染性腹泻病。

上述规定以外的其他传染病，根据其暴发、流行情况和危害程度，需要列入乙类、丙类传染病的，由国务院卫生行政部门决定并予以公布。

第四条 对乙类传染病中传染性非典型肺炎、炭疽中的肺炭疽和人感染高致病性禽流感，采取本法所称甲类传染病的预防、控制措施。其他乙类传染病和突发原因不明的传染病需要采取本法所称甲类传染病的预防、控制措施的，由国务院卫生行政部门及时报经国务院批准后予以公布、实施。

省、自治区、直辖市人民政府对本行政区域内常见、多发的其他地方性传染病，可以根据情况决定按照乙类或者丙类传染病管理并予以公布，报国务院卫生行政部门备案。

第五条 各级人民政府领导传染病防治工作。

县级以上人民政府制定传染病防治规划并组织实施，建立健全传染病防治的疾病预防控制、医疗救治和监督管理体系。

第六条 国务院卫生行政部门主管全国传染病防治及其监督管理工作。县级以上地方人民政府卫生行政部门负责本行政区域内的传染病防治及其监督管理工作。

县级以上人民政府其他部门在各自的职责范围内负责传染病防治工作。

军队的传染病防治工作，依照本法和国家有关规定办理，由中国人民解放军卫生主管部门实施监督管理。

第七条 各级疾病预防控制机构承担传染病监测、预测、流行病学调查、疫情报告以及其他预防、控制工作。

医疗机构承担与医疗救治有关的传染病防治工作和责任区域内的传染病预防工作。城市社区和农村基层医疗机构在疾病预防控制机构的指导下，承担城市社区、农村基层相应的传染病防治工作。

第八条 国家发展现代医学和中医药等传统医学,支持和鼓励开展传染病防治的科学研究,提高传染病防治的科学技术水平。

国家支持和鼓励开展传染病防治的国际合作。

第九条 国家支持和鼓励单位和个人参与传染病防治工作。各级人民政府应当完善有关制度,方便单位和个人参与防治传染病的宣传教育、疫情报告、志愿服务和捐赠活动。

居民委员会、村民委员会应当组织居民、村民参与社区、农村的传染病预防与控制活动。

第十条 国家开展预防传染病的健康教育。新闻媒体应当无偿开展传染病防治和公共卫生教育的公益宣传。

各级各类学校应当对学生进行健康知识和传染病预防知识的教育。

医学院校应当加强预防医学教育和科学研究,对在校学生以及其他与传染病防治相关人员进行预防医学教育和培训,为传染病防治工作提供技术支持。

疾病预防控制机构、医疗机构应当定期对其工作人员进行传染病防治知识、技能的培训。

第十一条 对在传染病防治工作中做出显著成绩和贡献的单位和个人,给予表彰和奖励。

对因参与传染病防治工作致病、致残、死亡的人员,按照有关规定给予补助、抚恤。

第十二条 在中华人民共和国领域内的一切单位和个人,必须接受疾病预防控制机构、医疗机构有关传染病的调查、检验、采集样本、隔离治疗等预防、控制措施,如实提供有关情况。疾病预防控制机构、医疗机构不得泄露涉及个人隐私的有关信息、资料。

卫生行政部门以及其他有关部门、疾病预防控制机构和医疗机构因违法实施行政管理或者预防、控制措施,侵犯单位和个人合法权益的,有关单位和个人可以依法申请行政复议或者提起诉讼。

第二章 传染病预防

第十三条 各级人民政府组织开展群众性卫生活动,进行预防传染病的健康教育,倡导文明健康的生活方式,提高公众对传染病的防治意识和应对能力,加强环境卫生建设,消除鼠害和蚊、蝇等病媒生物的危害。

各级人民政府农业、水利、林业行政部门按照职责分工负责指导和组织消除农田、湖区、河流、牧场、林区的鼠害与血吸虫危害,以及其他传播传染病的动物和病媒生物的危害。

铁路、交通、民用航空行政部门负责组织消除交通工具以及相关场所的鼠害和蚊、蝇等病媒生物的危害。

第十四条 地方各级人民政府应当有计划地建设和改造公共卫生设施,改善饮用水卫生条件,对污水、污物、粪便进行无害化处置。

第十五条 国家实行有计划的预防接种制度。国务院卫生行政部门和省、自治区、直辖市人民政府卫生行政部门,根据传染病预防、控制的需要,制定传染病预防接种规划并组织实施。用于预防接种的疫苗必须符合国家质量标准。

国家对儿童实行预防接种证制度。国家免疫规划项目的预防接种实行免费。医疗机构、疾病预防控制机构与儿童的监护人应当相互配合,保证儿童及时接受预防接种。具体办法由国务院制定。

第十六条　国家和社会应当关心、帮助传染病患者、病原携带者和疑似传染病患者,使其得到及时救治。任何单位和个人不得歧视传染病患者、病原携带者和疑似传染病患者。

传染病患者、病原携带者和疑似传染病患者,在治愈前或者在排除传染病嫌疑前,不得从事法律、行政法规和国务院卫生行政部门规定禁止从事的易使该传染病扩散的工作。

第十七条　国家建立传染病监测制度。

国务院卫生行政部门制定国家传染病监测规划和方案。省、自治区、直辖市人民政府卫生行政部门根据国家传染病监测规划和方案,制定本行政区域的传染病监测计划和工作方案。

各级疾病预防控制机构对传染病的发生、流行以及影响其发生、流行的因素,进行监测;对国外发生、国内尚未发生的传染病或者国内新发生的传染病,进行监测。

第十八条　各级疾病预防控制机构在传染病预防控制中履行下列职责:

(一) 实施传染病预防控制规划、计划和方案;

(二) 收集、分析和报告传染病监测信息,预测传染病的发生、流行趋势;

(三) 开展对传染病疫情和突发公共卫生事件的流行病学调查、现场处理及其效果评价;

(四) 开展传染病实验室检测、诊断、病原学鉴定;

(五) 实施免疫规划,负责预防性生物制品的使用管理;

(六) 开展健康教育、咨询,普及传染病防治知识;

(七) 指导、培训下级疾病预防控制机构及其工作人员开展传染病监测工作;

(八) 开展传染病防治应用性研究和卫生评价,提供技术咨询。

国家、省级疾病预防控制机构负责对传染病发生、流行以及分布进行监测,对重大传染病流行趋势进行预测,提出预防控制对策,参与并指导对暴发的疫情进行调查处理,开展传染病病原学鉴定,建立检测质量控制体系,开展应用性研究和卫生评价。

设区的市和县级疾病预防控制机构负责传染病预防控制规划、方案的落实,组织实施免疫、消毒、控制病媒生物的危害,普及传染病防治知识,负责本地区疫情和突发公共卫生事件监测、报告,开展流行病学调查和常见病原微生物检测。

第十九条　国家建立传染病预警制度。

国务院卫生行政部门和省、自治区、直辖市人民政府根据传染病发生、流行趋势的预测,及时发出传染病预警,根据情况予以公布。

第二十条　县级以上地方人民政府应当制定传染病预防、控制预案,报上一级人民政府备案。

传染病预防、控制预案应当包括以下主要内容:

(一) 传染病预防控制指挥部的组成和相关部门的职责;

(二) 传染病的监测、信息收集、分析、报告、通报制度;

(三) 疾病预防控制机构、医疗机构在发生传染病疫情时的任务与职责;

(四) 传染病暴发、流行情况的分级以及相应的应急工作方案;

(五) 传染病预防、疫点疫区现场控制,应急设施、设备、救治药品和医疗器械以及其他物资和技术的储备与调用。

地方人民政府和疾病预防控制机构接到国务院卫生行政部门或者省、自治区、直辖市人民政府发出的传染病预警后,应当按照传染病预防、控制预案,采取相应的预防、控制措施。

第二十一条　医疗机构必须严格执行国务院卫生行政部门规定的管理制度、操作规范,防止传染病的医源性感染和医院感染。

医疗机构应当确定专门的部门或者人员,承担传染病疫情报告、本单位的传染病预防、控制以及责任区域内的传染病预防工作;承担医疗活动中与医院感染有关的危险因素监测、安全防护、消毒、隔离和医疗废物处置工作。

疾病预防控制机构应当指定专门人员负责对医疗机构内传染病预防工作进行指导、考核,开展流行病学调查。

第二十二条　疾病预防控制机构、医疗机构的实验室和从事病原微生物实验的单位,应当符合国家规定的条件和技术标准,建立严格的监督管理制度,对传染病病原体样本按照规定的措施实行严格监督管理,严防传染病病原体的实验室感染和病原微生物的扩散。

第二十三条　采供血机构、生物制品生产单位必须严格执行国家有关规定,保证血液、血液制品的质量。禁止非法采集血液或者组织他人出卖血液。

疾病预防控制机构、医疗机构使用血液和血液制品,必须遵守国家有关规定,防止因输入血液、使用血液制品引起经血液传播疾病的发生。

第二十四条　各级人民政府应当加强艾滋病的防治工作,采取预防、控制措施,防止艾滋病的传播。具体办法由国务院制定。

第二十五条　县级以上人民政府农业、林业行政部门以及其他有关部门,依据各自的职责负责与人畜共患传染病有关的动物传染病的防治管理工作。

与人畜共患传染病有关的野生动物、家畜家禽,经检疫合格后,方可出售、运输。

第二十六条　国家建立传染病菌种、毒种库。

对传染病菌种、毒种和传染病检测样本的采集、保藏、携带、运输和使用实行分类管理,建立健全严格的管理制度。

对可能导致甲类传染病传播的以及国务院卫生行政部门规定的菌种、毒种和传染病检测样本,确需采集、保藏、携带、运输和使用的,须经省级以上人民政府卫生行政部门批准。具体办法由国务院制定。

第二十七条　对被传染病病原体污染的污水、污物、场所和物品,有关单位和个人必须在疾病预防控制机构的指导下或者按照其提出的卫生要求,进行严格消毒处理;拒绝消毒处理的,由当地卫生行政部门或者疾病预防控制机构进行强制消毒处理。

第二十八条　在国家确认的自然疫源地计划兴建水利、交通、旅游、能源等大型建设项目的,应当事先由省级以上疾病预防控制机构对施工环境进行卫生调查。建设单位应当根据疾病预防控制机构的意见,采取必要的传染病预防、控制措施。施工期间,建设单位应当设专人负责工地上的卫生防疫工作。工程竣工后,疾病预防控制机构应当对可能发生的传染病进行监测。

第二十九条　用于传染病防治的消毒产品、饮用水供水单位供应的饮用水和涉及饮用水卫生安全的产品,应当符合国家卫生标准和卫生规范。

饮用水供水单位从事生产或者供应活动,应当依法取得卫生许可证。

生产用于传染病防治的消毒产品的单位和生产用于传染病防治的消毒产品,应当经省级以上人民政府卫生行政部门审批。具体办法由国务院制定。

第三章　疫情报告、通报和公布

第三十条　疾病预防控制机构、医疗机构和采供血机构及其执行职务的人员发现本法规定的传染病疫情或者发现其他传染病暴发、流行以及突发原因不明的传染病时，应当遵循疫情报告属地管理原则，按照国务院规定的或者国务院卫生行政部门规定的内容、程序、方式和时限报告。

军队医疗机构向社会公众提供医疗服务，发现前款规定的传染病疫情时，应当按照国务院卫生行政部门的规定报告。

第三十一条　任何单位和个人发现传染病患者或者疑似传染病患者时，应当及时向附近的疾病预防控制机构或者医疗机构报告。

第三十二条　港口、机场、铁路疾病预防控制机构以及国境卫生检疫机关发现甲类传染病患者、病原携带者、疑似传染病患者时，应当按照国家有关规定立即向国境口岸所在地的疾病预防控制机构或者所在地县级以上地方人民政府卫生行政部门报告并互相通报。

第三十三条　疾病预防控制机构应当主动收集、分析、调查、核实传染病疫情信息。接到甲类、乙类传染病疫情报告或者发现传染病暴发、流行时，应当立即报告当地卫生行政部门，由当地卫生行政部门立即报告当地人民政府，同时报告上级卫生行政部门和国务院卫生行政部门。

疾病预防控制机构应当设立或者指定专门的部门、人员负责传染病疫情信息管理工作，及时对疫情报告进行核实、分析。

第三十四条　县级以上地方人民政府卫生行政部门应当及时向本行政区域内的疾病预防控制机构和医疗机构通报传染病疫情以及监测、预警的相关信息。接到通报的疾病预防控制机构和医疗机构应当及时告知本单位的有关人员。

第三十五条　国务院卫生行政部门应当及时向国务院其他有关部门和各省、自治区、直辖市人民政府卫生行政部门通报全国传染病疫情以及监测、预警的相关信息。

毗邻的以及相关的地方人民政府卫生行政部门，应当及时互相通报本行政区域的传染病疫情以及监测、预警的相关信息。

县级以上人民政府有关部门发现传染病疫情时，应当及时向同级人民政府卫生行政部门通报。

中国人民解放军卫生主管部门发现传染病疫情时，应当向国务院卫生行政部门通报。

第三十六条　动物防疫机构和疾病预防控制机构，应当及时互相通报动物间和人间发生的人畜共患传染病疫情以及相关信息。

第三十七条　依照本法的规定负有传染病疫情报告职责的人民政府有关部门、疾病预防控制机构、医疗机构、采供血机构及其工作人员，不得隐瞒、谎报、缓报传染病疫情。

第三十八条　国家建立传染病疫情信息公布制度。

国务院卫生行政部门定期公布全国传染病疫情信息。省、自治区、直辖市人民政府卫生行政部门定期公布本行政区域的传染病疫情信息。

传染病暴发、流行时，国务院卫生行政部门负责向社会公布传染病疫情信息，并可以授权省、自治区、直辖市人民政府卫生行政部门向社会公布本行政区域的传染病疫情信息。

公布传染病疫情信息应当及时、准确。

第四章　疫 情 控 制

第三十九条　医疗机构发现甲类传染病时，应当及时采取下列措施：

(一) 对患者、病原携带者,予以隔离治疗,隔离期限根据医学检查结果确定;

(二) 对疑似患者,确诊前在指定场所单独隔离治疗;

(三) 对医疗机构内的患者、病原携带者、疑似患者的密切接触者,在指定场所进行医学观察和采取其他必要的预防措施。

拒绝隔离治疗或者隔离期未满擅自脱离隔离治疗的,可以由公安机关协助医疗机构采取强制隔离治疗措施。

医疗机构发现乙类或者丙类传染病患者,应当根据病情采取必要的治疗和控制传播措施。

医疗机构对本单位内被传染病病原体污染的场所、物品以及医疗废物,必须依照法律、法规的规定实施消毒和无害化处置。

第四十条　疾病预防控制机构发现传染病疫情或者接到传染病疫情报告时,应当及时采取下列措施:

(一) 对传染病疫情进行流行病学调查,根据调查情况提出划定疫点、疫区的建议,对被污染的场所进行卫生处理,对密切接触者,在指定场所进行医学观察和采取其他必要的预防措施,并向卫生行政部门提出疫情控制方案;

(二) 传染病暴发、流行时,对疫点、疫区进行卫生处理,向卫生行政部门提出疫情控制方案,并按照卫生行政部门的要求采取措施;

(三) 指导下级疾病预防控制机构实施传染病预防、控制措施,组织、指导有关单位对传染病疫情的处理。

第四十一条　对已经发生甲类传染病病例的场所或者该场所内的特定区域的人员,所在地的县级以上地方人民政府可以实施隔离措施,并同时向上一级人民政府报告;接到报告的上级人民政府应当即时作出是否批准的决定。上级人民政府作出不予批准决定的,实施隔离措施的人民政府应当立即解除隔离措施。

在隔离期间,实施隔离措施的人民政府应当对被隔离人员提供生活保障;被隔离人员有工作单位的,所在单位不得停止支付其隔离期间的工作报酬。

隔离措施的解除,由原决定机关决定并宣布。

第四十二条　传染病暴发、流行时,县级以上地方人民政府应当立即组织力量,按照预防、控制预案进行防治,切断传染病的传播途径,必要时,报经上一级人民政府决定,可以采取下列紧急措施并予以公告:

(一) 限制或者停止集市、影剧院演出或者其他人群聚集的活动;

(二) 停工、停业、停课;

(三) 封闭或者封存被传染病病原体污染的公共饮用水源、食品以及相关物品;

(四) 控制或者扑杀染疫野生动物、家畜家禽;

(五) 封闭可能造成传染病扩散的场所。

上级人民政府接到下级人民政府关于采取前款所列紧急措施的报告时,应当即时作出决定。

紧急措施的解除,由原决定机关决定并宣布。

第四十三条　甲类、乙类传染病暴发、流行时,县级以上地方人民政府报经上一级人民政府决定,可以宣布本行政区域部分或者全部为疫区;国务院可以决定并宣布跨省、自治区、直辖市的疫区。县级以上地方人民政府可以在疫区内采取本法第四十二条规定的紧急措施,并可以对出入疫区的人员、物资和交通工具实施卫生检疫。

省、自治区、直辖市人民政府可以决定对本行政区域内的甲类传染病疫区实施封锁;但是,封锁大、中城市的疫区或者封锁跨省、自治区、直辖市的疫区,以及封锁疫区导致中断干线交通或者封锁国境的,由国务院决定。

疫区封锁的解除,由原决定机关决定并宣布。

第四十四条　发生甲类传染病时,为了防止该传染病通过交通工具及其乘运的人员、物资传播,可以实施交通卫生检疫。具体办法由国务院制定。

第四十五条　传染病暴发、流行时,根据传染病疫情控制的需要,国务院有权在全国范围或者跨省、自治区、直辖市范围内,县级以上地方人民政府有权在本行政区域内紧急调集人员或者调用储备物资,临时征用房屋、交通工具以及相关设施、设备。

紧急调集人员的,应当按照规定给予合理报酬。临时征用房屋、交通工具以及相关设施、设备的,应当依法给予补偿;能返还的,应当及时返还。

第四十六条　患甲类传染病、炭疽死亡的,应当将尸体立即进行卫生处理,就近火化。患其他传染病死亡的,必要时,应当将尸体进行卫生处理后火化或者按照规定深埋。

为了查找传染病病因,医疗机构在必要时可以按照国务院卫生行政部门的规定,对传染病患者尸体或者疑似传染病患者尸体进行解剖查验,并应当告知死者家属。

第四十七条　疫区中被传染病病原体污染或者可能被传染病病原体污染的物品,经消毒可以使用的,应当在当地疾病预防控制机构的指导下,进行消毒处理后,方可使用、出售和运输。

第四十八条　发生传染病疫情时,疾病预防控制机构和省级以上人民政府卫生行政部门指派的其他与传染病有关的专业技术机构,可以进入传染病疫点、疫区进行调查、采集样本、技术分析和检验。

第四十九条　传染病暴发、流行时,药品和医疗器械生产、供应单位应当及时生产、供应防治传染病的药品和医疗器械。铁路、交通、民用航空经营单位必须优先运送处理传染病疫情的人员以及防治传染病的药品和医疗器械。县级以上人民政府有关部门应当做好组织协调工作。

第五章　医疗救治

第五十条　县级以上人民政府应当加强和完善传染病医疗救治服务网络的建设,指定具备传染病救治条件和能力的医疗机构承担传染病救治任务,或者根据传染病救治需要设置传染病医院。

第五十一条　医疗机构的基本标准、建筑设计和服务流程,应当符合预防传染病医院感染的要求。

医疗机构应当按照规定对使用的医疗器械进行消毒;对按照规定一次使用的医疗器具,应当在使用后予以销毁。

医疗机构应当按照国务院卫生行政部门规定的传染病诊断标准和治疗要求,采取相应措施,提高传染病医疗救治能力。

第五十二条　医疗机构应当对传染病患者或者疑似传染病患者提供医疗救护、现场救援和接诊治疗,书写病历记录以及其他有关资料,并妥善保管。

医疗机构应当实行传染病预检、分诊制度;对传染病患者、疑似传染病患者,应当引导至相对隔离的分诊点进行初诊。医疗机构不具备相应救治能力的,应当将患者及其病历记录复印件一并转至具备相应救治能力的医疗机构。具体办法由国务院卫生行政部门规定。

第六章 监督管理

第五十三条 县级以上人民政府卫生行政部门对传染病防治工作履行下列监督检查职责:

(一) 对下级人民政府卫生行政部门履行本法规定的传染病防治职责进行监督检查;

(二) 对疾病预防控制机构、医疗机构的传染病防治工作进行监督检查;

(三) 对采供血机构的采供血活动进行监督检查;

(四) 对用于传染病防治的消毒产品及其生产单位进行监督检查,并对饮用水供水单位从事生产或者供应活动以及涉及饮用水卫生安全的产品进行监督检查;

(五) 对传染病菌种、毒种和传染病检测样本的采集、保藏、携带、运输、使用进行监督检查;

(六) 对公共场所和有关单位的卫生条件和传染病预防、控制措施进行监督检查。

省级以上人民政府卫生行政部门负责组织对传染病防治重大事项的处理。

第五十四条 县级以上人民政府卫生行政部门在履行监督检查职责时,有权进入被检查单位和传染病疫情发生现场调查取证,查阅或者复制有关的资料和采集样本。被检查单位应当予以配合,不得拒绝、阻挠。

第五十五条 县级以上地方人民政府卫生行政部门在履行监督检查职责时,发现被传染病病原体污染的公共饮用水源、食品以及相关物品,如不及时采取控制措施可能导致传染病传播、流行的,可以采取封闭公共饮用水源、封存食品以及相关物品或者暂停销售的临时控制措施,并予以检验或者进行消毒。经检验,属于被污染的食品,应当予以销毁;对未被污染的食品或者经消毒后可以使用的物品,应当解除控制措施。

第五十六条 卫生行政部门工作人员依法执行职务时,应当不少于两人,并出示执法证件,填写卫生执法文书。

卫生执法文书经核对无误后,应当由卫生执法人员和当事人签名。当事人拒绝签名的,卫生执法人员应当注明情况。

第五十七条 卫生行政部门应当依法建立健全内部监督制度,对其工作人员依据法定职权和程序履行职责的情况进行监督。

上级卫生行政部门发现下级卫生行政部门不及时处理职责范围内的事项或者不履行职责的,应当责令纠正或者直接予以处理。

第五十八条 卫生行政部门及其工作人员履行职责,应当自觉接受社会和公民的监督。单位和个人有权向上级人民政府及其卫生行政部门举报违反本法的行为。接到举报的有关人民政府或者其卫生行政部门,应当及时调查处理。

第七章 保障措施

第五十九条 国家将传染病防治工作纳入国民经济和社会发展计划,县级以上地方人民政府将传染病防治工作纳入本行政区域的国民经济和社会发展计划。

第六十条 县级以上地方人民政府按照本级政府职责负责本行政区域内传染病预防、控制、监督工作的日常经费。

国务院卫生行政部门会同国务院有关部门,根据传染病流行趋势,确定全国传染病预防、控制、救治、监测、预测、预警、监督检查等项目。中央财政对困难地区实施重大传染病防治项目给予补助。

省、自治区、直辖市人民政府根据本行政区域内传染病流行趋势，在国务院卫生行政部门确定的项目范围内，确定传染病预防、控制、监督等项目，并保障项目的实施经费。

第六十一条　国家加强基层传染病防治体系建设，扶持贫困地区和少数民族地区的传染病防治工作。

地方各级人民政府应当保障城市社区、农村基层传染病预防工作的经费。

第六十二条　国家对患有特定传染病的困难人群实行医疗救助，减免医疗费用。具体办法由国务院卫生行政部门会同国务院财政部门等部门制定。

第六十三条　县级以上人民政府负责储备防治传染病的药品、医疗器械和其他物资，以备调用。

第六十四条　对从事传染病预防、医疗、科研、教学、现场处理疫情的人员，以及在生产、工作中接触传染病病原体的其他人员，有关单位应当按照国家规定，采取有效的卫生防护措施和医疗保健措施，并给予适当的津贴。

第八章　法律责任

第六十五条　地方各级人民政府未依照本法的规定履行报告职责，或者隐瞒、谎报、缓报传染病疫情，或者在传染病暴发、流行时，未及时组织救治、采取控制措施的，由上级人民政府责令改正，通报批评；造成传染病传播、流行或者其他严重后果的，对负有责任的主管人员，依法给予行政处分；构成犯罪的，依法追究刑事责任。

第六十六条　县级以上人民政府卫生行政部门违反本法规定，有下列情形之一的，由本级人民政府、上级人民政府卫生行政部门责令改正，通报批评；造成传染病传播、流行或者其他严重后果的，对负有责任的主管人员和其他直接责任人员，依法给予行政处分；构成犯罪的，依法追究刑事责任：

（一）未依法履行传染病疫情通报、报告或者公布职责，或者隐瞒、谎报、缓报传染病疫情的；

（二）发生或者可能发生传染病传播时未及时采取预防、控制措施的；

（三）未依法履行监督检查职责，或者发现违法行为不及时查处的；

（四）未及时调查、处理单位和个人对下级卫生行政部门不履行传染病防治职责的举报的；

（五）违反本法的其他失职、渎职行为。

第六十七条　县级以上人民政府有关部门未依照本法的规定履行传染病防治和保障职责的，由本级人民政府或者上级人民政府有关部门责令改正，通报批评；造成传染病传播、流行或者其他严重后果的，对负有责任的主管人员和其他直接责任人员，依法给予行政处分；构成犯罪的，依法追究刑事责任。

第六十八条　疾病预防控制机构违反本法规定，有下列情形之一的，由县级以上人民政府卫生行政部门责令限期改正，通报批评，给予警告；对负有责任的主管人员和其他直接责任人员，依法给予降级、撤职、开除的处分，并可以依法吊销有关责任人员的执业证书；构成犯罪的，依法追究刑事责任：

（一）未依法履行传染病监测职责的；

（二）未依法履行传染病疫情报告、通报职责，或者隐瞒、谎报、缓报传染病疫情的；

（三）未主动收集传染病疫情信息，或者对传染病疫情信息和疫情报告未及时进行分析、调查、核实的；

（四）发现传染病疫情时，未依据职责及时采取本法规定的措施的；

（五）故意泄露传染病患者、病原携带者、疑似传染病患者、密切接触者涉及个人隐私的有关信息、资料的。

第六十九条　医疗机构违反本法规定，有下列情形之一的，由县级以上人民政府卫生行政部门责令改正，通报批评，给予警告；造成传染病传播、流行或者其他严重后果的，对负有责任的主管人员和其他直接责任人员，依法给予降级、撤职、开除的处分，并可以依法吊销有关责任人员的执业证书；构成犯罪的，依法追究刑事责任：

（一）未按照规定承担本单位的传染病预防、控制工作、医院感染控制任务和责任区域内的传染病预防工作的；

（二）未按照规定报告传染病疫情，或者隐瞒、谎报、缓报传染病疫情的；

（三）发现传染病疫情时，未按照规定对传染病患者、疑似传染病患者提供医疗救护、现场救援、接诊、转诊的，或者拒绝接受转诊的；

（四）未按照规定对本单位内被传染病病原体污染的场所、物品以及医疗废物实施消毒或者无害化处置的；

（五）未按照规定对医疗器械进行消毒，或者对按照规定一次使用的医疗器具未予销毁，再次使用的；

（六）在医疗救治过程中未按照规定保管医学记录资料的；

（七）故意泄露传染病患者、病原携带者、疑似传染病患者、密切接触者涉及个人隐私的有关信息、资料的。

第七十条　采供血机构未按照规定报告传染病疫情，或者隐瞒、谎报、缓报传染病疫情，或者未执行国家有关规定，导致因输入血液引起经血液传播疾病发生的，由县级以上人民政府卫生行政部门责令改正，通报批评，给予警告；造成传染病传播、流行或者其他严重后果的，对负有责任的主管人员和其他直接责任人员，依法给予降级、撤职、开除的处分，并可以依法吊销采供血机构的执业许可证；构成犯罪的，依法追究刑事责任。

非法采集血液或者组织他人出卖血液的，由县级以上人民政府卫生行政部门予以取缔，没收违法所得，可以并处十万元以下的罚款；构成犯罪的，依法追究刑事责任。

第七十一条　国境卫生检疫机关、动物防疫机构未依法履行传染病疫情通报职责的，由有关部门在各自职责范围内责令改正，通报批评；造成传染病传播、流行或者其他严重后果的，对负有责任的主管人员和其他直接责任人员，依法给予降级、撤职、开除的处分；构成犯罪的，依法追究刑事责任。

第七十二条　铁路、交通、民用航空经营单位未依照本法的规定优先运送处理传染病疫情的人员以及防治传染病的药品和医疗器械的，由有关部门责令限期改正，给予警告；造成严重后果的，对负有责任的主管人员和其他直接责任人员，依法给予降级、撤职、开除的处分。

第七十三条　违反本法规定，有下列情形之一，导致或者可能导致传染病传播、流行的，由县级以上人民政府卫生行政部门责令限期改正，没收违法所得，可以并处五万元以下的罚款；已取得许可证的，原发证部门可以依法暂扣或者吊销许可证；构成犯罪的，依法追究刑事责任：

（一）饮用水供水单位供应的饮用水不符合国家卫生标准和卫生规范的；

（二）涉及饮用水卫生安全的产品不符合国家卫生标准和卫生规范的；

（三）用于传染病防治的消毒产品不符合国家卫生标准和卫生规范的；

（四）出售、运输疫区中被传染病病原体污染或者可能被传染病病原体污染的物品，未进行消毒处理的；

（五）生物制品生产单位生产的血液制品不符合国家质量标准的。

第七十四条　违反本法规定，有下列情形之一的，由县级以上地方人民政府卫生行政部门责令改正，通报批评，给予警告，已取得许可证的，可以依法暂扣或者吊销许可证；造成传染病传播、流行以及其他严重后果的，对负有责任的主管人员和其他直接责任人员，依法给予降级、撤职、开除的处分，并可以依法吊销有关责任人员的执业证书；构成犯罪的，依法追究刑事责任：

（一）疾病预防控制机构、医疗机构和从事病原微生物实验的单位，不符合国家规定的条件和技术标准，对传染病病原体样本未按照规定进行严格管理，造成实验室感染和病原微生物扩散的；

（二）违反国家有关规定，采集、保藏、携带、运输和使用传染病菌种、毒种和传染病检测样本的；

（三）疾病预防控制机构、医疗机构未执行国家有关规定，导致因输入血液、使用血液制品引起经血液传播疾病发生的。

第七十五条　未经检疫出售、运输与人畜共患传染病有关的野生动物、家畜家禽的，由县级以上地方人民政府畜牧兽医行政部门责令停止违法行为，并依法给予行政处罚。

第七十六条　在国家确认的自然疫源地兴建水利、交通、旅游、能源等大型建设项目，未经卫生调查进行施工的，或者未按照疾病预防控制机构的意见采取必要的传染病预防、控制措施的，由县级以上人民政府卫生行政部门责令限期改正，给予警告，处五千元以上三万元以下的罚款；逾期不改正的，处三万元以上十万元以下的罚款，并可以提请有关人民政府依据职责权限，责令停建、关闭。

第七十七条　单位和个人违反本法规定，导致传染病传播、流行，给他人人身、财产造成损害的，应当依法承担民事责任。

第九章　附　　则

第七十八条　本法中下列用语的含义：

（一）传染病患者、疑似传染病患者：指根据国务院卫生行政部门发布的《中华人民共和国传染病防治法规定管理的传染病诊断标准》，符合传染病患者和疑似传染病患者诊断标准的人。

（二）病原携带者：指感染病原体无临床症状但能排出病原体的人。

（三）流行病学调查：指对人群中疾病或者健康状况的分布及其决定因素进行调查研究，提出疾病预防控制措施及保健对策。

（四）疫点：指病原体从传染源向周围播散的范围较小或者单个疫源地。

（五）疫区：指传染病在人群中暴发、流行，其病原体向周围播散时所能波及的地区。

（六）人畜共患传染病：指人与脊椎动物共同罹患的传染病，如鼠疫、狂犬病、血吸虫病等。

（七）自然疫源地：指某些可引起人类传染病的病原体在自然界的野生动物中长期存在和循环的地区。

（八）病媒生物：指能够将病原体从人或者其他动物传播给人的生物，如蚊、蝇、蚤类等。

（九）医源性感染：指在医学服务中，因病原体传播引起的感染。

（十）医院感染：指住院患者在医院内获得的感染，包括在住院期间发生的感染和在医院内获得出院后发生的感染，但不包括入院前已开始或者入院时已处于潜伏期的感染。医院工作人员在医院内获得的感染也属医院感染。

（十一）实验室感染：指从事实验室工作时，因接触病原体所致的感染。

（十二）菌种、毒种：指可能引起本法规定的传染病发生的细菌菌种、病毒毒种。

（十三）消毒：指用化学、物理、生物的方法杀灭或者消除环境中的病原微生物。

（十四）疾病预防控制机构：指从事疾病预防控制活动的疾病预防控制中心以及与上述机构业务活动相同的单位。

（十五）医疗机构：指按照《医疗机构管理条例》取得医疗机构执业许可证，从事疾病诊断、治疗活动的机构。

第七十九条　传染病防治中有关食品、药品、血液、水、医疗废物和病原微生物的管理以及动物防疫和国境卫生检疫，本法未规定的，分别适用其他有关法律、行政法规的规定。

第八十条　本法自 2004 年 12 月 1 日起施行。

中英文名词对照

A

阿米巴病	amebiasis
阿米巴痢疾	amebic dysentery
阿米巴肝脓肿	amebic liver abscess

B

病原携带状态	carrier state
变异性	variability
病原体	pathogen
暴发	outbread
标准预防	staodard precaotion
波状热	undulant fever
不规则热	irregular fever
斑丘疹	maculopapule
斑疹	macule
疱疹	herpes
病毒性肝炎	viral hepatitis
丙型肝炎	hepatitis C
丙型肝炎病毒	hepatitis C virus，HCV
鲍氏志贺菌	*S. boydii*
布鲁菌病	brucellosis

C

传染病	communicable diseases
传染性	infectivity
传染源	source of infection
传播途径	route of transmission
弛张热	remittent fever
促进性抗体	enhancing antibody
窗口期	window phase，window period
传染性非典型肺炎	infectious atypical pneumonia
超级传播者	super-spreader
传染性单核细胞增多症	infectious mononucleosis
丛林斑疹伤寒	scruh typhus
肠杆菌科志贺菌属	*genus shigellae*
迟发型败血症	late-onset sepsis syndrome
C-反应蛋白	C-reactive protein，CRP
肠阿尔米巴病	intestinal amebiasis
肠绦虫病	intestinal cestodiasis

D

毒力	virulence
大流行	pandemic
地方性	localization
顿挫型	abortive type
丁型肝炎	hepatitis D2
丁型肝炎病毒	hepatitis D virus，HDV
带状疱疹	herps zoster
登革热	dengue fever
登革出血热	dengue hemorrhagic fever
蛋白印迹	western blot，WB
叠氮胸苷	azidothymidine，AZT
大肠杆菌	*E. coli*
胆道蛔虫症	biliary ascariasis

E

EB 病毒	Epstein-Barr virus，EBV
恩波吡维铵	pyrvinium embonate

F

非特异性免疫	non-specific immunity
复发	relapse
飞沫传播	droplet transmission
发疹	rash
发疹性传染病	eruptive infection diseases
副黏病毒属	paramyxovirus
辅助性 T 淋巴细胞	$CD4^{+}$ T lymphocytes
副溶血性弧菌	*Vibrio parahaemolyticus*
福氏志贺菌	*S. flexneri*

G

感染	infection
感染后免疫	postinfection immunity
隔离	isolation
冠状病毒科	coronaviridae
冠状病毒属	coronavirus
钩端螺旋体病	leptospirosis
钩虫病	ancylostomiasis

H

恢复期	convalescent period
后遗症	sequela
回归热	relapsing fever
获得性免疫缺陷综合征	acquired immune deficiency syndrome，AIDS
汉坦病毒属	hanta-viruses
核心抗原	nuclear antigen，EBNA

霍乱 cholera
霍乱弧菌 *Vibrio cholerae*
红疹毒素 erythrogenic toxins
蛔虫病 ascariasis

J

季节性 seasonal
接触传播 contact transmission
聚合酶链反应 polymerase chain reaction
极期 fastigium
稽留热 sustained fever
间歇热 intermittent fever
甲型肝炎 hepatitis A
甲型肝炎病毒 hepatitis A virus, HAV
急性肝衰竭 acute liver failure
甲型流感病毒核蛋白 nucleoprotein, NP
基质蛋白 matrix protein, M
机会性感染 opportunistic infection
急性呼吸窘迫综合征 acute respiratory distress syndrome, ARDS
金黄色葡萄球菌 *Staphylococcus aureus*
荚膜 FI fraction I
结核性脑膜炎 tuberculous meningitis

K

空气传播 airborne transmission
抗原性转变 antigenic shift
抗原漂移 antigenic drift
狂犬病 rabies

L

临床感染 clinical infection
流行病学特征 epidemiologic feature
流行性 epidemicity
流行 epidemic
流行性感冒 influenza
流行性腮腺炎 mumps
流行性出血热 epidemic hemorrhagic fever
流行性乙型脑炎 epidemic encephalitis B
朗格汉细胞 Langerhans cell
拉米夫定 lamivudine, LAM
利托那韦 ritonavir, RTV
拉普拉韦 raltegravir, RAV
利巴韦林 ribavirin
淋巴细胞决定的膜抗原 lymphocyte determinant membrane antigen, LYDMA
痢疾杆菌 *dysentery bacilli*
痢疾志贺菌 *S. dysenteriae*
流行性脑脊髓膜 epidemic cerebrospinal meningitis
螺旋体目 spirochaetales

M

马鞍热 saddle type fever
慢加急性（亚急性）肝衰竭 acute-on-chronic liver failure, ACLF
慢性肝衰竭 chronic liver failure, CLF
麻疹 measles
麻疹病毒 measles virus
麻疹黏膜斑 Koplik's spots
免疫印迹法 Northern blot
膜抗原 membrane antigen, MA
梅毒 syphilis
梅毒螺旋体 treponemiapallidum, TP
密螺旋体科 treponemataceae
密螺旋体属 genus Treponema
梅毒螺旋体颗粒凝集实验 treponema pallidum particle agglutination test, TPPA

N

内毒素 endotoxin
内疹 enanthem
黏膜疹（内疹） enanthem
脓疱 pustule
内基小体 Negri body
奈韦拉平 nevirapine, NVP
疟疾 malaria
囊尾蚴病 cysticercosis cellulosae
蛲虫病 enterobiasis

P

皮疹（外疹） exanthem
疱疹 herpes

Q

潜伏性感染 latent infection
侵袭力 invasiveness
潜伏期 incubation period
前驱期 prodromal period
气溶胶 aerosol state
丘疹 papule
脐炎 omphalitis
清除病原体 elimination of pathogen
齐多夫定 zidovudine, ZDV
去羟肌苷 didanosine, DDI

R

朊粒 prion
人群易感性 susceptibility of the crowd
瑞氏综合征 Reye's syndrome
人禽流感 human avian influenza
融合蛋白 fusion protein, F

日本脑炎	Japanese encephalitis
人免疫缺陷病毒	Human immunodeficiency virus, HIV
蠕形住肠线虫	enterobius vermicularis

S

散发	sporadic occurrence
社会因素	social factors
神经氨酸酶	neuraminidase
水痘	varicella, chickenpox
腮腺炎病毒	paramyxovirus parotitis
SARS 冠状病毒	SARS Coronavirus, SARS-CoV
肾综合征出血热	hemorrhagic fever with renal syndrome, HFRS
手足口病	hand, foot and mouth disease, HFMD
伤寒	typhoid fever
伤寒沙门菌	*Salmonella typhi*
伤寒血清凝集试验	Widal reaction
沙门氏菌	*Salmonella*
宋内志贺菌	*S. sonnei*
鼠疫	plague
施瓦茨曼	Shwartzman

T

特异性免疫	specific immunity
体温上升期	effervescence
体温下降期	defervescence
绦虫	cestode, tacniae

W

外毒素	exotoxin
外疹	exanthema
戊型肝炎	hepatitis E2
戊型肝炎病毒	hepatitis E virus, HEV

X

显性感染	overt infection
细菌素	bacteriocin
消毒	disinfection
荨麻疹	urticaria
血凝素	hemagglutinin
性传播疾病	sexually transmitted disease, STD
休克	shock
细菌性食物中毒	bacterial food poisonin
细菌性痢疾	bacillyary dysentery
猩红热	scarlet fever
新生儿败血症	neonatal septicemia
新生儿破伤风	neonatal tetanus
新生儿梅毒	neonatal syphilis
先天性梅毒	congenital syphilis
性病研究实验室试验	venereal disease research laboratories test, VDRL test
血吸虫病	schistosomiasis

Y

隐性感染	covert infection
亚临床感染	sub-clinical infection
易感者	susceptible person
预防	prevention
预防接种	vaccination
瘀点	petechia
瘀斑	ecchymosis
乙型肝炎	hepatitis B
乙型肝炎病毒	hepatitis B virus, HBV
亚急性肝衰竭	subacute liver failure, SALF
亚急性硬化性全脑炎	subacute sclerosing panencephalitis, SSPE
乙型脑炎病毒	Japanese encephalitis virus, JEV
茚地那韦	indinavir, IDV
严重急性呼吸综合征	severe acute respiratory syndrome, SARS
衣壳抗原	viral capsid antigen, VCA
恙虫病	tsutsugamushi disease
恙螨	mite
荧光螺旋体抗体吸附试验	fluorescent treponema antibody-absorption test, FTA-ABS test

Z

症状明显期	period of apparent manifesta tion
再燃	recrudescence
周期性	periodicity
早期抗原	early antigen, EA
早发型败血症	early-onset sepsis syndrome

跋

21 世纪医学教学改革途径的探索成为高等医学院校迫切的任务。传统的教师-课堂-教材为主轴的教学方法，严重束缚学生的积极性与能动性，已不适应现代医学发展的要求。全面提高教学质量，培养学生能力与提升学生素质的教学模式是新时代的需要。

本书是以人体器官系统为基础的医学整合课程之一。本书的特点是打破学科界限，将《儿科护理学》的传染病部分与《内科护理学》的传染病部分整合为一体，形成新的整合体系。整合后的本书，避免了《儿科护理学》与《内科护理学》传染病部分知识的重复与交叉，节约授课学时，增加学生实践技能和分析能力的培养。

本书内容围绕教学大纲，参考第五版全国高等院校护理专业本科教材进行编写。编写中以注重基础理论、基础知识、基本技能培养为原则，教材具有科学性、系统性和实适性。主要阐述常见传染病的医学基础知识及护理知识。及时补充经临床实践充分证明并得到公认的新知识。

本书是在教育部和卫生部共同组织实施医学教育改革的新形势下，在辽宁医学院领导的细致调研后，由长期从事教学、医疗及护理一线工作的教师共同编写。本书是以器官为系统的整合教材，循序渐进，有利于学生自学能力、实践能力的提高。

本书的编写是教学改革的初步尝试，可能存在缺点和不足，敬请广大师生和读者批评指正。